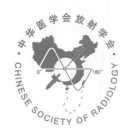

中华医学会放射学分会

中华医学影像案例解析宝典

丛书总主编　徐　克

乳腺分册
Breast Imaging

U0334630

主　审　刘士远
主　编　罗娅红　杨　帆
副主编　周纯武　彭卫军　刘佩芳　汪登斌　于　韬

人民卫生出版社

图书在版编目（CIP）数据

中华医学影像案例解析宝典. 乳腺分册/罗娅红，
杨帆主编. —北京：人民卫生出版社，2018
ISBN 978-7-117-26108-1

Ⅰ.①中… Ⅱ.①罗…②杨… Ⅲ.①乳房疾病-影
象诊断-案例-教材 Ⅳ.①R445②R655.804

中国版本图书馆 CIP 数据核字（2018）第 040148 号

人卫智网	www.ipmph.com	医学教育、学术、考试、健康， 购书智慧智能综合服务平台
人卫官网	www.pmph.com	人卫官方资讯发布平台

中华医学影像案例解析宝典 乳腺分册

主　　编：罗娅红　杨　帆
出版发行：人民卫生出版社（中继线 010-59780011）
地　　址：北京市朝阳区潘家园南里 19 号
邮　　编：100021
E - mail：pmph @ pmph.com
购书热线：010-59787592　010-59787584　010-65264830
印　　刷：北京人卫印刷厂
经　　销：新华书店
开　　本：889×1194　1/16　印张：24
字　　数：644 千字
版　　次：2018 年 4 月第 1 版　2018 年 4 月第 1 版第 1 次印刷
标准书号：ISBN 978-7-117-26108-1/R·26109
定　　价：108.00 元

打击盗版举报电话：010-59787491　E -mail：WQ @ pmph.com
（凡属印装质量问题请与本社市场营销中心联系退换）

总　序

　　生命科学、工程科学与信息科学的交叉融合，功能影像、分子影像与人工智能的蓬勃发展，将影像医学带入了"精准影像""超越影像"的新时代，进而又提出了"走向临床，服务临床，引领临床"的新理念、新主题和新模式，使影像医学迎来了前所未有的新机遇与新挑战。然而，面对这日新月异、纷繁复杂的影像世界，所有影像专业的医师们，特别是中青年医生，乃至相关学科的临床医生，该如何涉猎、如何取舍、如何适应如今医学影像学的迅猛发展就成为共同面临的新课题。

　　合抱之木生于毫末，九层之台起于累土。对于从事影像专业的医生，特别是初涉纷繁影像世界的中青年影像医师而言，逐步炼就扎实的影像诊断和介入诊疗的基本功仍然是学习的重中之重。全面掌握各系统常见疾病的诊治要点，不断夯实诊断与鉴别诊断的专业基础，拓展认识广度和深度，逐步形成规范的影像诊断和介入诊疗的工作思路，不断充实更专业、更丰富的影像知识和医学理论，是超越影像的前提与基础。

　　中华放射学会一直致力于中国影像医学继续教育公益活动的推进。自2015年开始与江苏恒瑞共同发起REACH项目，推动线上微信公众订阅号互动读片与线下现场专题读片相互结合的典型病例读片继续教育模式，以规范中青年影像医生诊治思路，引导正确的临床思维和诊疗方法。本套丛书正是在两年积累与沉淀的基础上，由中华放射学会牵头，以各专业委员会为基本单元，全面整理各系统典型病例，汇集学会精英团队的智慧，通过不同难度经典病例介绍与解析的模式，将各系统多种常见病、多发病的规范诊疗思路汇集成册，集中呈现，旨在培养各级医院中青年影像医生的正确诊治思维，夯实影像基础，提高医学影像诊治水平。

本套案例解析宝典丛书编写特点如下：

1. 十个分册全面涵盖目前按系统划分的全部专业学组，护理分册、介入分册的加入拓宽了传统影像学的概念和范畴。

2. 中华放射学会各专业委员会主任委员亲任各分册主编，组织本专业委员会精英团队编写、点评，奠定高端学术基础。

3. 以病例为切入点，以诊治分析思路为主线，图文并茂讲授分析方法与技巧。

4. 采用纸质与数字相互融合、相辅相成的模式共同推进，突破纸质图书篇幅的限制，极大地增加了图片展示数量。

感谢本套丛书各分册主审、主编及副主编们高度重视编写工作，精心组织编写团队，严格把握标准，全心全意致力于打造精品工具书；感谢各位编者在编写过程中倾注的大量心血，精心挑选病例，设计分析思路与技巧；感谢各分册秘书为丛书所做的大量文字修订、审校、编辑工作，在此向所有参加本套丛书编写的专家们表示衷心的感谢！

由于编写时间仓促、经验有限，缺点甚至错误可能在所难免，恳请各位同道批评指正，以期修正补充。

中华放射学会主任委员

徐克

2017 年 7 月

编写指导委员会 ● ● ●

丛书书目 ● ● ●

《中华医学影像案例解析宝典》系列丛书书目

书名		主审	主编
中华医学影像案例解析宝典	神经分册	张云亭	于春水　姚振威
中华医学影像案例解析宝典	头颈分册		王振常　满凤媛
中华医学影像案例解析宝典	心胸分册	刘士远	伍建林　于　红
中华医学影像案例解析宝典	乳腺分册	刘士远	罗娅红　杨　帆
中华医学影像案例解析宝典	腹部分册	闵鹏秋　唐光健	宋　彬　饶圣祥
中华医学影像案例解析宝典	骨肌分册		袁慧书　郎　宁
中华医学影像案例解析宝典	儿科分册	朱　铭　邵剑波	李　欣　曾洪武
中华医学影像案例解析宝典	介入分册	滕皋军	姜卫剑　钟红珊
中华医学影像案例解析宝典	传染分册	刘士远	李宏军　李　莉
中华医学影像案例解析宝典	护理分册	张　素	秦月兰　徐　阳

中华医学会放射学分会诚邀您参与 REACH 项目一起来读片，扫描二维码关注微信平台参与互动答题，随时随地学习诊断技巧，提高诊断能力！

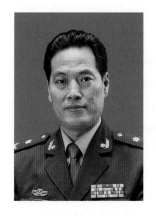

刘士远

男，1964年9月出生于山东，现任上海长征医院影像医学与核医学科主任，教授、主任医师，博士生导师。担任亚太心胸放射学会候任主席，中华医学会放射学分会副主任委员，中国医师协会放射医师分会副会长，中国医疗装备协会CT应用专委会主任委员，中国医疗保健国际交流促进会放射分会副会长，中国老年医学会放射分会副主任委员，上海市医学会放射学分会主任委员，上海生物医学工程学会放射分会主任委员，上海肿瘤影像专业委员会候任主任委员等。担任《肿瘤影像学杂志》总编，《中华放射学杂志》等6本核心期刊副总编以及11本其他杂志编委和多本SCI收录杂志审稿专家。入选上海市优秀学科带头人计划及上海市21世纪优秀人才计划。

从事医学影像诊断工作30余年，擅长胸部疾病特别是肺癌的诊断和鉴别诊断，作为课题第一负责人获得国家自然基金重点项目1项，科技部重大国际合作项目1项，面上项目4项，上海市科委重大科技专项2项，上海及军队重点及面上项目等2500余万元资助。发表学术论文270余篇，SCI论文57篇，主译专著3部，主编专著或教材4部，副主编4部，主审专著2部，参编专著7部。获得省部级二等以上医疗成果及科技进步奖6项，国家发明专利授权4项。主持国家级继续教育项目2项10期，举办全国性学术会议4次。

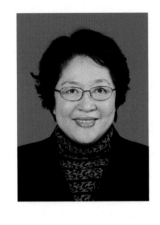

罗娅红

女,1955 年 11 月生于辽宁抚顺。原任辽宁省肿瘤医院院长、党委副书记,现任医学影像科主任兼首席专家,国家二级教授,主任医师,博士研究生导师,卫生部有突出贡献的中青年专家,享受国务院政府特殊津贴。1982 年毕业于中国医科大学医疗系,从事医学影像诊疗工作 35 年,擅长各种肿瘤性疾病的影像诊断及介入治疗。于 1990 年、1992 年,两次被派往日本神奈川县癌中心研修。先后主编、参编专著 7 部,并于国内外核心期刊发表论文 50 余篇。已培养博、硕士研究生 16 名,正在培养博士、硕士研究生 12 名。主持 2014 年度国家公益性行业科研专项项目等 12 项省部级以上科技攻关项目,获得科研经费逾 1200 万元。

现担任中华预防医学会肿瘤防控专业委员会常委,中华医学会放射学分会委员、乳腺专业委员会主任委员,中国抗癌协会肿瘤影像专业委员会副主任委员,中国医师协会放射医师分会常委、辽宁省抗癌协会理事长、辽宁省医学会常务理事、辽宁省抗癌协会肿瘤影像专业委员会主任委员、辽宁省医学会分子影像学分会主任委员、《辽宁医学杂志》名誉主编等职务。2010 年被卫生部授予"卫生部有突出贡献的中青年专家"称号,2011 年被辽宁省总工会授予"辽宁省五一劳动奖章",2012 年被省政府授予"辽宁省劳动模范"称号,2013 年被全国总工会授予"全国五一劳动奖章",2014 年被国家科协授予"全国优秀科技工作者"称号。

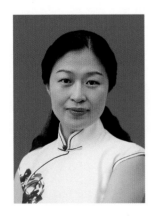

杨 帆

女,1972 年 3 月生于湖北省武汉市。德国医学博士,华中科技大学同济医学院附属协和医院放射科副主任医师。现任中华放射学会青年委员会委员,中华放射学会乳腺专业委员会副主任委员兼青年委员会乳腺学组组长,中华放射学会磁共振专业委员会乳腺学组副组长。

1995 年开始从事乳腺 X 线摄影临床工作,1997 年率先在中南地区开展乳腺磁共振成像检查临床及研究工作。2002—2006 年在德国 Jena 大学师从国际乳腺磁共振著名专家 Werner Kaiser 教授进行乳腺磁共振研究,博士研究论文获得 Jena 大学优秀博士论文奖。在研国家级、省部级乳腺影像学研究课题多项。

2016 年 4 月,作为中国医师协会从全国遴选的第一批中青年影像医生"攀登计划"入选者,赴美参加美国放射学院举办的为期一个月的住院医师规范化培训课程。

前　言 ● ● ●

目前,全世界每年有近 120 万女性发生乳腺恶性肿瘤,50 万女性死于乳腺恶性肿瘤,且发病率逐年增高,发病人群越来越年轻化。面对乳腺恶性肿瘤发病的新形势,世界各国纷纷将乳腺恶性肿瘤的防治纳入人口与健康国家战略。随着乳腺防治事业经费投入的不断增加,作为乳腺疾病早诊早治的技术平台,乳腺影像诊断技术在过去的半个世纪得到了快速的发展。

我国乳腺影像学开端于 20 世纪的 70 年代,在 20 世纪末和 21 世纪得到了快速的发展,在许多大型医疗机构还初步建立了现代化的乳腺影像中心,在此基础上着力培养出一批乳腺影像学高端人才,但是放眼全国,在我国广大的基层医疗机构中仍然突出地存在着乳腺影像从业人员培训缺乏、素质参差、能力不足的问题。如何通过广泛的乳腺影像诊治知识传播、规范化的业务培训,不断提高我国乳腺影像学从业队伍的整体素质,无疑是每一位乳腺影像学专家、学者的重要任务。

《中华医学影像案例解析宝典　乳腺分册》是一部以临床实例为导向、病种齐全的乳腺影像学专业书籍。全书分为七章,内容全面,覆盖乳腺影像检查技术、影像诊断和报告系统简介、正常解剖与影像表现、乳腺良性病变、高危病变、恶性病变、男性乳腺病变及乳腺美容术后病变等内容。全书采用图文对照形式,简单实用,非常适合临床医生和研究生的自学;书籍的作者和点评专家均为国内具有突出影响力、业务能力突出的中青年专家,规范化的诊断语言对乳腺影像初学者具有相当大的指导价值。同时,全书内容翔实,图像资料系统、完整,同时兼顾了乳腺影像学经典内容与最新进展,并配以包括乳腺 X 线摄影、乳腺超声、乳腺 CT、乳腺 MRI 在内的等多种高质量影像资料,填补了以往乳腺影像学专著的空白。

本书的出版,承载了作者们多年的临床经验积累,饱含了作者们拳拳的事业攀登情怀,可以说是全体作者心血的结晶。但是,尽管作者们付出了极大的艰辛和努力,但由于内容涉猎广、时间仓促,加之编者能力所限,不免存在谬误和不当之处,欢迎同道和各位读者不吝赐教、批评指正。

辽宁省肿瘤医院

2018.3

目 录 ● ● ●

第五章
乳腺高危病变

▐ 第六章 ▐

乳腺恶性病变

▌第七章▌
其他乳腺病变

第一章

检查技术

第一节 乳腺 X 线摄影

◆ 检查方法

- 标准摄影体位

  内外斜位摄影(mediolateral oblique,MLO)、头尾位摄影(craniocaudal,CC)。
- 追加体位

  上外下内斜位摄影(SIO)、外内斜位摄影(LMO)、点压摄影、放大摄影等。

◆ 应用特点和局限性

- 目前乳腺疾病最基本的检查方法之一。
- 能准确显示乳腺的大体结构,空间分辨率较高。
- 对乳腺疾病具有较高的特异性和敏感性。
- 对乳后、腋部淋巴结转移较难显示。
- 密度分辨率稍低,对微小病灶、致密性乳腺中的早期病变及特殊部位病灶的诊断能力有限。

第二节 乳腺断层摄影

◆ 检查方法

  压迫方式与传统乳腺摄影相同,X 线管球在有限的角度范围内旋转 10°~20°,每旋转 1°低剂量曝光一次,得到一系列数字影像,这些图像分别从位于一条弧线上的不同位置拍摄。整个扫描过程共曝光 10~20 次,只需 5 秒甚至更短时间。

◆ 应用特点和局限性

- 具有二维数字化乳腺 X 线摄影和乳腺断层合成双重功能。
- 患者所接受的总辐射剂量与普通乳腺 X 线摄影相当甚至更低。
- 对微小钙化灶有很高的特异性,还可以提供容积信息,更加准确地进行肿瘤手术的三维定位。
- 乳腺断层合成的压迫程度比二维数字化乳腺摄影压迫程度要低。
- 曝光时间稍长,容易产生运动伪影。
- 一些微小钙化点没有实质性的意义,但大的钙化点可能被夸大而造成误诊。
- 显示图像的时间延长。
- 乳腺断层合成图像的密度投影与正常组织结构可能出现位置上的偏移。

第三节 乳 腺 超 声

◆ 检查方法

- 探头

高频线阵探头,7.5～10MHz。采用10～14MHz探头,利用实时复合成像技术对发现病变中的微小钙化灶具有更高的敏感性。

- 体位

仰卧为常规采用的体位,充分暴露双侧乳房,以便进行比较超声检查。检查腋下淋巴结时,可以侧卧位抬高同侧上肢,取抱头姿势。

◆▶ 应用特点和局限性

- 目前乳腺疾病最基本的检查方法之一。
- 能鉴别囊性和实性肿块,可以探测到囊性增生性病变中的乳腺肿瘤。
- 对于致密性乳腺其敏感度和特异度较高。
- 能够探测病变的弹性和血流,有助于病灶的定性。
- 能够观察乳腺导管是否有扩张。
- 对腋窝淋巴结显示良好。
- 无辐射,年轻、哺乳期和妊娠期患者的首选方法。
- 依赖于操作者个人经验水平,以及设备。
- 对钙化的显示仍低于X线摄影。

第四节　乳腺增强CT

◆▶ 检查方法

- 体位

通常为俯卧位,双侧乳房悬垂于专用支架中,扫描范围自腋窝顶至乳房下界。

- 扫描及重建方法

推荐采用低剂量CT扫描并使用迭代重建。采用平扫加增强,造影剂使用非离子型碘造影剂,剂量1.5～2ml/kg,高压注射器以3ml/s快速团注。重建方法包括多平面重建(multi-planar reconstruction,MPR)、最大强度投影(maximum intensity projection,MIP)、容积重建(volume rendering,VR)等。

◆▶ 应用特点和局限性

- 乳腺X线摄影的重要补充。
- 清晰显示腋窝淋巴结。
- 能够显示肺、纵隔、胸壁肌肉、胸廓骨质,有助于早期发现转移。
- 能够进行动态增强扫描,获得强化曲线,有助于病变的定性。
- 空间分辨率低于X线摄影,钙化显示能力低于钼靶。
- 放射剂量过高及造影剂的副损伤等。
- 费用相对昂贵。

第五节 乳腺 MRI

◆ **检查方法**

- **体位及扫描设备**

  使用乳腺专用的相控阵表明线圈,患者俯卧位,双乳悬垂于线圈孔洞中。

- **扫描序列**

  一般扫描序列包括轴位、矢状位方向的常规 T_1WI、T_2WI 以及脂肪抑制扫描序列;轴位 DWI 扫描;轴位多期动态增强扫描。其中多期动态增强扫描造影剂使用 Gd-DTPA,剂量 $0.15 \sim 0.2mmol/kg$,高压注射器以 $3ml/s$ 快速团注,使用快速梯度回波 T_1WI 序列,一般 $1 \sim 2$ 期/分,扫描 $7 \sim 10$ 分钟,获得时间-信号曲线,还可以进行减影后处理。磁共振波谱(MRS)对于鉴别病灶的良恶性有一定意义。

◆ **应用特点和局限性**

- 很高的敏感性和较高的特异性,临床应用日渐广泛。
- 全面显示乳腺内病灶情况,尤其对于致密性乳腺、多灶性或多中心病变的诊断有重要意义。
- 乳房成形术后观察其位置、有无并发症或者伴发肿瘤,优于其他检查。
- 对胸壁侵犯、腋部淋巴结转移的显示优于其他影像检查。
- 无辐射,适用于无法接受 X 线检查的人群。
- 对微小钙化显示不敏感。
- 价格昂贵。
- 检查时间较长。

第六节 乳腺 PET-CT

◆ **检查方法**

- **体位**

  仰卧位。

- **成像药物**

  目前最常用的显像剂是 ^{18}F-脱氧葡萄糖(^{18}F-FDG),其次 ^{11}C 标记的蛋氨酸(^{11}C-MET)是目前应用较多的氨基酸类显像剂。^{18}F 标记的雌二醇(^{18}F-FES)雌激素受体显像剂有很好的特异性,有很好的应用前景。

◆ **应用特点和局限性**

- 目前较少单独用于乳腺疾病的诊断。
- 敏感度和特异度较高。
- 能反映全身其他部位有无转移灶,敏感度高。
- 可用于疗效评价以及判断复发。

- 价格昂贵。

第七节　比较影像学优选

◆ 成像技术的优选

目前,乳腺影像学检查主要以乳腺 X 线检查和超声检查为主,两者结合是目前国内、国际广泛采用的检查方法并被认为是乳腺影像学检查的最佳组合。MRI 和 PET-CT 因其各自的成像优势,被认为是乳腺 X 线检查和超声检查的重要补充方法,二者在乳腺癌的分期、疗效评价和预后推测上具有重要的临床应用价值。

（辽宁省肿瘤医院　于　韬）

第二章

乳腺影像诊断与报告系统

第一节　乳腺 X 线摄影影像诊断与报告系统

乳腺组织	
乳腺腺体构成	
a. 脂肪型	
b. 散在纤维腺体型	
c. 不均匀致密型	
d. 极度致密型	
征象	
A. 肿块	
1. 形状	a. 卵圆形
	b. 圆形
	c. 不规则形
2. 边缘	a. 清楚
	b. 遮蔽
	c. 小分叶
	d. 模糊
	e. 星芒状
3. 密度	a. 高密度
	b. 等密度
	c. 低密度
	d. 含脂肪密度
B. 钙化	
1. 典型良性	a. 皮肤钙化
	b. 血管钙化
	c. 粗糙或爆米花样钙化
	d. 大杆状钙化
	e. 圆形钙化
	f. 环形钙化
	g. 营养不良性钙化
	h. 钙乳
	i. 缝线钙化
2. 可疑形态	a. 无定形钙化
	b. 粗糙不均质钙化
	c. 细小多形性钙化
	d. 细线或细线分支样钙化

续表

	a. 弥漫
3. 分布	b. 区域
	c. 集群
	d. 线样
	e. 段样
C. 结构扭曲	
D. 不对称	
1. 不对称	
2. 大团状不对称	
3. 局灶性不对称	
4. 进展性不对称	
E. 乳内淋巴结	
F. 皮肤病变	
G. 单根扩展导管	
H. 伴随征象	
1. 皮肤凹陷	
2. 乳头凹陷	
3. 皮肤增厚	
4. 小梁增厚	
5. 腋窝诊断淋巴结	
6. 结构扭曲	
7. 钙化	
I. 病变定位	
1. 侧	
2. 象限与钟面	
3. 深度	
4. 距离乳头距离	

第二节　乳腺超声影像诊断与报告系统

乳腺超声 BI-RADS 术语一览表

组织构成（仅用于筛查）	a. 均质背景回声——脂肪型 b. 均质背景回声——纤维腺体型 c. 不均质背景回声

续表

肿块	形状	卵圆形
		圆形
		不规则形
	方向	平行
		不平行
	边缘	清晰
		不清晰 ——模糊 ——成角 ——小分叶 ——毛刺状
	回声类型	无回声
		高回声
		混合回声
		低回声
		等回声
		不均匀回声
	后方回声	后方无回声
		后方回声增强
		声影
		后方回声混合性改变
钙化	肿块内钙化	
	肿块外钙化	
	导管内钙化	
伴随征象	结构扭曲	
	导管改变	
	皮肤改变	皮肤增厚
		皮肤回缩
	水肿	
	血流	无血流
		内部血流
		边缘血流
	弹性成像	质软
		质中
		质硬

续表

特殊征象	单纯囊肿	
	簇状微囊肿	
	复杂囊肿	
	皮肤内或皮肤上肿块	
	异物包括假体	
	淋巴结——乳房内	
	淋巴结——腋下	
	血管异常	动静脉畸形/假性血管瘤
		Mondor 综合征（胸壁浅静脉炎）
	术后积液	
	脂肪坏死	

第三节 乳腺 MRI 影像诊断与报告系统

1. 为了便于国内外乳腺影像的学术交流,鼓励采用美国放射学会(American College of Radiology, ACR)的乳腺影像报告与分析系统(breast imaging reporting and data system,BI-RADS,2003 年第 1 版, 2013 年第 2 版)描述术语及影像评估诊断分类。

2. 乳腺 MRI 诊断必须以增强图像为依据来描述、分析、判断病灶的特征。

3. 诊断报告需要首先描述背景的强化情况(background parenchymal enhancement,BPE)。根据 Morris 和 Kuhl 的研究结果(2006),依据其程度分微弱背景强化型、轻度背景强化型、中度背景强化型、 重度背景强化型。在明显强化型乳腺,由于病灶容易被掩盖在增强的腺体中,诊断的敏感性和阴性预 测值将明显下降。

4. 诊断报告需要描述乳腺构成的腺体整体描述(amount of fibroglandular tissue,FGT)。如乳腺 X 线摄影需要描述腺体实质类型一样,乳腺 MR 腺体的背景增强同样会影响诊断敏感性。乳腺构成分 为四种情况,包括几乎全部为脂肪构成、散在的纤维腺体组织构成、不均质的纤维腺体和脂肪组织构 成和大部分为纤维腺体组织构成。

5. 诊断报告中对 MRI 所发现的异常病变的描述应包括以下方面:

(1) 位置:描述所在的象限、钟点位置、距乳头的距离。

(2) 数目:描述病变的数目。

(3) 大小:测量病变的三维径线,对于已确诊乳腺癌进行分期检查时,则要测量病变的总体范围。

(4) 形态:先确定病变是肿块性病变还是非肿块性病变,而后具体描述其形态、边缘、内部强化 特点。

(5) 病灶平扫的 T_1WI 与 T_2WI 信号情况。

(6) 增强表现:对定性诊断非常重要,包括早期强化的程度和时间-信号强度曲线(time-signal in-tensity curve,TIC)类型。

6. 对病变性质的分析判断主要需结合形态学特征和动态增强特征(包括时间-信号强度曲线)两 方面进行。

7. 病灶的形态学特征分析

（1）肿块样病灶（mass）：肿块样强化是指具有三维空间占位效应的病变,伴或不伴周围正常组织移位或浸润。从形态、边缘、内部强化情况 3 方面来描述肿块形态,描述分为圆形、卵圆形（可以有 2 至 3 个分叶）和不规则形;肿块样病变的边缘特征分为光整、不规则和星芒状。肿块样病变的内部特征包括均匀、不均匀、边缘强化、低信号分隔四种情况描述。

（2）非肿块样病灶（non-mass enhancement,NME）：如果增强既非点灶性亦非肿块性增强,则认为是非肿块性病变。分析非肿块样病变的形态较动态强化曲线更重要。一般占位效应不明显,并与周围正常的乳腺实质强化不同。其形态特征包括:线状强化、局灶性区域强化、段样强化、区域性强化、多区域强化及弥漫性强化。非肿块样强化内部特征可分为均匀强化、不均匀强化、集簇性和簇状小环形强化。

（3）点状/多点状强化（focus）：点状强化病灶很常见,通常在增强前无特殊发现。一般来说点状强化病灶<5mm,不具有明显的占位效应,难以对其形状及边缘加以描述。可以多发,但不聚集成簇。点状强化可见于正常腺体组织,可与月经周期或外源性激素替代治疗有关,也可以见于不同类型乳腺良恶性病变。

8. 病灶的血流动力学分析

通常应用早期增强率和时间-信号强度曲线两方面来评价。采用感兴趣区（region of interest,ROI）方法进行动态增强分析。感兴趣区放置在强化程度最高的区域,应大于三个体素,如果设置了多个 ROI,应该报告最可疑的曲线。

早期增强率是描述病变在增强早期时的相对强化幅度,遵循如下计算公式:[（SI 后−SI 前）/SI 前]×100%[SI 前＝信号强度基底值（即增强前信号强度）,SI 后＝增强后早期信号强度]。根据病变早期强化的快慢描述为缓慢增强、中等度增强及快速增强三种情况。扫描设备型号和使用序列的不同,所得到的数值不同,因而没有确定的划分标准。

时间-信号强度曲线是增强后的组织信号强度随时间改变,由设定的 ROI 来测定并标绘而获得的曲线,主要描述病变在增强延迟期的强化特征。静脉注射对比剂后图像采集次数越多,单次采集的时间越短,动态曲线获得的信息也越多。扫描时应确保患者在扫描过程中保持静止,以避免造成伪动态结果。根据 TIC 的情况可分为三种类型:持续型（渐增型）、平台型、廓清型（流出型）。

9. 其他征象

乳头内陷、乳头受侵、导管高信号、局限性或弥漫性皮肤增厚、皮肤受侵、皮肤水肿、淋巴结受侵、胸肌受侵、胸壁受侵、血肿或出血、异常流空信号、囊肿。伴随征象可与其他异常征象一同出现,亦可单独出现。发现伴随征象的意义在于:当与其他异常征象一起出现时,可提高乳腺癌的诊断;当确诊为乳腺癌时,某些伴随征象的出现将有助于术前分期以及手术方式的选择。

10. MRI

诊断报告的结论（结果）应当是结合病史、临床体检、乳腺 X 线摄影及超声结果的综合评价,并且尽可能与既往影像表现进行对比。推荐参照 BI-RADS 在结论中给出恶性可能的判断及进一步处理的建议。

（1）0 类:评估是不完全的,需要其他影像检查进一步评估（在 MRI,尽量避免使用该分类）。

乳腺 MR 尽量不使用;常用于扫描条件不满意,或未做动力学成像或需要更多信息以解释扫描的情况下。推荐运用适当的技术再次行 MRI 检查,从其他显像模式（乳腺摄影、超声等）获取信息,或结合以前乳腺病史,给出最后综合评价。

（2）1 类:阴性。无异常发现,建议常规随访。

无异常强化发现,双侧乳腺对称,无强化的肿块,无结构扭曲或可疑强化发现。

（3）2 类:良性发现,建议常规随访。

包括乳腺内淋巴结、义乳、植入体、金属异物如外科夹、退变的纤维腺瘤、囊肿、非强化的陈旧或近期瘢痕、含脂肪的病变如脂性囊肿、脂肪瘤、积乳囊肿及混合密度的错构瘤等。

（4）3类：可能良性发现，建议短期随访。

3类的使用仍较主观，一定程度上依赖于对每一类型病变的个人经验。BPE一般不归为3类，但当BPE超过正常范围或考虑与激素治疗有关，可归为3类。点状病灶一般归为3类，但新出现或较前增大，应仔细评价。随访时间：6个月~1年，选择性增加随访时间。2~3年稳定者可归为2类。

（5）4类：可疑异常，需要组织学诊断。

此类病变无特征性的乳腺癌形态学改变，但有低度到中度恶性的可能性。放射科医生应主张活检。可疑的集簇卵石样强化呈线样或节段性分布需要考虑恶性可能；不规则形态或者不均匀或环形强化的肿块；具有任何可疑形态或血流动力学特点的局灶点状强化。如果可能应该列出恶性的相对可能性，这样临床医生和患者可根据其不同的恶性可能性对病变的处理做出最后决定。

（6）5类：高度提示恶性，临床应采取适当措施（几乎肯定的恶性）。

（7）6类：已活检证实为恶性，应采取适当措施。

这一类用在活检组织学已证实为恶性的术前诊断，肿块或乳腺成功切除者不应使用6类。除已知的恶性病变外，另见其他可疑病变者应归为4或5类，以便给予相应治疗。

第四节　乳腺X线摄影的日常质量控制

全乳腺全数字化X线摄影（full_filed digital mammography，FFDM）设备进行定时定期的质量控制（quality control，QC）检测，对检查系统性能、维持最优化影像质量非常重要。每天、每周、每月、每季度、每半年和每年推荐的检测步骤都是执行乳腺QC的一部分。指定QC技师除执行突发情况的检测和年度检测外，还要执行大部分的日常QC任务。购置乳腺机设备时最好把专为数字乳腺摄影设备定制的QC测试模体和剂量监测仪包括在内。对系统评估的QC方法、监视器和工作站的维护、安置、调整直至应用，都应从生产商那里获取信息并掌握和运用。设备测试用工具及软件和电子制表软件是相关系统性能强有力的量化指标和图形分析工具。

1. 每天QC实施项目

（1）观察机房环境，要求温度在20~26℃，相对湿度在40%~60%；

（2）开始采集图像前，系统要有5~15分钟的准备时间；

（3）查看系统运行状态，确定医院内部网络连接正常、受检者登记信息完整；

（4）训练球管，要求±90°旋转机架，保证设备运行状态良好；

（5）观察剂量测量仪的阅读面板，确定曝光数值显示在正常范围；

（6）观察和记录每个受检者每个体位的乳房压迫厚度、kVp、mAs、皮肤入射剂量（entrance skin exposure，ESE）和平均腺体剂量（average glandular dose，AGD）；

（7）执行QC时，要在影像中寻找是否有粉尘颗粒、刮擦痕迹或其他伪影，一经发现应及时清除；

（8）监视器的清洁，要保持监视器屏幕无粉尘、指纹和其他痕迹，保证良好的图像浏览条件，可用棉布或眼镜布类清洁。

2. 每周QC实施项目

（1）检测平板探测器的背景噪声；

（2）进行调制传递函数（modulation transfer function，MTF）和对比噪声比（contrast noise ratio，

CNR）测试；

（3）进行平面成像视野测试；

（4）进行模体影像质量测试，也同时测试了监视器和打印机的图像质量；

（5）若测试超出预先设置的界限时，要核查系统性能并采取相应措施或联系维修工程师；

（6）校验工作站的监视器校准，使对比度/亮度设定在0~5%和95%~100%小斑块都可见的范围内。

3. 每月 QC 实施项目　检查曝光模式，观察设备在全自动、半自动、手动三种曝光模式下，系统是否运行正常。

4. 每季度 QC 实施项目

（1）对平板探测器执行校准程序；

（2）执行对低对比、空间对比度和信噪比等的分析；

（3）进行几何畸变和高宽比的检测；

（4）统计照片重拍率，查看曝光指数趋势，确定影像重检原因；

（5）检查 QC 曝光指示器数据库，确定曝光不足或曝光过度的原因并进行校正。

5. 每半年 QC 实施项目　主要是压力测试，确保乳腺摄影设备在手动和电动两种模式下既能提供足够压力又不能压力过大（要求>150N，但<200N），所用检测设备为专用磅秤或数字秤。

6. 每年 QC 实施项目

（1）QC 医师、技师共同观察、评估影像质量；

（2）抽查一年内影像处理算法的适用性是否良好；

（3）执行验证时的检测步骤以确定或重建基准值；

（4）分析重拍现象，观察曝光量趋向，查看 QC 记录和设备维修情况。

最后强调一下，医院指定的乳腺 QC 技师、专业维修人员都应积极参与乳腺摄影设备的日常维护和 QC 检测工作。对乳腺摄影设备的大规模调整、校正，仅可由产商指定人员、乳腺 QC 技师及专业维修人员执行。除定期执行 QC 检测外，所有检测都应根据实际需要随时进行，特别是在硬件或软件发生变化、设备发生故障维修后。

（复旦大学附属肿瘤医院　彭卫军　顾雅佳）

正常乳腺解剖结构及影像学表现

第一节　正常乳腺解剖结构

乳腺的基底部位于前胸壁锁骨中线2~6肋间,覆盖于胸肌筋膜的表面。通常成年女性的乳房呈半球形,中央有乳头突起,乳头表面有输乳管的开口,称输乳孔,乳头周围直径3~4cm的圆形色素沉着区为乳晕。乳腺主要由皮肤、输乳管、腺叶、腺小叶、腺泡以及位于它们之间的间质(脂肪组织、纤维结缔组织、血管、淋巴管、神经及平滑肌等)构成。乳腺内以乳头为中心有15~20条输乳管呈放射状向后分布达腺叶,腺叶又分成许多腺小叶,小叶由若干腺泡构成。输乳管在近乳头处扩大称为输乳窦,在输乳窦以后输乳管逐级分支为排乳管、小叶间导管、小叶内终末导管和腺泡,构成乳腺的乳管系统。乳腺内的脂肪组织分布于皮下以及输乳管、腺叶、小叶和腺泡之间,其内含有许多由皮肤贯穿于乳腺至胸肌筋膜的纤维结缔组织,称乳房悬韧带(Cooper韧带),对乳腺起支持作用。位于乳腺后方、胸肌筋膜前方的疏松组织,称为乳腺后间隙。

第二节　正常乳腺影像学表现

一、正常乳腺 X 线表现

乳腺是一终身变化的器官,乳腺发育情况、年龄、月经周期、妊娠、经产情况、哺乳以及内分泌等多种因素均可对乳腺X线表现产生影响,因而观察和分析时除应运用双侧比对方法外(在正常情况下,大多数人两侧乳房的影像表现基本对称,仅少数人不对称),尚需密切结合年龄、生育史、临床及体检所见。正常乳腺各结构X线表现分述如下(图3-2-1)。

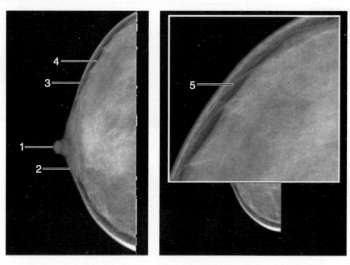

图3-2-1　乳头、乳晕、皮肤、皮下脂肪、悬韧带X线表现
1. 乳头;2. 乳晕;3. 皮肤;4. 皮下脂肪层;5. 悬韧带

1. 乳头　乳头位于锥形乳腺的顶端和乳晕的中央,密度较高,大小不一,但一般两侧等大。

2. 乳晕　乳晕呈盘状,位于乳头周围,乳晕区皮肤厚度为1~5mm,较其他部位的皮肤稍厚。

3. 皮肤　皮肤呈线样影,厚度均一,但在下后方邻近胸壁反褶处的皮肤略厚。皮肤的厚度因人而异,为0.5~3mm。

4. 皮下脂肪 通常表现为皮肤下方厚度为 5～25mm 透亮的低密度带,其内可见有交错、纤细、密度较淡的线样影为纤维间隔、血管和悬韧带(suspensory ligament,又名为 Cooper 韧带)。皮下脂肪层厚度随年龄及胖瘦不同而异:年轻致密型乳腺此层较薄,肥胖者则此层较厚,脂肪型乳腺的皮下脂肪层与乳腺内脂肪组织影混为一体。

5. 纤维腺体组织 X 线上的所谓纤维腺体影是由许多小叶及其周围纤维组织间质重叠、融合而成的片状致密影,边缘多较模糊。通常,纤维腺体组织的 X 线表现随年龄增长和妊娠、哺乳情况不同等而有较大变化:年轻女性或中年未育者,因腺体及结缔组织较丰富,脂肪组织较少,X 线表现为整个乳腺呈致密影,称为致密型乳腺(图 3-2-2a);中年女性随着年龄增加,腺体组织逐渐萎缩,脂肪组织增加,X 线表现为散在片状致密影,其间可见散在的脂肪透亮区;生育后的老年女性,整个乳腺大部或几乎全部由脂肪组织、乳导管、残留的结缔组织及血管构成,X 线上较为透亮,称为脂肪型乳腺(图 3-2-3a)。

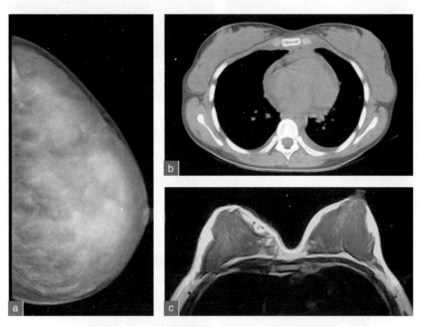

图 3-2-2 致密型乳腺 X 线、CT、MRI 表现
a. X 线平片;b. CT;c. MRI

由于正常乳腺的 X 线表现个体间差异很大,缺乏恒定的 X 线类型。国内外许多学者对正常乳腺均做过分型,并试图探索乳腺类型与发生乳腺癌危险的关系。依据美国放射学院 2003 年第 4 版乳腺影像报告和数据系统(breast imaging reporting and data system,BI-RADS)将乳腺分为 4 型:脂肪型(乳腺内几乎全部为脂肪组织,纤维腺体组织<25%)、少量纤维腺体型(乳腺内散在纤维腺体组织,占 25%～50%)、多量纤维腺体型(乳腺呈不均匀致密表现,纤维腺体组织 51%～75%)、致密型(乳腺组织非常致密,纤维腺体组织>75%)。2013 年 BI-RADS 第 5 版对此进行了修改,不再以乳腺实质(即纤维腺体组织)与脂肪的百分比来分类,而主要根据构成乳腺的纤维腺体组织密度高低和分布范围划分,即脂肪型、散在纤维腺体型、不均匀致密型(包括弥漫和局限两种情况)和致密型。这种分型的主要意义在于说明 X 线摄影对不同乳腺类型中病变检出的敏感性不同,对发生在脂肪型乳腺中病变的检出率很高,而对发生在致密型乳腺中非钙化性病变的检出率则明显降低,临床医师了解这一点很重要。

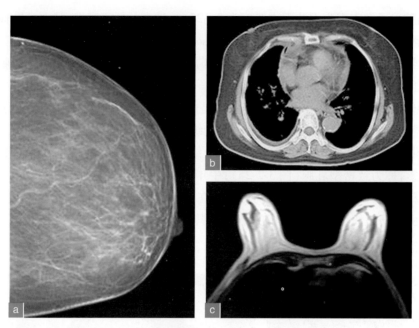

图 3-2-3　脂肪型乳腺 X 线、CT、MRI 表现
a. X 线平片；b. CT；c. MRI

6. 乳导管　正常人有 15～20 支输乳管，即乳导管，开口于乳头，呈放射状向乳腺深部走行。X 线平片上有时可显示大导管，起自乳头下方，呈线样放射状向乳腺深部走行，但也可表现为均匀密度的扇形影而无法辨认各支导管。X 线平片上乳导管表现的线样影同纤维组织构成的线样影难以鉴别，可统称为乳腺小梁（breast trabeculae）。乳腺导管造影能清楚显示大导管及其分支导管（图 3-2-4）。

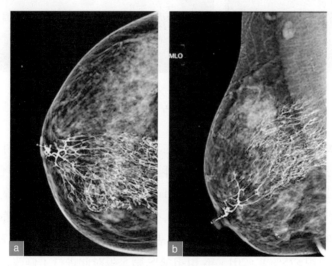

图 3-2-4　右乳导管造影
a. 右乳 X 线头尾位；b. 右乳 X 线内外斜位

7. 乳腺后脂肪　乳腺后脂肪位于乳腺纤维腺体层后方、胸大肌前方，与胸壁平行，X 线上表现为线样透亮影，厚度 0.5～2mm，向上可达腋部。乳腺后脂肪在 X 线片上通常不能显示完全。

8. 血管　X 线上在乳腺上部的皮下脂肪层内多能见到线样静脉影，静脉的粗细因人而异，一般两侧大致等粗。未婚妇女静脉多较细小,生育及哺乳后静脉较粗。乳腺动脉在致密型乳腺多不易显示,在脂肪型乳腺有时可见迂曲走行的动脉影。动脉壁钙化时,呈双轨或柱状表现。

9. 淋巴结 包括乳腺内淋巴结和腋窝淋巴结。正常乳腺内淋巴结一般不显示,偶尔可见圆形或肾形结节影,直径多小于1cm,边缘光滑,乳内淋巴结可出现在乳腺内的任何位置,但多位于外上方。X线上常见的淋巴结多位于腋前或腋窝区,根据其与X线投照的关系可呈圆、卵圆或蚕豆状的环形或半环形影,边缘光滑。淋巴结的一侧凹陷称为"门"部,表现为低密度区,此处有较疏松的结缔组织,血管、神经和淋巴管由此进出淋巴结。正常淋巴结大小差异较大,当淋巴结内含有大量脂肪即脂肪化时可至数厘米。

二、正常乳腺超声表现

超声检查能清晰显示乳腺内各层结构,正常乳腺各结构超声表现分述如下(图3-2-5)。

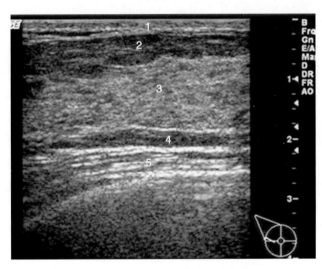

图3-2-5 正常乳腺超声表现
1. 皮肤;2. 皮下脂肪层;3. 纤维腺体层;4. 乳腺后脂肪层;
5. 胸肌及肋骨层

1. 皮肤 皮肤表现为边缘平滑、整齐的带状强回声,厚0.5~3mm,乳晕区及乳房下缘皱褶处皮肤厚度可至4mm。

2. 乳头 乳头位于乳房中心,表现为边界清楚的中低回声类圆形结节,其大小、回声因年龄、发育阶段及经产情况而异。年轻、未生育女性乳头较小、回声较低,哺乳期后乳头增大,回声略增强。

3. 皮下脂肪层和悬韧带 皮下脂肪层介于皮肤和纤维腺体层之间,其厚度个体差异较大,通常年轻女性皮下脂肪层较薄,随年龄增长和腺体退化,皮下脂肪层逐渐增厚。皮下脂肪层回声较纤维腺体低,通常乳腺超声检查在观察病变时,以脂肪组织回声作为等回声,并以此为参考判断乳腺病变的回声强度。皮下脂肪层内可见呈强回声表现的散在条索状或三角形的悬韧带,该结构在老年女性和皮下脂肪较多时容易显示。

4. 纤维腺体组织和乳导管 乳腺深部为纤维腺体组织和乳腺导管。纤维腺体组织与脂肪组织相比表现为较高回声,其内可见或多或少的呈中低回声的脂肪组织,因此在某些扫查切面中,纤维腺体层内或腺体边缘的脂肪小叶可呈低回声团块样表现,易造成误诊。以乳头为中心行放射状扫查时易于显示自乳头根部呈放射状分布的乳导管长轴,导管短轴切面呈圆形或椭圆形暗区,排列不整,但大小相似。通常在非哺乳期的正常乳腺不显示导管的管壁和无回声的管腔,当乳腺导管扩张时可见管状无回声区,管壁呈细的双线状较高回声,导管扩张明显时局部可呈囊样表现。输乳窦是正常导管最宽大的部分,位于乳头后方,宽度可达3mm。

5. 乳后脂肪间隙 介于乳腺纤维腺体层及胸肌之间的脂肪间隙,与胸壁平行,超声上呈线样或带状低回声,多数年轻女性乳后脂肪间隙菲薄,老年女性或脂肪较厚者显示境界清楚。

6. 胸大肌和肋骨 胸大肌呈低回声,表现为与解剖结构一致的肌纤维纹理,排列整齐,肌筋膜为线样强回声,连续光滑。肋骨呈强回声,后方有声影,当短轴切面时可表现为边界清晰的圆形或椭圆形低回声区,操作时应注意观察和认清解剖层次,避免将其误认为肿瘤。

7. 乳腺血管 彩色多普勒血流显像(color Doppler flowing imaging,CDFI)能够显示乳腺血流信号。动态观察可见动脉血管搏动,血流频谱呈低速低阻型;静脉表现为连续性低振幅频谱。

8. 正常淋巴结 正常乳腺内或腋窝淋巴结呈圆形或卵圆形,一侧凹陷为淋巴结门,为淋巴管与血管出入部位,背侧圆突,为薄层结缔组织构成的被膜包绕。正常淋巴结声像图呈圆或卵圆形,界限清楚,表面光滑,中央髓质为较强回声,周边皮质为低回声,皮质厚度较为均一。正常淋巴结血流信号稀少,部分可显示淋巴结门中央血流。

三、正常乳腺 MRI 表现

乳腺 MRI 表现因所用脉冲序列不同而有所差别。

1. 脂肪组织 通常在 T_1WI 和 T_2WI 上呈高信号,而在脂肪抑制序列上呈低信号,增强后几乎无强化。

2. 纤维腺体组织和乳导管 在 T_1WI 和 T_2WI 上,纤维和腺体组织通常不能区分;T_1WI 上表现为较低或中等信号,与肌肉大致呈等信号;T_2WI 上,表现为中等信号(高于肌肉,低于液体和脂肪);在 T_2WI 脂肪抑制像上则呈中等或较高信号。乳腺类型不同,MRI 表现有所差异:致密型乳腺(图 3-2-2c)的纤维腺体组织占乳腺的大部或全部,T_1WI 为低或中等信号,T_2WI 上为中等或稍高信号,周围是较高信号的脂肪组织;脂肪型乳腺(图 3-2-3c)主要由高或较高信号的脂肪组织构成,残留的部分索条状乳腺小梁在 T_1WI 和 T_2WI 上均表现为低或中等信号;中间混合型乳腺的表现介于脂肪型与致密型之间。动态增强 T_1WI 检查时,正常乳腺实质通常表现为轻度、渐进性强化,增强幅度一般不超过强化前信号强度的 1/3,如在经期或经前期也可呈中度甚至重度强化表现,双侧乳腺表现大致对称。乳导管最终汇集于乳头,以矢状位观察最清晰,当有导管扩张时可清晰显示。

2013 年版乳腺影像报告和数据系统(BI-RADS)在 MRI 部分增加了乳腺纤维腺体组织量(fibroglandular tissue,FGT)和乳腺实质背景强化(background parenchymal enhancement,BPE)内容。MRI 上依据乳腺纤维腺体组织量的不同分为 4 种类型:脂肪型、散在纤维腺体型、不均匀致密型、致密型,与乳腺 X 线检查不同,乳腺纤维腺体组织量的多少不影响 MRI 诊断效能。依据动态增强后第一时相(大约 90 秒)乳腺实质背景强化范围所占比例,将乳腺实质背景强化也分为 4 种类型:几乎无背景强化、轻度背景强化、中度背景强化和重度背景强化,乳腺实质背景强化明显通常导致 MRI 诊断困难,特别对较小的乳腺癌可能导致其漏诊。

3. 皮肤和乳头 乳房皮肤厚度大致均匀,增强后呈程度不一渐进性强化。双侧乳头大致对称,亦呈轻至中等程度渐进性强化。

四、正常乳腺 CT 表现

正常乳腺的 CT 平扫表现与乳腺 X 线表现类似,但 CT 的密度分辨率高,可通过调节窗位和窗宽,观察不同密度结构,清晰地显示乳头、皮肤、皮下脂肪层及悬韧带等,这些结构 CT 表现与 X 线片类似,并可通过测量获得不同正常组织的 CT 值。增强检查则可观察乳腺的血供情况。

1. 脂肪组织 乳腺脂肪组织在 CT 上清晰可辨,呈低密度,CT 值在 -110 ~ -80HU 之间。CT 对乳腺后脂肪间隙的显示明显优于 X 线检查。

2. 纤维腺体组织和乳导管 纤维腺体组织在 CT 上表现为片状致密影,其内可见或多或少的斑点或斑片状低密度的脂肪岛。纤维腺体的 CT 值随年龄和生理变化而不同,为 10 ~ 30HU。乳腺实质类型不同,CT 表现亦有所差异:致密型乳腺(图 3-2-2b)呈一致性致密影,缺乏组织间层次对比;脂肪型乳腺(图 3-2-3b)密度较低,层次对比较为清晰;而中间混合型表现则介于脂肪型与致密型之间。增强 CT 扫描,正常纤维腺体显示轻度强化,CT 值增加 10 ~ 20HU。大导管在 CT 上表现为乳头下呈扇形分布的致密影,多难以辨认出各支乳导管。

(天津医科大学肿瘤医院　刘佩芳)

第四章

乳腺良性病变

第一节　乳腺纤维腺瘤

04章案例01

案例 1

◆▶ **病例介绍**

女性,34 岁。3 天前洗澡时发现右乳肿物,为求进一步诊治入院就诊。

专科检查:右乳内上象限 1~2 点方向距乳头约 2cm 处触及 2cm×1cm 肿物,质韧,表面光滑,边界清楚,活动尚可,局部无压痛。

实验室检查:未见异常。

◆▶ **影像学检查**

乳腺超声检查:超声检查设备探头频率 5~9MHz,患者取仰卧位,充分暴露双乳,始于乳头沿顺时针方向做连续辐射状纵、横断面扫查,CDFI 显示病变有无血流信号。

乳腺 X 线摄影:采用数字化乳腺机,自动曝光控制系统成像,管电压 25~35kV,曝光量 3~5mGy,数字图像采集系统,非晶硒平板探测器,面积 24cm×29cm,数字乳腺后处理工作站,BARC 阅读器。采取头尾位(CC)及内外斜位(MLO)。

乳腺 X 线片提示右乳晕后可见类圆形腺体密度肿块,边界清楚;左乳外侧可见与右乳不对称的腺体密度影(图 4-1-1a~d)。超声提示右侧乳腺内上象限椭圆形低回声肿块,边界清楚,后方回声增强,内可及点状强回声钙化,左侧乳腺低回声小结节,边界清楚,形态规则(图 4-1-1e、f)。

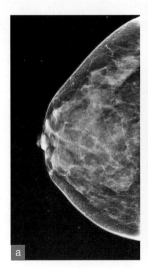
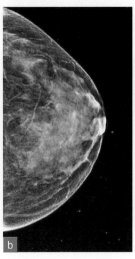
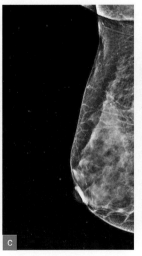
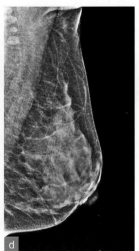

a　　　　　　b　　　　　　c　　　　　　d

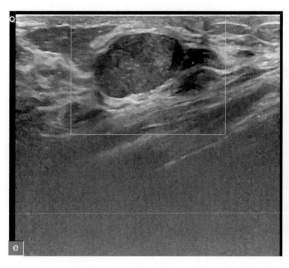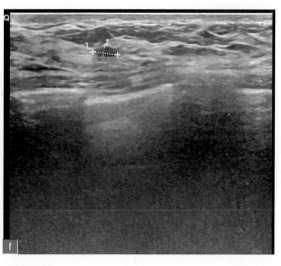

图 4-1-1　乳腺影像检查

a. 右乳 CC 位图像；b. 左乳 CC 位图像；c. 右乳 MLO 位图像；d. 左乳 MLO 位图像；e. 右乳病灶超声图像；f. 左乳病灶超声图像

◆▶ 手术和病理结果

右乳纤维腺瘤。镜下病灶内含有大量结缔组织间质，由胶原纤维和结缔组织细胞所构成，其纤维呈束状，互相编织，纤维间含有细长的结缔组织细胞。

◆▶ 诊断要点与鉴别诊断

1. **诊断要点**　本病例特点为青年女性，洗澡时无意中发现右乳肿块，X 线图上显示为类圆形、形态规则、边界清楚的等密度结节，边缘可见透明晕征，考虑良性。超声示肿块形态规则，边界清楚，其内可见钙化点，于 X 线图上未见显示，所以建议定期复查。

2. **鉴别诊断**　本病例需与以下几种疾病进行鉴别诊断。

（1）乳腺癌：多位于外上象限，边界不清，边缘呈蟹足、尖角状，以不均质回声为主，其在 X 线图上密度更高，并且很容易合并泥沙样钙化。但部分体积较小的乳腺癌，如直径小于 2cm 或更小的肿块，且瘤灶边缘较清晰时不易与纤维腺瘤鉴别。

（2）乳腺囊肿：多表现为高密度肿块影，一般边界清楚，周围可见细线样晕征，与纤维腺瘤不易鉴别。但囊肿临床触诊质地软韧，有囊性感，边界清楚，针吸可抽出不等量淡黄色或棕色液体，肿物体积明显变小或消失；另外囊壁钙化多呈蛋壳样钙化，而纤维腺瘤多表现为瘤体内粗颗粒状钙化。超声有助于两者的鉴别。

（3）乳腺腺瘤样增生：腺瘤样增生表现为圆形、卵圆形肿块，与腺体相连，无明确分界，密度略低于纤维腺瘤，密度欠均匀；临床触诊较纤维腺瘤柔软、韧性。两者影像缺乏特异性，有时不易鉴别，最终诊断需依靠组织病理学。

专家点评 ● ● ● ●

    该病例的难点之一在于病灶发生于致密型乳腺腺体,病灶密度与腺体密度近似,故不仔细观察时,容易漏诊。所以注意临床触诊的使用,如果与触诊核对病变部位一致,即可诊断。难点之二在于与其他乳腺良性病变如乳腺囊肿、乳腺瘤样增生及恶性病变如结节样乳腺癌的鉴别诊断。乳腺囊肿一般边界清楚,周围亦可见细线样晕征,但肿块影密度较高,临床触诊质地软韧,有囊性感,针吸可抽出不等量淡黄色或棕色液体,肿物体积明显变小或消失;另外囊壁钙化多呈蛋壳样钙化,而纤维腺瘤多表现为瘤体内粗颗粒状钙化。超声有助于两者的鉴别。乳腺瘤样增生时肿块密度相对于纤维腺瘤略低,且病灶与腺体相连,无明确分界,临床触诊更柔软、韧性;部分体积较小的乳腺癌,如直径小于2cm或更小的肿块,且瘤灶边缘较清晰时不易与纤维腺瘤鉴别,此时可行乳腺 MRI-DCE 及 DWI 扫描进一步鉴别诊断,最终诊断需依靠组织病理学。

(案例提供:山西医科大学第一医院 马彦云)

(点评专家:山西医科大学第一医院 马彦云)

案例2 ● ● ● ●

◆▶ **病例介绍**

    女性,46 岁。乳房胀痛不适、发现包块 2 月余。

    专科检查:左侧乳房于内侧象限可触及一包块,与周围组织边界较清,无明显压痛。个人史:21 岁乳腺炎行局部病变切除术。

    实验室检查:阴性。

◆▶ **影像学检查**

    乳腺 MRI 检查:患者取俯卧位,双乳自然下垂,采用乳腺专用线圈,扫描范围包括双侧乳腺及腋窝区。轴位 T_1WI,层厚 4mm,层间距 1mm;轴位脂肪抑制快速自旋回波 STIR:层厚 4mm,层间距 1mm。乳腺动态增强成像序列采用乳腺动态增强扫描专用序列 VIBRANT(volume image breast assessment),ASSET(array spatial sensitivity encoding technique)并行采集技术,层厚 1.4mm,层间距 0。传统 DWI 采用轴位自旋平面回波序列,在对比剂注射前进行扫描,$b = 0,1000s/mm^2$,层厚 4mm,层间距 1mm。

    左侧乳腺内侧象限病变表现为肿块型,形态规则,边界清晰。病灶边缘可见实性小结节,DCE-MRI 可见病变边缘小结节状强化;时间-信号强度曲线呈持续型(图4-2-1)。

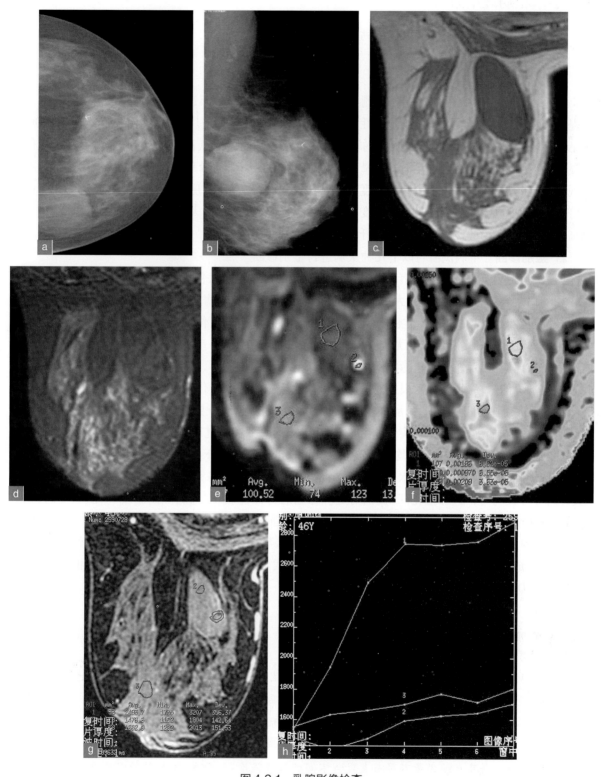

图 4-2-1　乳腺影像检查

a. 乳腺 X 线摄影头尾位图像；b. 乳腺 X 线摄影内外侧斜位图像；c. 抑脂 T_2WI 图像；d. T_1WI 平扫图像；e. DWI 图像；f. ADC 图像；g. T_1WI 增强图像；h. 病灶 TIC 曲线

◆ 手术和病理结果

纤维腺瘤伴间质玻璃样变性,局部钙化。

◆ 诊断要点与鉴别诊断

1. 诊断要点　本病例位于左乳内侧象限,卵圆形、边界清楚,邻近腺体结构无纠集征象,形态学更提示其良性的生物学行为,可排除恶性可能,增强后病变内部见条片状轻度强化,病变整体 ADC 值未见明显降低,病变边缘可见小结节样弥散高信号,ADC 值明显降低;纤维囊性改变多表现为双侧多发囊性病变,X 线摄影片上通常不显示晕环,本病例可看到清晰的晕环;单纯囊肿呈长 T_2 信号,不会出现强化,伴有炎症时可出现囊肿壁轻度强化;纤维囊性改变常伴乳房胀痛,月经期前更甚,与本病例不符,囊肿大小可随月经周期呈有规律变化,月经来潮时囊肿体积增大,月经过后体积缩小,这点与患者临床体征不符,因此该病变不难做出纤维腺瘤的诊断。

2. 鉴别诊断　本病例需与以下几种疾病进行鉴别诊断。

（1）乳腺纤维囊性改变:患者多自述有乳腺肿块、周期性疼痛,伴或不伴有乳头溢液,临床上常同时或相继在两侧乳房内发生多个大小不等、圆形质韧结节,常伴乳房胀痛、月经期前更甚。MR 检查当乳腺纤维囊性改变以囊肿形成为主时,表现为 T_2 高信号,无明显强化,伴囊壁炎症时可表现为囊壁强化。纤维囊性改变的增生结节多无包膜,X 线上通常没有晕环,MR 动态增强常呈明显点状强化,并随着时间延长向周围扩散,导致边缘略模糊。而纤维腺瘤形态以圆形、卵圆形为主,边缘光滑锐利,常有完整或大部分的晕环显示,内部根据成分不同可以表现出不同的强化特点。

（2）乳腺癌:发病年龄偏大,肿瘤生长没有界限,与周围组织分界不清,肿块质地硬,形态不规则,常伴有乳腺皮肤橘皮样改变、乳头内陷并有淋巴结转移。肿块型乳腺癌多形态不规则,边缘不清晰,T_1 呈低或中等信号,T_2 通常呈不均匀等高信号,由于肿瘤内部成分不同,而表现各异,成胶原纤维所占比例越大则信号越低,细胞核水含量越多则信号越高,增强扫描大部分乳腺癌病灶呈早期明显强化,其内信号欠均匀,"边缘强化征"被认为是乳腺癌的特征性表现,当病灶内出现坏死、囊变时,则呈不规则环状或边缘强化,并逐渐向中心渗透呈向心性强化。纤维腺瘤发病年龄轻,肿块形态比较规则,边界光滑,压迫周围脂肪出现透明晕,透明晕范围多数超过肿块边缘的 75%,呈膨胀性生长特性。由于其内部成分的不同导致其 MRI 信号多样,强化方式不同,但大多呈流入型及平台型曲线,弥散加权成像上 ADC 值降低的没有乳腺癌明显。

专家点评 ● ● ● ●

　　临床上乳腺纤维腺瘤与乳腺纤维囊性改变最显著的差异是乳腺纤维囊性改变的发病与情绪和月经周期有关,而乳腺纤维腺瘤的发病与月经周期相关不明显,部分在妊娠、哺乳期可迅速增大,这点可排除乳腺纤维囊性改变;纤维腺瘤的 MR 表现通常与其组织成分有关,在 T_1WI 上多表现为低信号或等信号,轮廓清晰,圆形或卵圆形,大小不一,在 T_2WI 上依据瘤内成分、纤维成分及水的含量不同而表现为不同的信号强度:细胞少,胶原纤维多及瘤体变性发生钙化者在 T_2 上呈低信号,而水及细胞含量多的黏液性和腺性纤维腺瘤信号强度高。通常发生在年轻妇女的纤维腺瘤细胞成分较多,而老年妇女含纤维成分较多。动态增强纤维腺瘤强化程度表现多样化,和其瘤体内黏液硬化程度及间质细胞含量相关。大多数（80%）表现为缓慢渐进性的均匀强化或由中心向外围扩散呈离心样强化,少数者,如黏液性及腺性纤维腺瘤亦可呈快速显著强化,其强化类型有时与乳腺癌难以鉴别,除依据强化程度、时间-信号强度曲线类型外,还需结合病变形态学表现综合考虑,以减少误诊。约64%的纤维腺瘤内可有胶原纤维形成的分隔,分隔在 T_2 及STIR上表现为低或中等信号强度。本病例复杂之处在于其强化程度与典型纤维腺瘤不符,病灶整体未见明显强化,局部见小片状轻度强化,整体弥散未见明显受限,仅局部ADC值降低,这种表现与本病例病理显示具有大量间质玻璃样变性有关。由此可见,即使是同一种疾病,由于其内部组织病理学成分的差异,影像学上也会存在很大的差异。

(案例提供:空军军医大学唐都医院 张 贝)
(点评专家:空军军医大学唐都医院 陈宝莹)

04章案例03

案例3 • • •

◆ 病例介绍

女性,22岁。发现右乳肿物3年,左乳肿物1年。

专科检查:双乳对称,乳头内陷,无乳头破溃、溢液,右乳晕上方触及约6cm×5cm大小肿物,左乳头上方触及5cm×4cm肿物,二者质地硬韧,边界尚清晰,表面不光滑,活动度可。双腋下未触及肿大淋巴结。

◆ 影像学检查

乳腺MRI检查:MR检查设备为3.0T磁共振设备,8通道乳腺专用线圈。患者采取俯卧位,使双乳自然垂于线圈洞穴的中央。平扫层厚5mm,层间隔1.5mm,FOV 30cm×30cm,快速自旋回波 T_1WI 和STIR序列,动态增强扫描采用VIBRANT序列。

MRI提示右乳1处、左乳2处病变,平扫呈等 T_1 稍长 T_2 信号,其内信号不均匀,病灶边缘可见毛刺样改变,与周围分界不清,增强扫描可见明显强化,时间-信号曲线为上升型,其内可见线条状低信号间隔,双侧乳头内陷(图4-3-1)。皮肤及脂肪间隙未见异常,腋下未见肿大淋巴结。

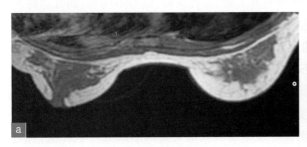
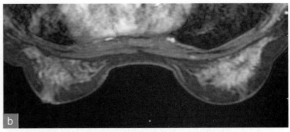

a

b

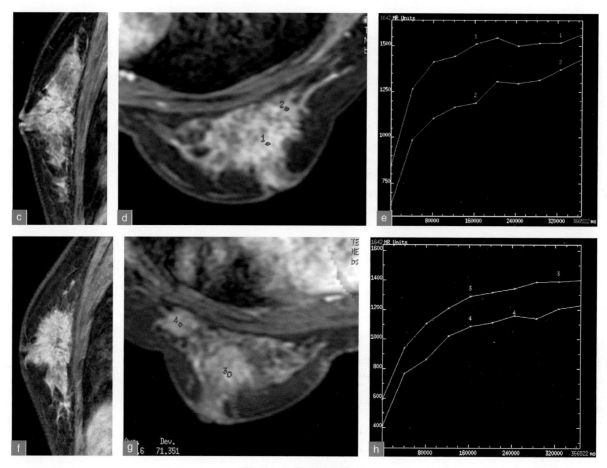

图4-3-1 乳腺影像检查

a. 轴位 T_1WI；b. 轴位 T_2WI；c. 右乳增强扫描矢状位 T_1WI；d. 右乳增强扫描轴位 T_1WI；e. 右乳病灶 TIC 曲线；
f. 左乳增强扫描矢状位 T_1WI；g. 左乳增强扫描轴位 T_1WI；h. 左乳病灶 TIC 曲线

◆◆ 手术和病理结果

手术所见：右乳肿物大小约 8.0cm×7.5cm×5.5cm、左乳肿物大小 7.0cm×7.5cm×5.0cm 和 1.4cm×
1.1cm×1.0cm，边界不清，质韧，无包膜，活动佳，与乳头牵拉，皮肤无粘连。

病理所见：乳腺小叶导管上皮增生，导管周围间质纤维结缔组织增生，疏松空亮，可见导管受压、
管腔狭窄甚至闭塞或条索状。病理诊断：双乳纤维腺瘤，间质增生活跃。

◆◆ 诊断要点与鉴别诊断

1. **诊断要点** 本例患者为 22 岁年轻女性，3 年前无意中发现右侧乳房肿块，1 年前又发现左乳肿
物，增大较快，并出现双侧乳头内陷。MR 图像显示肿物右乳 1 处、左乳 2 处，信号不均匀，病灶边缘可
见毛刺样改变，与周围分界不清，增强扫描可见明显强化，时间-信号曲线为上升型，其内可见线条状
低信号间隔，双侧乳头内陷。病灶具有恶性病变的形态学特点，但是从信号特点及动态增强形式分
析，同时具有纤维腺瘤强化特征，术前诊断侧重形态学信息，如果将未强化的低信号间隔足够重视，则
应该考虑到不典型纤维腺瘤的可能性。

2. **鉴别诊断** 本病例需与以下几种疾病进行鉴别诊断。

（1）乳腺癌：从形态、边缘及强化特征进行鉴别。纤维腺瘤多表现为类圆形或分叶状肿块，且边

缘光整,呈均匀强化,少数无或轻微强化,部分病灶可见实质内有无强化的线样分隔。有文献报道,低信号分隔征是目前区分纤维腺瘤与边界清楚的乳腺癌的有效征象之一。而乳腺癌多表现为不规则形肿块或结节,边缘毛刺或棘状突起,其强化方式多呈不均匀强化,提示有缺血坏死改变。纤维腺瘤患者主要表现为Ⅰ型曲线,乳腺癌主要为Ⅱ和Ⅲ型曲线。

（2）乳腺其他良性病变:良性结节样增生病灶多数仅在增强后显示,平扫时与正常乳腺组织相仿,无明显的占位效应,亦无分叶及内部分隔等征象,增强后随时间推移,强化数目逐渐增多,范围逐渐增大,多数为Ⅰ型曲线。乳内淋巴结多为规则肿块,边缘光滑,内部可见脂肪信号,早期快速强化,清除型曲线,T_2WI为高信号。脂肪坏死早期呈圆形或不规则肿块,肿块样或非肿块样强化,早期快速强化,清除型曲线,内部可见脂肪信号;慢性期又称为油囊,圆形,边缘光滑,无强化,不去脂T_1WI呈高信号。

专家点评 ● ● ●

　　本病例是一名年轻未婚女性相继发现双乳肿物,阅片者很容易被MG和MR图像中所出现的不规则肿块伴毛刺样及乳头内陷等恶性征象所吸引,以至于得出恶性可能的诊断印象,但是磁共振增强图像为我们提供了更加丰富的信息,肿物的内部强化特征及DCE曲线类型等,都不支持恶性疾病的诊断。所以全面和影像学检查及耐心细致的读片才是得到正确结论的根本保证。

（案例提供:中国医科大学附属第一医院　王　欣）

（点评专家:中国医科大学附属第一医院　王　欣）

04章案例04

案例4　● ● ●

◆▶ **病例介绍**

　　女性,13岁。发现右乳肿块8月余。患者8个月前无意中发现右乳肿块,大小约2cm×1cm,当时未予以重视。后乳房肿块逐渐增大,乳晕上方有触痛及胀痛感,乳头无溢液,表面皮肤红肿,乳房外侧9点钟方向有破溃,遂至门诊就诊。

　　既往史:否认乳腺手术史、外伤史,否认输血史。

　　专科查体:双侧乳房不对称,双乳头未在同一水平,右乳可及巨大肿块,大小约8cm×10cm,质硬,界清,有触痛,活动度尚可。双乳头无溢液。表面皮肤红肿,乳房外侧9点钟方向有破溃,左侧腋下未触及肿大淋巴结,锁骨下淋巴结(-)。

　　乳腺超声:右侧乳腺实质性肿块,BI-RADS 4A类。

◆▶ **影像学检查**

　　乳腺MRI检查:MRI采用3.0T MRI机。患者取俯卧位,双乳下垂,行双侧乳腺区及双侧腋窝区

MR 平扫及动态增强扫描。扫描序列包括：①横断面 T_2WI：采用短时反转恢复（short time inversion recovery, STIR）序列，层厚 4mm，层间距 1mm；②横断面 DWI，层厚 4mm，层间距 1mm，b 值为 800s/mm²；③动态增强扫描：采用乳腺容积成像（volume imaging for breast assessment, VIBRANT）序列：采用频率选择脂肪抑制技术，先获取平扫图像，注入对比剂后连续无间隔采集 5 个时相，增强扫描对比剂采用 Gd-DTPA，采用高压注射器经手背静脉以 2.0ml/s 的流率注射 0.2mmol/kg，然后再以相同流率注射 15ml 生理盐水。

此患者的乳腺 MR 检查图像见图 4-4-1。

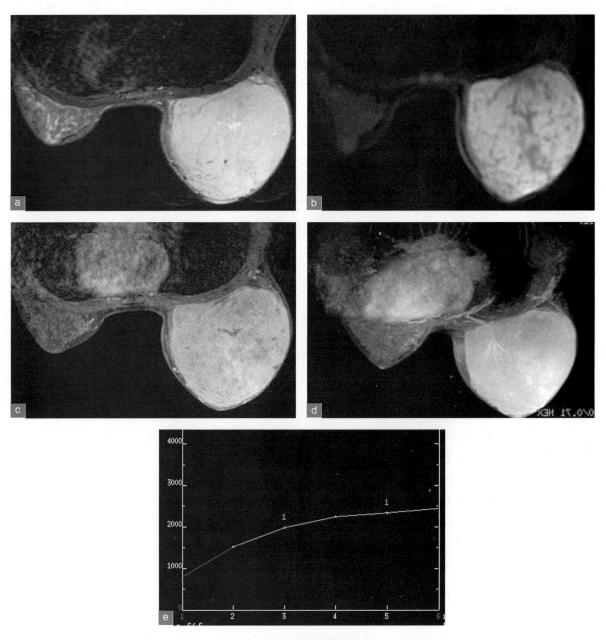

图 4-4-1 乳腺影像检查

a. 横断面 STIR；b. 横断面 DWI，该肿块的 ADC 值为（1.51~1.62）×10⁻³ mm/s²；c. 横断面增强 T_1WI；d. 增强后扫描图像经 MIP（最大密度投射）重建图像；e. 时间-信号强度曲线

◆ 手术和病理结果

手术记录:右侧取乳晕2点逆时针切至5点约270°切口,发现巨大肿块位于乳晕下方,边界清,质中,包膜完整。分离出部分与乳头相连的乳腺组织,钝性分离肿块与皮肤粘连。自切口取出肿块。电刀分离粘连组织。完整取出肿块,包膜完整,大小约15cm×8cm。在残余乳腺组织中10点钟方向发现一大小约0.5cm×0.5cm肿块及多发片状肿块组织,直径约8cm,将肿块一并切除送术中冷冻。

病理诊断:"右乳、右乳10点"纤维上皮性肿瘤,导管上皮增生明显,间质细胞丰富,符合幼年性纤维腺瘤,部分为巨大纤维腺瘤。

◆ 诊断要点与鉴别诊断

1. 诊断要点 该患者为青少年女性,右乳晕后巨大异常信号肿块,边缘清楚,STIR上呈高信号,内部见低信号或高信号分隔,DWI上呈不均匀高信号,ADC值为$(1.51\sim1.62)\times10^{-3}\text{mm/s}^2$,增强明显强化,内部见不强化分隔,时间-信号强度曲线呈上升型,提示为良性肿瘤。该患者为青少年患者,肿块体积较大,故首先考虑幼年性纤维腺瘤。

2. 鉴别诊断 本病例需与以下几种疾病进行鉴别诊断。

(1)叶状肿瘤:叶状肿瘤多见于中老年女性,其形态学特点、信号特点及ADC值与纤维腺瘤相似,但叶状肿瘤体积较纤维腺瘤体积大,短期内可迅速增大,内部多有囊变、坏死、黏液变及出血导致信号不均,尤其是交界性及恶性叶状肿瘤,该病例内部信号均匀,故不考虑交界性及恶性叶状肿瘤。该患者为青少年女性,虽然病灶体积较大,但内部可见分隔,未见明确囊变、坏死等改变,首先考虑幼年性纤维腺瘤。

(2)浸润性导管癌:发生于年轻女性的浸润性导管癌边缘清楚或稍不规则,内部纤维结缔组织增生不明显,STIR多呈等或稍低信号,DWI呈高信号,ADC值在$(0.8\sim1.0)\times10^{-3}\text{mm/s}^2$,早期多呈明显不均匀强化,延迟期流出,病灶边缘可见持续强化的包膜组织。该病灶STIR呈稍高信号,ADC值较高,时间-信号强度曲线呈上升型,本例病灶MRI表现与浸润性导管癌不同,较易鉴别。

专家点评 ● ● ●

该病例最终病理诊断为:幼年性纤维腺瘤。乳腺纤维腺瘤是一种起源于终末导管小叶单位的良性肿瘤,兼有上皮和间质成分的增生。乳腺纤维腺瘤最常发生于育龄期女性,尤其是30岁以下的女性。本单位一组纤维腺瘤MRI表现数据显示,年轻组(<40岁)和中老年组(≥40岁)纤维腺瘤在形态学、动态增强及ADC值上无统计学差异,表明乳腺纤维腺瘤在不同年龄患者中均呈良性肿瘤的形态学、动态增强及ADC值特点,据此可与乳腺恶性肿瘤相鉴别。回顾本病例的临床及MRI表现,该患者为青少年女性,右乳晕后巨大异常信号肿块,边缘清楚,STIR上呈高信号,内部见低信号或高信号分隔,DWI上呈不均匀高信号,ADC值为$(1.51\sim1.62)\times10^{-3}\text{mm/s}^2$,增强明显强化,内部见不强化分隔,时间-信号强度曲线呈上升型,提示为良性肿瘤。该患者为青少年患者,肿块体积较大,故首先考虑幼年性纤维腺瘤,定性诊断较为容易。

(案例提供:上海交通大学医学院附属新华医院 王丽君)

(点评专家:上海交通大学医学院附属新华医院 汪登斌)

04章案例05

案例 5 • • •

◆▶ **病例介绍**

女性,16 岁。患者于 1 年前发现左侧乳房有 1 枚肿物。肿块渐增大,未予特殊治疗。今为求进一步诊治来院。

专科检查:左乳 8 点距乳头约 2cm 处可触及 1 枚肿物,大小约 8cm×6cm,质韧,界限清楚,形态不规则,有压痛,未累及皮肤,未侵及胸壁。

◆▶ **影像学检查**

左侧乳腺肿块,几乎占据整体乳腺,形态规则,边界显示较模糊,内见血流信号(图 4-5-1)。

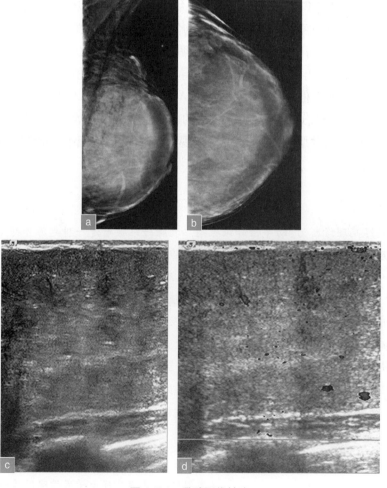

图 4-5-1 乳腺影像检查

a. 乳腺 X 线摄影 MLO 位;b. 乳腺 X 线摄影 CC 位;c. 超声图像;d. 超声血流图像

◆◆ **手术和病理结果**

(左)乳腺青春期纤维腺瘤。

◆◆ **诊断要点与鉴别诊断**

1. **诊断要点**　本病例的特点为青少年女性患者。X线摄影为类圆形肿块,占据四个象限,密度近似于周围纤维腺体组织,边缘显示模糊,但是较难分辨是恶性病变浸润还是致密乳腺实质遮掩所致。超声为低回声肿块,边缘清楚,内部见少许血流信号。因此考虑此良性病变可能性较大,但由于肿块巨大,不能除外局部恶变可能。

2. **鉴别诊断**　本病例需与以下几种疾病进行鉴别诊断。

(1) 叶状肿瘤:本病例与该病的临床与影像学表现较为相似,难以区别。叶状肿瘤好发于老年人。典型影像学表现为边缘光整的较大的乳腺肿块,通常不伴有钙化。叶状肿瘤分良性、交界性及恶性,以良性多见。形态呈分叶状、圆形或椭圆形,大小1~45cm,平均4~5cm,可占据整个乳腺,从影像上难以区分良性、交界性或恶性。肿瘤较大时,表现为分叶状、高密度、边缘光滑的肿块,与青春期纤维腺瘤难以鉴别。患侧乳房血供可有明显增加,出现粗大的静脉阴影。彩色多普勒检查肿瘤大多血供丰富,病变内可见到囊性间隙。

(2) 乳腺癌:临床上以中老年多见。乳腺癌边缘多不规整,有毛刺或浸润,邻近皮肤常受累。就诊时极少长大到占据整个乳房。

专家点评 • • • •

　　该病例最终病理诊断:"乳腺青春期纤维腺瘤"。回顾本例临床与影像表现,诊断的难点在于病变良恶性的判断。X线摄影显示病变呈巨大等密度肿块,内密度均匀,病变边缘因为致密腺体组织遮掩而显示模糊,超声检查显示病变边缘清楚,内部探及少许血流信号。因为患者为青春期少女,患恶性病变可能性极低。综合以上信息,考虑此病变可能为良性病变,如纤维腺瘤。但由于病变巨大,同时也给患者生活带来不便,即使良性病变也需要切除活检。

(案例提供:青岛大学附属医院　崔春晓)

(点评专家:青岛大学附属医院　林　青)

04章案例06

案例6 • • •

◆◆ **病例介绍**

女性,14岁。体检发现左乳肿物2年,肿块迅速增大伴左乳疼痛6个月。

专科检查:左乳可触及一类圆形肿物,大小约 10cm×7cm,肿物质硬,可以推动,表面光滑,边界清晰,左乳表面皮肤紧张,浅表静脉曲张。右乳未触及明显肿物。双侧腋窝、双侧锁骨上、颈部未触及明显肿大淋巴结。

个人史:月经初潮年龄 12 岁。

实验室检查:无明显异常。

◆▶ 影像学检查

乳腺 MRI 检查:MRI 检查设备为 3.0T 超导磁共振扫描仪及相应 EWS 后处理工作站。采用乳腺专用线圈,患者取俯卧位头先进,身体及双肩放平,乳房自然悬垂于线圈内。行双乳横断位 T_1WI 及 T_2WI 脂肪抑制扫描,T_1WI:TR 400 毫秒,TE 10 毫秒;T_2WI:TR 5000 毫秒,TE 60 毫秒;DWI:TR 3300 毫秒,TE 71 毫秒;层厚 4mm,层间距 1mm。动态增强:TR 4.1 毫秒,TE 1.2 毫秒,层厚 4mm,无间隔。FOV 均为 350mm×350mm。分别于注药前、注药后连续扫描五期。检查前用 12G 静脉留置针建立静脉通道,对比剂采用 Gd-DTPA,0.2mmol/kg,注射流率 0.2ml/s,注射完毕后追加 15ml 生理盐水推注。DWI 序列,b 值 0,800。

乳腺 X 线图像:左乳内巨大肿块,致密,无恶性钙化(图 4-6-1a)。MRI 图像:肿块呈实性,呈等 T_1 稍长 T_2 信号,DWI 呈明显高信号,增强明显强化,内伴多发低信号纤维分隔(图 4-6-1b ~ e)。

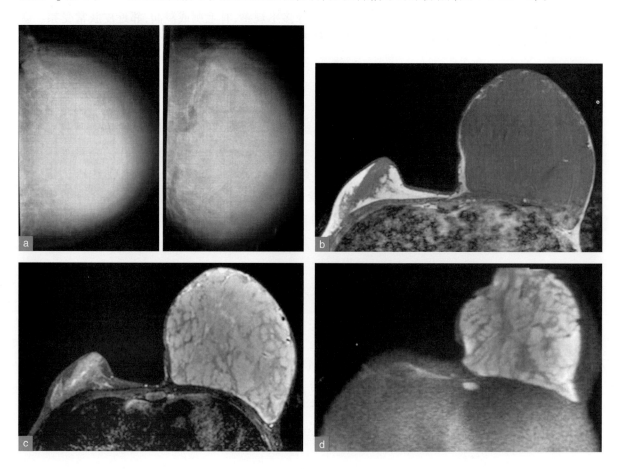

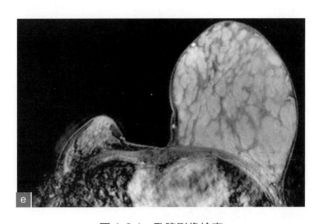

图4-6-1　乳腺影像检查
a. 外院乳腺 X 线图像，左乳 CC 位及 MLO 位；b. T_1WI 平扫；c. 压脂 T_2WI；d. DWI；e. T_1WI 增强

◆ 手术和病理结果

（左乳）青春期巨大纤维腺瘤。

◆ 诊断要点与鉴别诊断

1. 诊断要点　本病例的特点为青春期女性患者，因左乳内巨大肿块就诊。影像表现为左乳内巨大实性肿块，边界清晰，增强明显强化，内见低信号纤维分隔。因青春期乳腺脂肪组织甚少，故肿瘤周围很少见到晕圈征。结合患者年龄和影像表现，应考虑本病。

2. 鉴别诊断　本病例需与以下几种疾病进行鉴别诊断。

（1）炎性乳癌：炎性乳癌多见于老年女性，患侧乳房红肿热痛，影像表现：患侧乳房增大，普遍密度/信号增高，腺体结构紊乱、增粗，皮下脂肪层浑浊，皮肤广泛增厚，乳头回缩，但钙化少见。MRI 增强呈弥漫性斑片样不均匀强化。

（2）叶状肿瘤：多见于中年女性患者，早期无症状，近期肿块可明显成倍长大并累及皮肤。影像表现为患侧乳腺内巨大囊实性肿块，实性部分呈分叶状，血供丰富，囊性部分含不同时相出血。

专家点评 ● ● ● ●

　　本病例为青春期女性，以乳腺巨大肿块就诊，影像表现为左乳巨大肿块，边缘清晰，明显强化，MRI 显示肿瘤内部低信号纤维分隔，增强扫描纤维分隔强化幅度低，实质部分明显强化，倾向诊断青春期巨纤维腺瘤。重点需要鉴别的疾病有乳腺癌、乳腺叶状肿瘤和乳腺淋巴瘤。乳腺癌多见于中老年女性，肿块质硬，与周围组织粘连、固定，影像上肿块形态不规则，边缘不清伴毛刺，TIC 多呈Ⅱ型或Ⅲ型。乳腺叶状肿瘤多见于中年女性，部分患者有肿瘤短期迅速生长病史，X 线表现多为乳房内较大肿块，边缘光滑或分叶状，内无钙化，MRI 表现肿瘤内部信号不均匀，常合并出血、囊变，TIC 多表现为Ⅱ型。乳腺淋巴瘤少见，常表现较大的分叶状肿块，边界尚清，不伴毛刺、坏死及钙化，内部回声/信号均质；由于细胞排列致密，细胞外间隙小，核浆比例大，DWI 多呈显著高信号，ADC 值较低，TIC 多表现为Ⅱ型。

（案例提供：昆明医科大学第一附属医院　李　俊）

（点评专家：贵州医科大学第一附属医院　陈　静）

04章案例07

案例 7 ● ● ● ●

◆ 病例介绍

女性,21 岁。因右乳肿物 1 个月来医院进一步诊治。

专科检查:患侧乳腺无疼痛,皮肤无水肿,腋下无肿块,无乳晕或乳头糜烂。

个人史:月经初潮年龄 14 岁。

实验室检查:无异常。

◆ 影像学检查

乳腺 MRI 检查:检查前常规禁食 4～6 小时。采用 1.5T Espree 扫描仪,乳腺专用表面线圈。患者俯卧于乳腺表面线圈上,双乳自然下垂。先行双侧乳腺平扫,包括轴位 T_1WI、抑脂 T_2WI,然后行 VIBE 动态增强扫描,增强扫描时先行轴位第 1 期蒙片扫描,注射造影剂后立即开始 7 期 VIBE 动态增强扫描,每期扫描持续时间为 72 秒,每期之间无间隔,8 期扫描时间共计 9 分 41 秒。采用双筒高压注射器经肘前静脉注射 Gd-DTPA 0.1mmol/kg,流率 3.0ml/s,再注射生理盐水 15ml,流率 3.0ml/s。扫描范围:包括双侧乳腺组织、相应水平胸廓前部及腋窝。扫描同时进行数字减影。DWI 序列,b 值 0,400,800,1500。

乳腺 MRI:右乳外上象限可见一分叶状肿物,边界清楚,T_1WI 呈等信号,T_2WI 呈等及低信号,DWI 上未见明显高信号,增强后见明显强化,动态增强时间-信号强度曲线呈早期迅速上升后流出型(图 4-7-1a～i)。

乳腺超声:双乳不规则增厚,内部回声致密、不均,右乳外上象限可见一约 2.3cm×1.2cm 低回声,边界尚清,呈分叶状,余腺体可见散在 0.4～0.5cm 低回声,边界清(图 4-7-1j)。

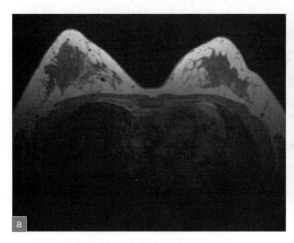
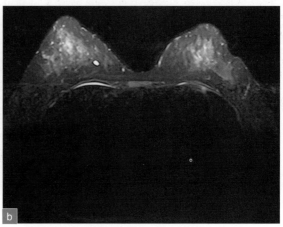

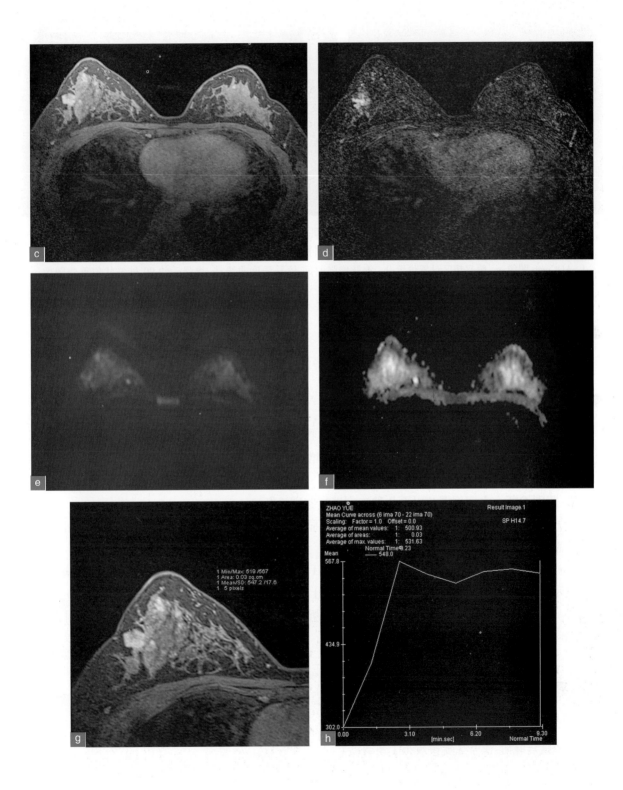

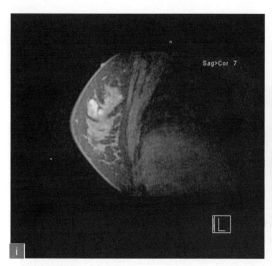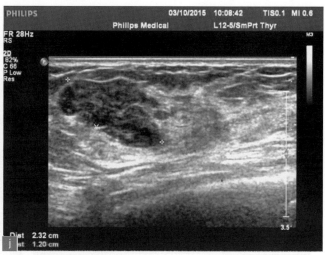

图 4-7-1　乳腺影像检查

a. T₁WI；b. T₂WI 压脂；c. 动态增强注入对比剂约 90 秒图像；d. 增强后约 90 秒剪影图像；e. b=800 DWI 图像；
f. ADCmap 图像；g. 感兴趣区设置位置；h. 动脉增强时间-信号强度曲线；i. 增强后约 90 秒矢状位重建图像；
j. 超声图像

◆◆ 手术和病理结果

（右乳）：乳腺纤维腺瘤,细胞增生活跃,注意定期复查。

◆◆ 诊断要点与鉴别诊断

1. 诊断要点　右乳外上象限可见一分叶状肿物,边界清楚,T₁WI 呈等信号,T₂WI 呈等及低信号,DWI 上未见明显高信号,增强后见明显强化,动态增强时间-信号强度曲线呈早期迅速上升后流出型。BI-RADS-MRI 3 类。

2. 鉴别诊断　本病例需与以下几种疾病进行鉴别诊断。

（1）浸润性导管癌：本例肿物边界清楚,无明显浸润征象,T₂WI 呈高信号,ADC 值无明显降低,均不支持恶性。

（2）导管原位癌：导管原位癌在 T₁WI 和 T₂WI 均呈等信号,不能清晰显示,增强后部分病变不能清晰显示,部分病灶呈现段性或不典型分布强化,Ⅰ 型曲线多见,与本例可鉴别。

（3）乳腺导管内乳头状瘤：病灶多较小,早期强化明显,增强曲线呈 Ⅱ、Ⅲ 型,延迟期病灶强化不均,呈环状强化,并可见扩张导管。

专家点评　●●●

　　该病例诊断不难,其具备典型良性肿瘤的征象,分叶状,边界清楚,DWI 上呈等信号,动态增强后时间-信号强度曲线为 Ⅰ 型曲线。

（案例提供：吉林省肿瘤医院　孙双燕）

（点评专家：吉林省肿瘤医院　赵继红）

第二节 乳腺腺瘤

04章案例08

案例8 • • •

◆ **病例介绍**

女性,42岁。查体发现右乳肿物6天,伴胀疼。患者于6天前自行查体发现右侧乳房可触及"枣"样大小肿物(直径2.0cm),无疼痛,无乳头溢液,无发热,2015-02-02行乳腺超声检查示:右侧乳腺3点方向乳晕周围可见几个低回声结节,最大约0.58cm×0.54cm,其内可见一大小约0.55cm×0.39cm弱回声组织,回声不均质。右侧乳腺4点位探及一范围约1.7cm×1.2cm片状低回声区,轮廓不规则,呈蟹足样,边界欠清,后方有衰减。左侧乳腺内可见数个低回声结节,大小不等,最大者约0.8cm×0.55cm,边界清,内部回声不均。两侧腋窝未见异常。超声提示:右侧乳腺内低回声结节,不排除导管内乳头状瘤,右侧乳腺片状低回声减低区,考虑乳腺癌可能。6天来未行任何治疗,现患者为行进一步治疗入院就诊。门诊以"右乳肿物性质待查"收入病房。

专科检查:双侧乳房对称,无橘皮样变,无乳头内陷及溢液。右乳内下象限4点位距离乳头2.0cm触及大小约2.0cm×2.0cm肿物,质硬,边界不清,活动度可,无压痛,与皮肤胸壁无粘连。左乳未及明显肿物。双侧腋窝及双侧锁骨上未触及肿大淋巴结。

个人史:出生于原籍,无疫水接触史,否认疫区居住史,无长期外地居住史。无烟酒等不良嗜好。无化学性、放射物及毒物接触史。

◆ **影像学检查**

双乳呈多量腺体型(图4-8-1)。右乳内上象限可见局灶性密度增高阴影,直径约1.0cm,密度略高、边缘模糊,周围结构紊乱。其他未见异常。右乳局灶性密度增高(BI-RADS:4A级)。

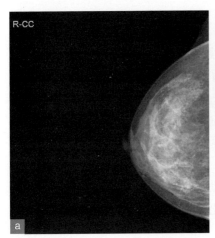
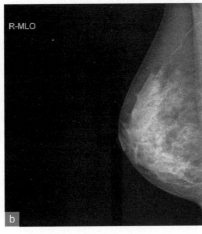

图4-8-1 右乳乳腺X线摄影
a. CC位;b. MLO位

右乳 4 点位距乳头 1.5cm 腺体层内见大小约 1.8cm×1.2cm 低回声区,边界不清晰,形态不规则,回声不均质,血流信号较丰富(图 4-8-2a)。右乳内侧乳晕区及左乳 8 点位距乳头 2cm 腺体层内各见一极低回声结节,大小均约 0.8cm×0.6cm,边界清晰,形态欠规则,后方回声增强(图 4-8-2b)。双乳余区腺体层增厚,层次欠规则,回声粗糙,结构紊乱,导管迂曲扩张。双侧腋窝内未见肿大淋巴结显像。超声提示:右乳低回声区(BI-RADS ⅣB 级)双乳结节(BI-RADS Ⅲ 级)双乳增生样改变。

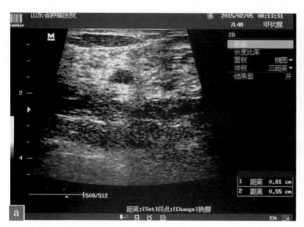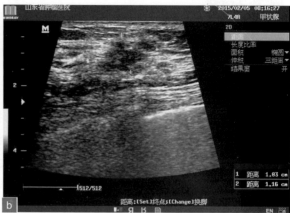

图 4-8-2　右乳超声检查

◆▶ **手术和病理结果**

(右侧乳头旁肿物)乳头腺瘤。

(左乳肿物、右乳内下肿物)腺病、脂质囊肿。

免疫组化:CD10(+)、calponin(+)、P63(+)、CK5/6(+)。

◆▶ **诊断要点与鉴别诊断**

1. 诊断要点

乳头旁乳头状瘤的诊断主要是依靠病理诊断,病灶较小,存在漏诊可能,可行乳腺导管造影检查,某些腺病与恶性肿瘤鉴别困难,需要穿刺活检,乳头腺瘤的定位可以根据乳腺导管扩张寻找病灶位置,结合动态的超声图像分析,静态超声图像缺乏特异性。

2. 鉴别诊断

(1)乳腺纤维腺瘤:好发于中青年女性,多以乳房的无痛性肿物为首发症状,形状呈圆形或椭圆形,边界清,表面光滑,活动好,本患者肿物质硬,边界欠清,活动差,与此病不符,尚需病理检查鉴别。

(2)导管内乳头状瘤:多见于经产妇,40～50 岁为多,溢液为血性,暗棕色或黄色液体。肿瘤小,常不能触及。偶有较大的肿块,轻压此肿块,常可从乳头溢出血性液体。本患者能触及乳房包块,有诊断此病的可能,尚需待病理明确诊断。

(3)乳腺癌:多见于中老年女性,肿物质硬,边界欠清,活动度差,可伴有腋窝淋巴结或远处转移,超声常示:回声不均质的低回声结节,边界欠清。患者此诊断可能性大,尚需待病理明确诊断。

专家点评

　　临床出现乳头糜烂及溢液,病变位于乳头部,体积较小,镜下表现为集合管周围的腺管增生,伴不同程度的导管上皮良性增生,以腺病样或乳头状瘤病样为特点时,应首先考虑乳头腺瘤可能。必要时辅以免疫组化染色(有肌上皮,腺上皮呈良性上皮增生染色模式)确诊。应该强调,位于乳头部的肿瘤,不一定都是乳头腺瘤,更不一定都是良性病变,乳头腺瘤可伴发导管内癌,乳头部亦可发生导管内乳头状癌或浸润性导管癌。因此,必须对病变进行全面观察,仔细鉴别。当乳头腺瘤中的坏死位于较深部的导管增生性病变时,或病变结构、增生细胞形态用良性增生不好解释时,则应高度警惕恶性的可能。

(案例提供:山东省肿瘤医院　常洪瑞)

(点评专家:山东省肿瘤医院　付　正)

第三节　乳腺脂肪瘤

案例 9

◆ 病例介绍

　　女性,49 岁。发现渐进增大的左乳包块 2 年故来医院就诊。

　　专科检查:双侧乳房不对称,左侧乳房明显增大,皮肤无橘皮样改变,无溃疡。双侧乳头无内陷,无溢液。左乳房外上方扪及约 13cm×10cm 大小包块,质硬,表面欠光滑,无压痛,活动度可,与周围组织分界欠清。右乳房未见明显异常。双侧腋窝及锁骨上窝及锁骨下窝未扪及肿大淋巴结。

　　实验室检查:癌胚抗原 4.16ng/ml,CA125 11.20U/ml,甲胎蛋白 2.96ng/ml。

◆ 影像学检查

　　乳腺 X 线检查:检查设备为数字乳腺机。

　　此患者的乳腺 X 线摄影检查图像见图 4-9-1。

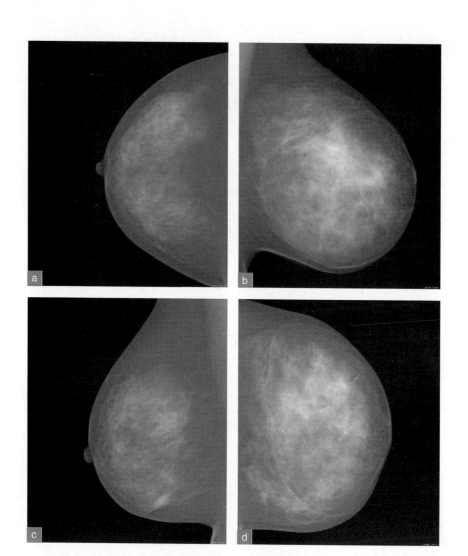

图4-9-1 乳腺X线摄影检查

a. 右乳轴位像；b. 左乳轴位像；c. 右乳内外侧斜位像；d. 左乳内外侧斜位像

◆◆ **手术和病理结果**

（左乳）脂肪瘤。

◆◆ **诊断要点与鉴别诊断**

1. 诊断要点

（1）巨大混杂密度肿块；

（2）边界清晰，可见包膜；

（3）肿块内部以低密度为主。

2. 鉴别诊断 本病例需与以下几种疾病进行鉴别诊断。

（1）积乳囊肿：混杂密度型积乳囊肿X线表现与该例脂肪瘤相似，积乳囊肿好发于哺乳期妇女，大多有乳汁淤积的病史。随着时间推移，囊内奶液部分脂化形成低密度，未脂化奶液呈高密度，部分奶液浓缩固化，形成淡薄片状钙质密度影，囊壁钙化多呈蛋壳样。

（2）错构瘤：包括纤维腺体成分及脂肪成分，因此X线特征表现为病变密度不均，既存在脂肪低密度,又可见到中等密度影,多为纤维腺体组织。

专家点评 ● ● ●

　　该病例的难点在于脂肪瘤与积乳囊肿的鉴别。本病例为左乳巨大混杂密度肿块,边界清晰,可见包膜,其内密度不均匀,以低密度(脂肪密度)为主,可见点状钙化,当脂肪瘤坏死时,脂肪组织内会出现钙化,根据 X 线表现,考虑脂肪瘤可能性大。积乳囊肿一般可出现边缘型钙化,还可见钙乳钙化,另外结合特殊病史,可以与脂肪瘤相鉴别。

(案例提供:空军军医大学唐都医院　聂　品)

(点评专家:空军军医大学唐都医院　陈宝莹)

案例 10 ● ● ●

◆▶ 病例介绍

　　女性,51 岁。发现左乳肿块 10 余年。

　　专科检查:双乳对称,皮肤未见确切异常。左乳外侧浅表区可触及肿块,大小约 6.5cm×6.0cm,质韧,活动好,边界清楚。右乳未及明确异常。双侧腋窝及锁骨上未触及肿大淋巴结。

　　实验室检查:无特殊。

◆▶ 影像学检查

　　X 线检查采用全视野数字乳腺机。患者常规行双乳 CC 位、MLO 位摄片(图 4-10-1)。

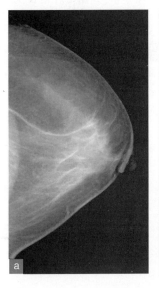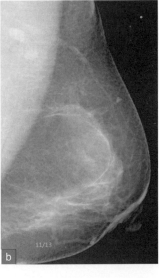

图 4-10-1　乳腺影像检查
a. 乳腺 X 线 CC 位;b. MLO 位

◆▶ **手术和病理结果**

病理诊断:左乳腺脂肪瘤。病理所见:病变由大量脂肪细胞构成,周围见完整包膜。

◆▶ **诊断要点与鉴别诊断**

1. 诊断要点 中老年女性,51 岁。查体:左乳外侧皮下触及肿块,质韧,活动好,边界清楚,无压痛。本病影像常表现为皮下脂肪层或腺体层表面圆形或卵圆形肿块,病变边界清楚,并见完整包膜,点压切线位显示更加清楚,病灶多呈均匀脂肪密度,部分内可见纤维分隔。

2. 鉴别诊断 本病例需与以下几种疾病进行鉴别诊断。

(1)错构瘤:多见于绝经前妇女。多为单侧乳腺单侧病灶。临床肿块质韧或软硬不均,活动好。影像常表现为圆形或卵圆形肿块,病变边界清楚,并见完整包膜,多呈混杂密度,脂肪、腺体及纤维组织混杂。

(2)积乳囊肿:根据发生时间长短、所含物质情况,积乳囊肿也可分为脂肪型、混合型及透亮型等,其中脂肪型错构瘤各型需要与脂肪瘤进行鉴别。但积乳囊肿多有积乳史,多种类型可单独存在,也可混合存在,其内积存的乳汁和(或)脂肪组织在形态上与错误排列的乳腺纤维组织也有区别。积存的乳汁可呈颗粒状、裂隙状、团块状及絮状。积乳囊肿囊壁由扩张的导管形成。X 线投照时有时可见脂-液平。

专家点评　● ● ●

本病临床肿块质韧或质软,活动好,边界清楚,可全身多发。影像常表现为皮下脂肪层或腺体层表面圆形或卵圆形肿块,病变边界清楚,并见完整包膜,病灶多呈均匀脂肪密度,部分内可见纤维分隔。本病主要与脂肪型错构瘤及脂肪型积乳囊肿鉴别。错构瘤其内见点絮状稍高密度影,与腺体类似。积乳囊肿囊壁由扩张的导管形成,囊壁较厚且有张力,与脂肪瘤线样包膜加以鉴别。

本病难点主要在于发现病变。有时误将病变误认为乳内脂肪而漏诊,因此必要时需加摄病变切线位投影以便发现病灶。临床病史亦很重要。

(案例提供:云南省肿瘤医院　谢　瑜)

(点评专家:云南省肿瘤医院　丁莹莹)

● ● ● ● 第四节　乳腺错构瘤 ● ● ● ●

04章案例11

案例 11　● ● ●

◆▶ **病例介绍**

女性,51 岁。体检发现右乳肿物来医院进一步诊治。

专科检查:右乳外上方距乳头4cm处可触及一肿物,大小约5.5cm×4.0cm,质地韧,边界欠清楚,无压痛,活动度可;左乳未触及明确肿物,腋下及锁骨上未触及肿大淋巴结。

◆◆ 影像学检查

乳腺X线检查:X线检查设备采用数字乳腺机,常规行头尾位(craniocaudal,CC)和内外斜位(mediolateral oblique,MLO)摄影。

乳腺超声检查:超声检查设备采用彩色多普勒超声诊断仪,探头频率为7.5～13.0MHz。患者取仰卧位,双上臂上举以充分暴露双侧乳房。观察病变形态学、彩色多普勒血流及弹性成像方面信息。

乳腺MRI检查:MRI检查设备采用1.5T MR扫描仪,乳腺专用8通道相控表面线圈。患者取俯卧位,双侧乳房自然下垂,行双侧乳腺平扫和动态增强检查。平扫采用横断面FSE T_1WI序列(TR 700毫秒,TE 10毫秒)、横断面和患侧乳腺矢状面脂肪抑制 T_2WI序列(TR 4500毫秒,TE 85毫秒),层厚5.0mm,层间距0.5mm,矩阵384×224,激励次数(NEX)2。DWI采用单次激发自旋平面回波序列,TR 6300毫秒,TE 64毫秒,矩阵128×128,层厚5.0mm,层间距0.5mm,NEX 4,b=0、500、1000s/mm²。动态增强检查采用VIBRANT序列,TR 6.1毫秒,TE 2.9毫秒,反转角15°,矩阵256×128,层厚3.0mm,FOV 26cm×26cm,NEX 1。动态增强检查前先扫蒙片,然后采用高压注射器以2.0ml/s的流率先团注对比剂Gd-DTPA,剂量为0.1mmol/kg,随后注射等量生理盐水,注射完成后立即进行扫描,连续采集8时相图像,单期扫描时间为58～62秒。

X线检查右乳外上方病变表现为混杂密度肿物,形态呈卵圆形,边界清楚,边缘光滑,其内可见斑片状类似脂肪组织的低密度和与腺体呈等密度影,肿物周围腺体呈推挤、受压改变(图4-11-1a、b)。超声检查右乳外上方强弱不等混杂回声区,边界清楚,形态呈卵圆形,内部回声部分与脂肪、部分与腺体组织回声相似,CDFI:未见明显血流信号,弹性成像评分:1分(图4-11-1c～e)。MRI右乳外上方卵圆形肿物,边界清楚,于平扫肿物内部呈混杂信号,其中部分区域于 T_1WI和 T_2WI上可见斑片状与皮下脂肪呈等信号的高信号和与纤维腺体呈等信号的中等信号,其中高信号部分在脂肪抑制 T_2WI上呈低信号,动态增强后肿物呈轻度强化(图4-11-1f～m)。

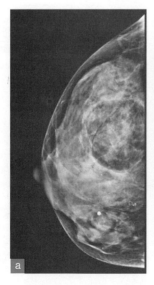
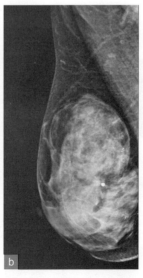

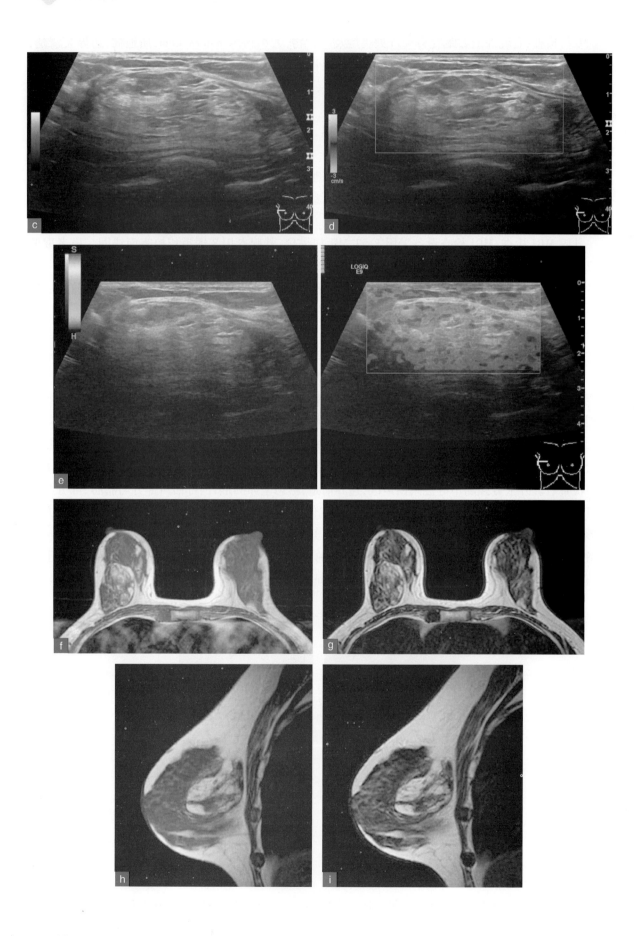

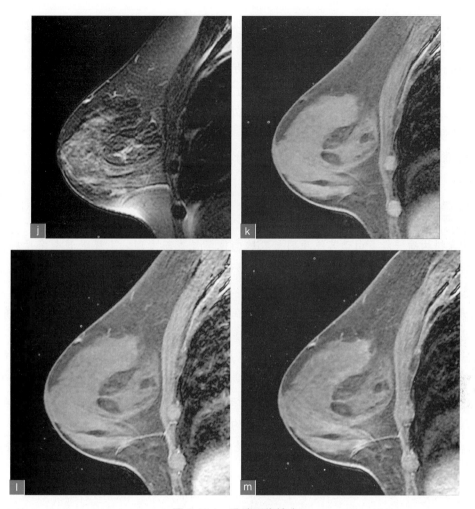

图 4-11-1　乳腺影像检查

a. 右乳 X 线头尾位；b. 右乳 X 线内外斜位；c. 右乳肿物二维超声图；d. 右乳肿物彩色多普勒血流图；e. 右乳肿物超声弹性成像双幅实时显示图；f. MRI 平扫横断面 T_1WI；g. MRI 平扫横断面 T_2WI；h. MRI 平扫矢状面 T_1WI；i. MRI 平扫矢状面 T_2WI；j. MRI 平扫矢状面脂肪抑制 T_2WI；k～m. 分别为右乳矢状面 MRI 动态增强前和增强后 1 分钟、8 分钟

◆ 手术和病理结果

　　手术大体标本见肿物 4.5cm×6.0cm，边界清楚，有包膜，切面外凸、黄白相间，质地韧。病理诊断：（右乳腺）错构瘤。

◆ 诊断要点与鉴别诊断

　　1. 诊断要点　本病例右乳外上方肿物在 X 线、超声和 MRI 上均呈混杂密度/回声/信号表现特点，既包括与脂肪组织呈等密度/回声/信号的成分，同时也具有与纤维腺体组织呈等密度/回声/信号的成分，整体符合错构瘤表现，因此可明确做出错构瘤诊断。

　　2. 鉴别诊断　本病例需与以下几种疾病进行鉴别诊断。

　　（1）脂肪瘤：错构瘤内若含有多量脂肪组织时，X 线上需与脂肪瘤鉴别。脂肪瘤内不含纤维腺体组织，在低密度区内常可见纤细的纤维分隔；而错构瘤表现特点为混杂密度，其内包括斑片状低密度的脂肪组织及中等密度的纤维腺体组织。必要时加照局部加压点片或行CT、MRI检查排除病变周围腺体组织的重叠。

（2）透亮型积乳囊肿：含脂肪组织较多的脂肪瘤亦需要和透亮型积乳囊肿进行鉴别。透亮型积乳囊肿表现为圆形或卵圆形，其内呈部分或全部高度透亮的结构，囊壁光滑整齐且一般较错构瘤的壁厚，增强MRI或CT检查积乳囊肿的壁有强化，此外，对积乳囊肿的诊断，除影像表现外，结合临床病史很重要，一般肿物多与哺乳有关。

（3）纤维腺瘤：当错构瘤以纤维腺体组织成分为主时，与纤维腺瘤鉴别困难。

专家点评

　　乳腺错构瘤一般多由于其他原因行乳腺影像学检查而发现。X线上混杂密度肿物为乳腺错构瘤的典型X线表现，包括低密度的脂肪组织及中等密度的纤维腺体组织，临床上多以低密度的脂肪组织为主，肿物具有明确的边界。肿物多呈圆形、卵圆形、分叶状，边缘光整无毛刺，肿物较大时压迫、推挤周围组织移位。在超声上错构瘤呈圆形或卵圆形，边界清楚，可见较完整的包膜，内部以中等回声多见，彩色多普勒血流显像示肿物内偶见点状血流信号或血流信号不明显。对于较大的错构瘤，由于超声探头大小有限，很难在一个视野上显示完全，此时做宽景成像有助于显示肿物的全貌。超声上根据肿瘤内部纤维、腺体与脂肪成分含量及分布的不同而表现出不同的声像学特征，以脂肪组织成分为主的错构瘤回声偏低，回声均匀、细腻；以纤维、腺体组织和血管成分为主的错构瘤回声偏中等强度，回声光点粗糙，分布欠均匀，易与纤维腺瘤混淆。在MRI上错构瘤表现依据肿瘤内成分含量不同，在T_1WI和T_2WI表现不同，如以脂肪组织为主，则呈高信号表现，其中可见低或中等信号区；如以纤维腺体组织为主，则呈低或中等信号表现，其中可见呈高信号的脂肪组织。在脂肪抑制序列上脂肪组织呈低信号。增强后一般无强化或轻度强化。

　　鉴于错构瘤组织学上类似于正常乳腺组织或伴非特异性良性改变的乳腺组织，病理医生在缺乏临床/影像学表现信息的情况下，有时难以明确做出乳腺错构瘤诊断。因此，有时尽管粗针穿刺活检标本未能对该病做出诊断，但如乳腺影像学表现非常典型，也可提示错构瘤这一诊断。

（案例提供：天津医科大学肿瘤医院　侯明丽）

（点评专家：天津医科大学肿瘤医院　刘佩芳）

04章案例12

案例12

◆▶ 病例介绍

女性，68岁。发现右乳肿块45年。

专科检查：右乳外下象限可扪及一6cm左右的包块，光滑，质韧，活动好，与周围组织无粘连，无橘皮样变，无酒窝征。

个人史：月经初潮16岁，已绝经。

◆◆ **影像学检查**

FFDM：右乳头后方见巨大等低混杂密度卵圆形肿块影，以低密度为主，境界清晰，内见少许点、条状钙化，大小约9.63cm×6.93cm（图4-12-1）。

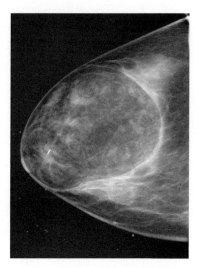

图4-12-1　乳腺X线摄影（右乳CC位）

◆◆ **手术和病理结果**

病理最终诊断：腺脂肪瘤（错构瘤）。

◆◆ **诊断要点与鉴别诊断**

1. 诊断要点　本病例的特点为老年女性，无创伤史，乳腺X线摄影示右乳巨大等低混杂密度肿块影，境界清晰。

2. 鉴别诊断　本病例需与以下几种疾病进行鉴别诊断。

（1）脂肪坏死：脂肪坏死是一种非化脓性炎性过程，多见于外伤及手术局部。临床表现为无痛或伴有疼痛的肿块，肿块较硬，活动度差，多见于近皮肤或乳晕处，除了低密度油性囊肿外，周围多伴有条索及片状高密度影，为水肿或炎性肉芽及纤维结缔组织反应所致。可伴有局部皮肤瘀斑、增厚、炎性改变、乳头凹陷或淋巴结肿大等类似乳腺癌表现，病史可帮助鉴别诊断。

（2）结节性腺病：含脂肪多的结节性腺病，影像表现类似错构瘤，表现为低密度不均质肿块影，本病多见于绝经前妇女，肿块大小不等，平均直径2～3cm，鉴别诊断主要依靠病理。

（3）脂肪瘤：与腺体重叠的脂肪瘤，乳腺X线摄影表现类似于错构瘤，通过局部点压摄片观察肿块的位置及肿块内有无明显的腺体组织有助于两者鉴别。错构瘤多发生于腺体内，而脂肪瘤多位于乳房皮下组织与腺体层表面，多数脂肪瘤以脂肪成分为主，表现为低密度肿块影。

专家点评

　　病理诊断:"右乳错构瘤"。回顾本例临床与乳腺 X 线摄影表现,诊断比较容易,重点在于与脂肪瘤、结节性腺病的鉴别诊断。

(病例提供:东南大学附属中大医院放射科　陈海燕)

(点评专家:东南大学附属中大医院放射科　刘万花)

案例 13 ● ● ●

◆ 病例介绍

　　女性,49 岁。发现右乳肿块伴疼痛 2 个月。

　　专科检查:双乳对称,皮肤未见确切异常。右乳内下象限浅处触及肿块,大小约 3.7cm×3.0cm,质韧,活动好,稍有压痛。左乳未及明确异常。双侧腋窝未触及肿大淋巴结。

　　实验室检查:无特殊。

◆ 影像学检查

　　X 线检查采用全视野数字乳腺机。患者常规行双乳 CC 位、MLO 位摄片。MRI 检查采用 1.5T Avanto 超导型磁共振扫描仪,患者采取俯卧位,头先进,身体及双肩放平,双侧乳房自然悬垂于专用乳腺相控阵表面线圈内。扫描序列包括:①平扫 T_1WI 横断位:采用快速小角度激发三维动态成像序列(fast low angle shot 3D,FLASH 3D)扫描,主要参数 TR 8.6 毫秒,TE 4.7 毫秒。②平扫 T_2WI 脂肪抑制横断位及矢状位:横断位采用短翻转时间反转恢复序列(short TI inversion recovery,STIR)扫描。主要参数 TR 5600 毫秒,TE 56 毫秒。矢状位采用快速自旋回波(fast spin echo,FSE)扫描。主要参数 TR 3400 毫秒,TE 65 毫秒。③扩散加权成像(DWI):采用单次激发自旋回波平面序列(single shot echo planar imaging,SS-EPI),DWI 主要参数:TR 4800 毫秒、TE 81 毫秒,b 值为 $0s/mm^2$、$800s/mm^2$,层厚 4.0mm,层间距 2mm,激励次数 3,视野 340mm×172.72mm。④动态增强扫描(DCE-MRI):采用 FLASH 3D 技术,其主要参数同平扫 T_1WI。DCE-MRI 共进行包括蒙片在内的 8 次重复扫描,每次扫描时间 60 秒。除蒙片与第一期增强扫描(即第二次重复扫描)间隔 24 秒为注药时间外,其余第 3~8 次扫描为连续无间隔。对比剂选用钆喷酸葡胺注射液(Gd-DTPA,每支 15ml),使用高压注射器经手背静脉团注,剂量 0.2mmol/kg,速率为 2.5ml/s,对比剂注射于蒙片扫描结束后立即开始,完毕后以相同流速注射 30ml 生理盐水冲管。

　　乳腺 X 线摄影示右乳内下象限见一肿块影,边缘清楚,见完整包膜,密度不均,其内见结节状及片状脂肪密度影及片状高密度影夹杂,总体呈混杂密度,未见异常血管影及恶性钙化(图 4-13-1a、b)。超声检查示病灶呈团状实质稍强回声结构,形状呈梭形,边界清楚,内部回声分布不均,其内可见短线样强回声,后方回声无变化(图 4-13-1c)。MRI 示病灶内 T_1WI 横断位平扫小结节状及片状高信号影,

脂肪抑制 T_1WI 横断位信号明显减低；T_2WI 平扫病灶呈不均匀等/稍高信号，与腺体信号接近（图 4-13-1d、e）。增强后病灶不均匀强化，与周围腺体强化类似。时间-信号强度曲线呈缓慢流入-持续上升型（图 4-13-1f）。

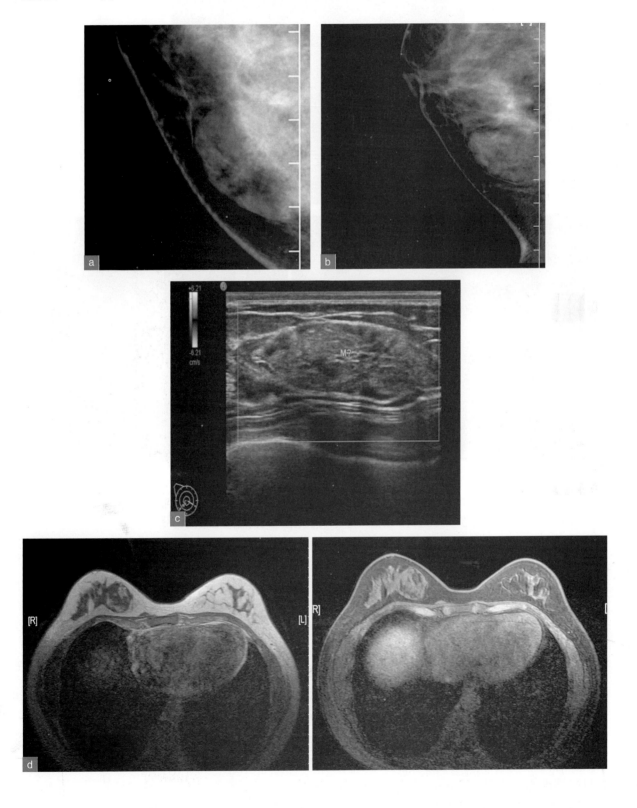

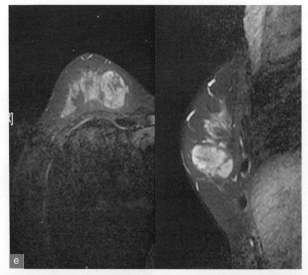

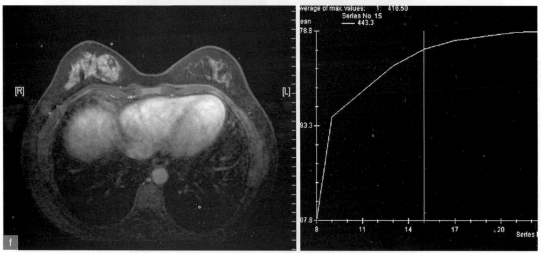

图 4-13-1　乳腺影像检查

a. 乳腺 X 线 CC 位；b. 乳腺 X 线 MLO 位；c. 乳腺超声检查；d. 平扫 T_1WI 横断位及平扫压脂 T_1WI 横断位；
e. 平扫压脂 T_2WI 横断位及矢状位；f. 增强压脂 T_1WI 横断位及时间-信号强度曲线

◆◆ 手术和病理结果

病理诊断：乳腺错构瘤。病变由正常的乳腺组织小叶、导管及少量脂肪构成，周围见完整包膜，其内可见纤维囊性改变。

◆◆ 诊断要点与鉴别诊断

1. 诊断要点　女性，49 岁。发现左乳肿块数月。查体：右乳内下象限浅处触及肿块，质韧，活动好，稍有压痛。影像表现病灶边界清楚，并见完整包膜，密度或者信号混杂，内见脂肪密度且与腺体夹杂，与周围正常腺体类似。病灶信号、强化方式均与腺体类似。所以此病例为乳腺错构瘤的典型影像学表现。本病根据其所含脂肪、腺体及纤维组织不同有多种分型，影像表现也不同，因此易误诊为纤维腺瘤、脂肪瘤及积乳囊肿。

2. 鉴别诊断　本病例需与以下几种疾病进行鉴别诊断。

（1）乳腺纤维腺瘤:好发于青春期女性,影像表现为边界清楚的肿块,密度及信号均匀或不均匀,根据其所含纤维、上皮及是否变性有关,增强后不均匀强化,无强化分隔为其特征性表现。相较错构瘤其密度更加均匀,且其内无脂肪密度影。

（2）积乳囊肿:根据发生时间长短、所含物质情况,积乳囊肿也可分为脂肪型、混合型及透亮型等,与错构瘤各型均要鉴别。但积乳囊肿多有积乳史,多种类型可单独存在也可混合存在,其内积存的乳汁和(或)脂肪组织在形态上与错误排列的乳腺纤维组织也有区别。积存的乳汁可呈颗粒状、裂隙状、团块状及絮状。积乳囊肿囊壁由扩张的导管形成。X线投照时有时可见脂-液平。

（3）脂肪瘤:一般脂肪瘤位于皮下脂肪层或腺体层表面,呈脂肪密度,并有完整包膜,其内见线样分隔,但无腺体组织。典型者错构瘤内含少量纤维腺体组织,但如脂肪组织较多则难与脂肪瘤鉴别。

专家点评

乳腺错构瘤多见于绝经前妇女。多为单侧乳腺单侧病灶。临床肿块质韧或软硬不均,活动好。本病根据其所含脂肪、腺体及纤维组织不同有多种分型,影像表现也不同。主要分为三型,即:①致密型(腺性错构瘤):乳腺小叶为主要成分,大量良性增生的乳腺小叶间散布着少量的纤维和脂肪组织。X线表现为边界清楚的致密肿块,密度均匀与腺体接近,瘤体内纤维腺体组织遍及整个瘤体,其内夹杂少量脂肪组织时可形成小的透亮区。该型在影像上常被误诊为纤维腺瘤或叶状肿瘤。②混合型(纤维性错构瘤):增生的乳腺纤维组织为主要成分,大量囊样分布的纤维组织中夹杂脂肪及腺体组织。X线表现为高低密度不等的混杂密度肿块。此型最常见,为本病的典型表现,似"腊肠切面样"改变,有人称之为"香肠切片"。③脂肪型(脂肪性错构瘤):脂肪组织为主要成分,其间有少量的纤维组织及腺体组织。X线表现为脂肪密度肿块,其内可见散在少量纤维腺体,在肿块内形成小结节和絮状影。

本病易误诊为纤维腺瘤、脂肪瘤及积乳囊肿。但纤维腺瘤密度较乳腺错构瘤更均匀。积乳囊肿根据发生时间长短、所含物质情况,积乳囊肿也可分为脂肪型、混合型及透亮型等,但积乳囊肿多有积乳史,多种类型可单独存在也可混合存在,其内积存的乳汁和(或)脂肪组织在形态上与错误排列的乳腺纤维组织也有区别。积存的乳汁可呈颗粒状、裂隙状、团块状及絮状。积乳囊肿囊壁由扩张的导管形成。X线投照时有时可见脂-液平。脂肪瘤一般位于皮下脂肪层或腺体层表面,错构瘤位于腺体层内。脂肪瘤内可见分隔但无腺体组织。

（案例提供:云南省肿瘤医院　吴建萍）

（点评专家:云南省肿瘤医院　丁莹莹）

第五节　乳腺颗粒细胞瘤

案例 14

◆▶ **病例介绍**

女性,56 岁。因右乳肿物发现 3 天来医院进一步诊治。

专科检查:右乳外上方距离乳头约 10cm 处可触及大小约 1.5cm×1.5cm 肿物,质地硬,边界不清晰,活动度欠佳,腋下及锁骨上未触及明显肿大淋巴结。

◆▶ **影像学检查**

乳腺 X 线检查:X 线检查设备采用数字乳腺机,常规行头尾位(craniocaudal,CC)和内外斜位(mediolateral oblique,MLO)摄影。

乳腺超声检查:超声检查设备采用彩色多普勒超声诊断仪,探头频率为 7.5 ~ 13.0MHz。患者取仰卧位,双上臂上举以充分暴露双侧乳房。观察病变形态学、彩色多普勒血流及弹性成像方面信息。

乳腺 MRI 检查:MRI 检查设备采用 3.0T MR 扫描仪,乳腺专用 8 通道相控表面线圈。患者取俯卧位,双侧乳房自然下垂,行双侧乳腺平扫和动态增强检查。平扫采用横断面 FSE T_1WI 序列(TR 700 毫秒,TE 10 毫秒)、横断面和患侧乳腺矢状面脂肪抑制 T_2WI 序列(TR 4500 毫秒,TE 85 毫秒),层厚 5.0mm,层间距 0.5mm,矩阵 384×224,激励次数(NEX)2。DWI 采用单次激发自旋平面回波序列,TR 6300 毫秒,TE 64 毫秒,矩阵 128×128,层厚 5.0mm,层间距 0.5mm,NEX 4,b = 0、500、1000s/mm²。动态增强检查采用 VIBRANT 序列,TR 6.1 毫秒,TE 2.9 毫秒,反转角 15°,矩阵 256×128,层厚 3.0mm,FOV 26cm×26cm,NEX 1。动态增强检查前先扫蒙片,然后采用高压注射器以 2.0ml/s 的流率先团注对比剂 Gd-DTPA,剂量为 0.1mmol/kg,随后注射等量生理盐水,注射完成后立即进行扫描,连续采集 8 时相图像,单期扫描时间为 58 ~ 62 秒。

X 线检查右乳内外斜位和肿物局部加压片显示右乳外上方可见一稍高密度肿物(于头尾位未显示),形态不规则,大部分边缘模糊,未见恶性钙化(图 4-14-1a ~ d)。超声检查右乳外上方近腺体边缘处可见低回声肿物,形态不规则,边缘毛刺,内部回声不均匀,肿物周围组织回声增强,后方回声衰减,CDFI:肿物边缘可见少许点状血流信号;弹性成像评分:5 分。MRI 右乳外上方不规则肿物,边缘毛糙,平扫 T_1WI 呈稍低信号,抑脂 T_2WI 呈稍高信号,动态增强后肿物明显强化,时间-信号强度曲线呈渐增型,内部信号欠均匀,相应 DWI 呈较高信号,ADC 值较低(b 值为 1000s/mm²,ADC 值为 1.03×10^{-3} mm²/s)。

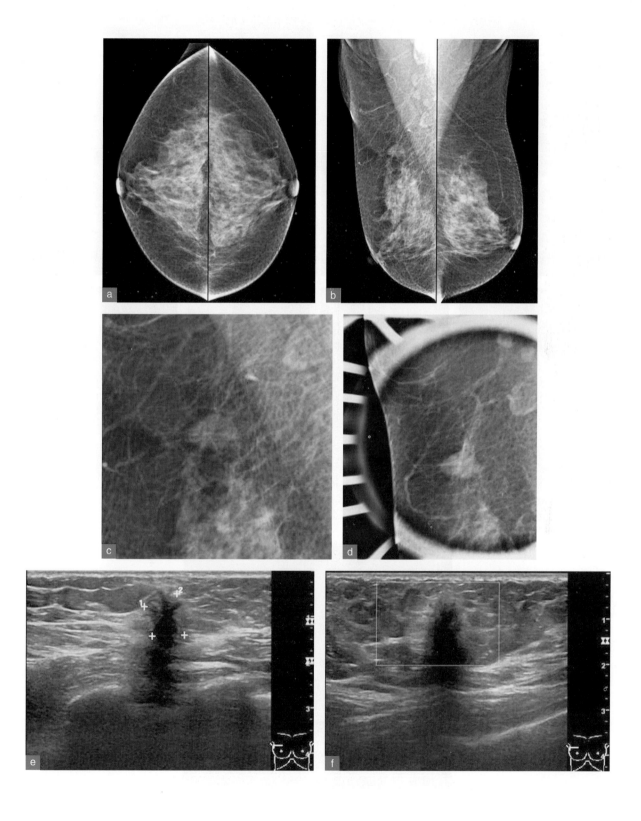

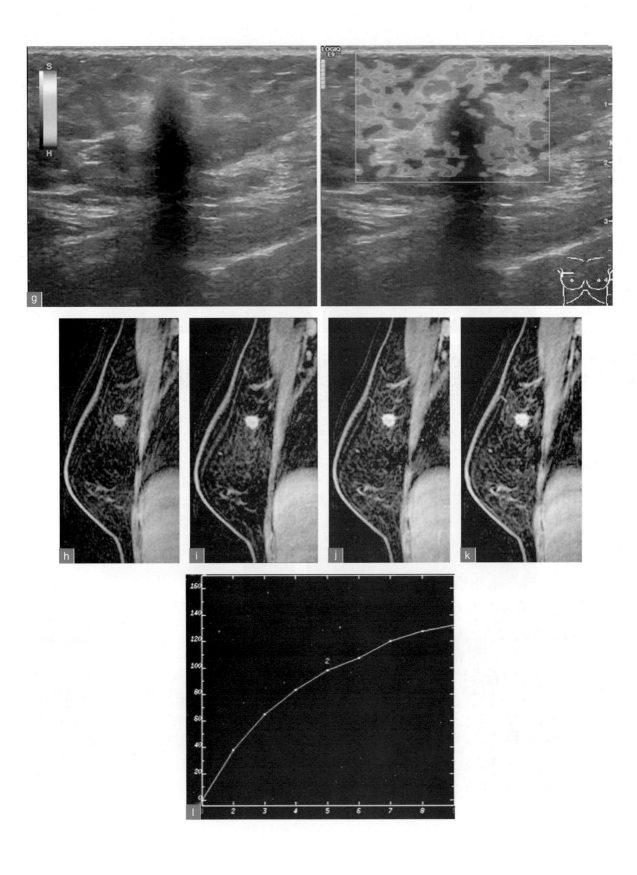

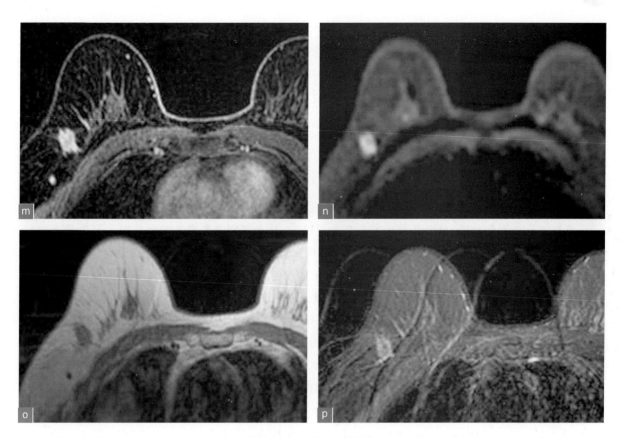

图 4-14-1　乳腺影像检查

a. 双乳 X 线头尾位；b. 双乳 X 线内外斜位；c. 右乳 X 线内外斜位肿物局部放大；d. 右乳肿物局部加压放大；e. 右乳肿物二维超声图；f. 右乳肿物彩色多普勒血流图；g. 右乳肿物超声弹性成像双幅实时显示图；h ~ k. 分别为右乳矢状面 MRI 动态增强前和增强后 1 分钟、2 分钟、8 分钟；l. 右乳病变时间-信号强度曲线图；m. MRI 增强后延迟时相横断面 T_1WI；n. DWI 图（b 值为 $1000s/mm^2$）；o. MRI 平扫横断面 T_1WI；p. MRI 平扫横断面脂肪抑制 T_2WI

◆ **手术和病理结果**

（右乳腺）颗粒细胞瘤。免疫组化染色 CK（-），S-100（+），GCDFP-15（-）。

◆ **诊断要点与鉴别诊断**

1. 诊断要点　本病例患者 56 岁，临床主要表现为触及乳腺内肿块，质地硬，边界不清晰，活动度欠佳。X 线、超声、MRI 均表现为肿块型病变，形态学整体表现符合恶性病变，超声弹性成像提示病变较硬，MRI 扩散加权成像上 ADC 值较低，这些征象亦提示恶性病变。该病变在 MRI 动态增强后时间-信号强度曲线呈典型的渐增型，尽管此型曲线在肿块型病变中也有极少数乳腺癌表现如此，但这一表现亦提示该病变具有其他特殊病变的可能性。

2. 鉴别诊断　本病例需与以下几种疾病进行鉴别诊断。

（1）乳腺癌：肿块型乳腺癌的边缘多不清楚，有毛刺或浸润，彩色多普勒可见丰富血流信号，弹性成像评分较高；MRI 上动态增强后病变时间-信号强度曲线多呈流出型和平台型，DWI 上 ADC 值较低。

（2）纤维腺瘤：多无明显症状，为偶然发现；影像学表现为其形态学呈良性特征，即圆形、卵圆形肿块,边缘光滑、锐利;X线上密度均匀且近似正常腺体密度,部分可见粗颗粒状钙化;超声上肿块内部为均匀或比较均匀的低回声,肿块后方回声正常或增强,常有侧方声影,弹性成像提示肿物质地通常较软;MRI上,部分纤维腺瘤在T₂WI上其内部可见低信号分隔,动态增强检查,大多数纤维腺瘤表现为缓慢渐进性的均匀强化,或由中心向外围扩散的离心样强化,随时间延迟由不均匀到均匀,DWI上ADC值较高。

专家点评 ● ● ● ●

  乳腺颗粒细胞瘤临床上大多数表现为乳腺内无痛性、质地硬的肿块,单发或多发,位置表浅者可导致皮肤粘连,位于乳晕区可致乳头内陷,而位于深部者可累及胸壁筋膜。影像学上,颗粒细胞瘤的形态学表现与乳腺癌相似。X线上表现为局限致密或肿块,边界清楚或不清楚,边缘不光滑,可呈星芒状,钙化少见。超声表现为不规则低回声肿物,边界不清晰,常见后方回声衰减,常规二维超声表现与乳腺癌类似;CDFI上血流信号不丰富,不同于典型乳腺癌表现。关于乳腺颗粒细胞瘤MRI表现的研究报道较少,仅为个例报道且表现不尽一致。平扫T₁WI多表现为低或等信号,T₂WI可表现为低、等或高信号,动态增强后可表现为均匀一致强化或边缘强化,时间-信号强度曲线多表现为渐增型。因此,在影像学上当病变的形态学表现呈恶性征象,而超声彩色多普勒血流和MRI血流动力学表现呈良性特征时,鉴别诊断应考虑到此病的可能。

(案例提供:天津医科大学肿瘤医院 侯明丽)

(点评专家:天津医科大学肿瘤医院 刘佩芳)

04章案例15

案例15 ● ● ●

◆ 病例介绍

  女性,55岁。右乳肿物1年。1年前无意间发现右侧乳腺近中线处肿物,约1cm,生长缓慢,无痛,无乳头溢液。既往无其他病史,已绝经。母亲患乳腺癌去世。

  专科查体:右乳内上象限近中线处触及一肿块,约1.5cm,质硬,活动度尚可,皮肤未见异常。

  B超:右乳近胸骨前方的脂肪层内低回声肿物,大小约1.4cm×1.3cm×1cm,边界不清。

◆ 影像学检查

  乳腺MRI检查:检查设备为1.5 T,4通道相控阵乳腺专用线圈。主要序列动态增强扫描序列及参数:快速扰相梯度回波,TR 5毫秒,TE 3毫秒,反转角10°,频率选择反转脉冲压脂,双乳横轴位,视野(FOV)(32cm×32cm)~(34cm×34cm),矩阵384×256,10个时相,单时相采集时间约53~56秒。对比剂钆喷替酸葡甲胺(Gd-DTPA),剂量0.1mmol/kg,高压注射器注射流率2ml/s。

此患者的乳腺 MR 检查图像见图 4-15-1。

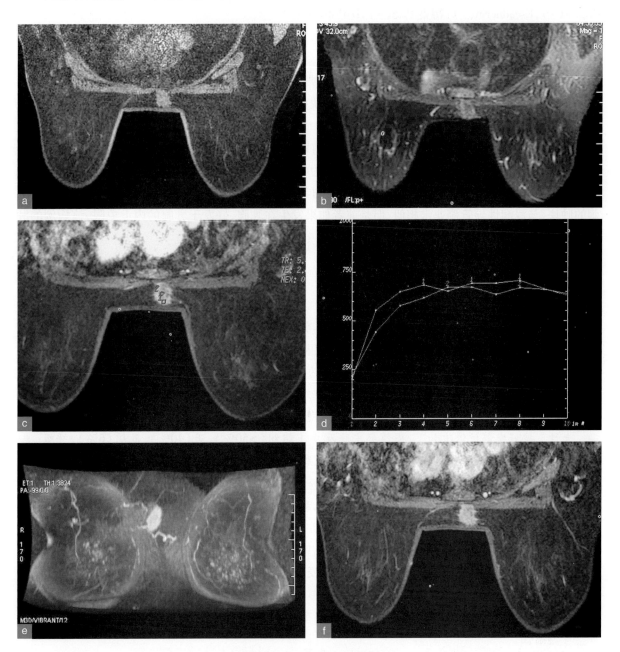

图 4-15-1　乳腺 MRI 检查

a. 增强前平扫 T_1WI 示右乳内上象限近双乳中线处一等信号肿块；b. 该肿块于 T_2WI 呈不均匀等及稍低信号；
c ~ d. 感兴趣区及动态增强曲线，肿块中央流入型曲线，周边平台型曲线；e. 增强后 MIP 重建图像示肿块位置；
f. 增强后 T_1WI，肿块椭圆形不均匀明显强化，边界见毛刺

◆▶ **手术和病理结果**

右乳肿物扩大切除术，术中见肿物位于右乳内上（胸骨角右下）近中线处，边界不清，质硬，2cm，剖开后内有坏死组织。病理镜下见圆形或多角形细胞，胞浆丰富、颗粒状，核仁小而浓染或大而泡状；细胞呈巢状或索状排列，间隔以纤维结缔组织，边界不清呈浸润样生长。病理诊断：良性颗粒细胞瘤

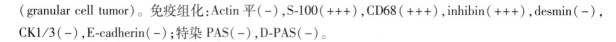

（granular cell tumor）。免疫组化：Actin 平（-），S-100（+++），CD68（+++），inhibin（+++），desmin（-），CK1/3（-），E-cadherin（-）；特染 PAS（-），D-PAS（-）。

◆◆ **诊断要点与鉴别诊断**

1. 诊断要点　该肿块影像特点为：肿块具有典型乳腺癌的形态特点，如边界毛刺、环形强化等；肿块环形强化部分的增强曲线为平台型；但是肿块的位置并不在乳腺内，几乎位于中线处，不符合乳腺癌的好发位置。

根据该肿块的上述影像特点考虑该肿块可能有两种来源。首先，来源于乳腺腺体之外的病变，结合该肿块位于右乳的内上部，考虑到发生颗粒细胞瘤的可能性。其次，仍来源于乳腺，其形态特点符合乳腺癌。

2. 鉴别诊断　本病例主要是鉴别颗粒细胞瘤与乳腺癌，前者无论良恶性，多数表现为边界有毛刺的肿块，与浸润性导管癌非常相似，但是前者如果发生在乳腺，好发于乳腺的内上象限，该病例的肿块位置是鉴别诊断的重要依据。

专家点评 ● ● ● ●

该病例的病理诊断为良性颗粒细胞瘤，术前根据病变的特殊位置及似乳腺癌的形态特点可能会想到罕见的颗粒细胞瘤的诊断，但病变良恶性的判断较困难。

颗粒细胞瘤于1926年首次报道，当时称为肌母细胞瘤，认为起源于平滑肌；随着免疫组化及电镜技术的发展，现在认为起源于周围神经的施万细胞。该病罕见，迄今国内外文献报道约50余例，发生于乳腺者更少。男女均可发生，女性/男性：（1.8～2.4）/1，好发于绝经前女性。按好发部位依次如下：头颈部皮肤及皮下组织（>50%），舌（40%），乳腺（6%），呼吸道，食管。乳腺颗粒细胞瘤源自乳腺小叶内乳腺间质，发生于锁骨上神经皮支的分布区域，故常发生于乳腺内上象限。绝大多数为良性，1%为恶性。

无论良恶性，多数影像上表现为边界有毛刺的肿块，与浸润性导管癌难以鉴别；超声低回声，后方声影，内部回声不均匀；多无钙化；磁共振表现报道不多。

镜下特点为细胞形态似平滑肌肿瘤、黑色素瘤、血管肉瘤，甚至乳腺癌；细胞呈巢状或索状排列，间隔以纤维结缔组织，边界不清呈浸润样生长。需免疫组化或电镜确诊，S-100，CD68，inhibin 阳性为其特点。良恶性单纯从形态角度病理上难以鉴别，依据是否存在坏死、是否有梭形细胞、核浆比例、核多形性、核仁显著与否、核分裂，满足上述六条中三条或以上者考虑恶性。

治疗上，良性者扩大切除，预后好；恶性者，扩大切除，区域淋巴结清扫，放化疗不敏感，预后差。

（案例提供：北京医院　徐筑津）

（点评专家：北京医院　姜　蕾）

第六节 乳腺积乳囊肿

案例 16

◆▶ **病例介绍**

女性,29 岁,产后 11 个月。患者于哺乳 1 周后扪及左乳包块,间断哺乳 1 个月后停止哺乳。患者无乳头溢液、乳腺红肿、乳头凹陷、皮肤凹陷等不适。触诊左乳上部多个圆形光滑可滑动小结节。

◆▶ **影像学检查**

乳腺 X 线摄影:X 线检查设备采用数字乳腺机,常规行头尾位(CC)和内外斜位(MLO)摄影。

乳腺 MRI 检查:采用 3.0T 磁共振,行乳腺平扫及动态增强扫描。

X 线摄影显示左乳乳头后及外上象限多个等/低密度肿块影,较大者 1.8cm×3.0cm,病灶内可见小斑点状钙化或粗颗粒钙化,病灶可见高密度包膜结构(图 4-16-1a、b)。平扫图像上可见左乳乳头后多发囊状异常信号,囊内容物分层,偏下部分呈短 T_1 低 Trim 信号,偏上部分呈等 T_1 高 Trim 信号影(图 4-16-1c、d)。压脂 T_1WI 序列图像显示病灶内含脂性成分信号减低,囊壁呈环状强化(图 4-16-1e、f)。

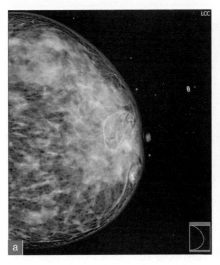
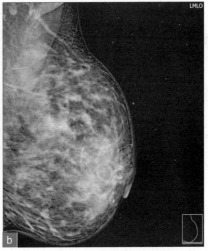

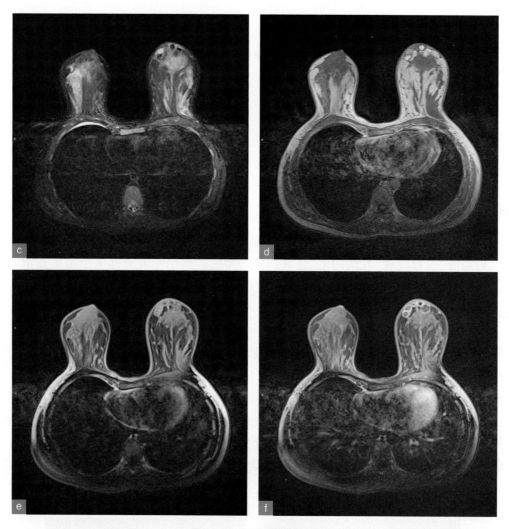

图 4-16-1 乳腺影像检查

a. 左乳乳腺 X 线摄影检查 CC 位；b. 左乳乳腺 X 线摄影检查 MLO 位；c. 平扫 STIR 序列图像；
d. 平扫不压脂 T_1 序列图像；e. 增强前压脂 T_1WI 序列图像；f. 增强后压脂 T_1WI 序列图像

◆◆ **手术所见及病理**

左乳乳晕上方数个肿块，边界清晰，质硬，活动度大。病检提示：乳腺组织切面灰白间黄，可见多个紧邻大小不等的囊腔，囊内含黄色脓稠液体。

病理结果：乳腺潴留囊肿合并肉芽肿形成。

◆◆ **诊断要点与鉴别诊断**

1. 诊断要点 积乳囊肿是良性病变，好发于哺乳期或哺乳后妇女，积乳囊肿的影像表现取决于囊肿内脂肪与蛋白成分的含量，囊肿内含有奶脂液体的黏度。积乳囊肿可分为三型，单纯脂肪型、新鲜乳汁-积液分层型，假错构瘤型（陈旧乳汁）。

2. 鉴别诊断 本病例需与以下几种疾病进行鉴别诊断。

（1）哺乳期纤维腺瘤：纤维腺瘤在哺乳期可表现为含有乳汁成分的囊实性肿块，因为纤维腺瘤含有上皮成分，可产生乳汁，少数纤维腺瘤可见多个小脂液平面，纤维腺瘤实性成分增强可见明显强化。

（2）脂肪瘤：与单纯脂肪成分的积乳囊肿有时鉴别困难，积乳囊肿多见哺乳期或哺乳后女性。

（3）复杂成分囊肿：与脂液分层的积乳囊肿有时鉴别困难。

（4）错构瘤：与假错构瘤型积乳囊肿有时鉴别困难，需结合临床病史考虑。

专家点评 ● ● ●

积乳囊肿是含脂性成分的良性病变，好发于哺乳期及哺乳后期妇女。B 超提示囊性病变，结合 MR 有助于显示囊内成分性质，明确诊断。

（案例提供：华中科技大学协和医院　钱李娟）
（点评专家：华中科技大学协和医院　杨　帆）

案例 17 ● ● ●

◆▶ 病例介绍

女性，20 岁。怀孕期间发现左乳肿块 1 年，哺乳后自觉肿块迅速增大。

专科检查：左乳体积增大，左乳触及一约"鸡蛋"大小肿块，质地韧，边界清，活动度佳，可触及分隔，无局部红肿、发热、疼痛等特殊不适，皮肤无水肿，腋下无肿块，无乳晕或乳头糜烂。

个人史：月经初潮年龄 13 岁。

◆▶ 影像学检查

乳腺超声检查：双乳皮肤及皮下脂肪层未见明显异常。双乳中央区腺体厚度：左侧 13mm，右侧 13mm，腺体层结构尚清晰，腺体回声不均匀，强弱不等。右乳中央区导管未及明显扩张，右乳腺体内未见明确异常。左乳 1~4 点钟区域可探及一较大范围约 69mm×39mm（上下径×左右径）的囊性回声，距皮肤 79mm，距乳头 19mm，内透声差。双乳腺体后间隙未见明显异常。双侧腋下可及数个淋巴结回声，皮髓质分界清，纵横比大于 2，左侧较大的 15mm×9mm，右侧较大的 11mm×4mm，CDFI：内未见明显血流信号。

乳腺 MRI 检查：MRI 检查设备为 3.0TMR 扫描仪，患者俯卧于专用的 8 通道乳腺线圈上，双侧乳房自然悬垂于线圈洞穴内。TR 3.9 毫秒，TE 1.7 毫秒，层厚 1.3mm，扫描层数 128；二者均扫描 6 次，每次扫描时间约 1 分钟，第 1 次扫描均为不注射对比剂的蒙片扫描。对比剂采用钆喷替酸葡甲胺（Gd-DTPA）0.2mmol/kg，速度 2.0ml/s，于 10 秒内快速推注，继而快速推注 20ml 生理盐水冲管。

左侧乳腺外象限囊性肿块，形态不规则，边界清晰，T_1 及 T_2 加权像呈稍高信号，增强后病变内分隔明显强化；时间-信号强度曲线平台型（图 4-17-1）。

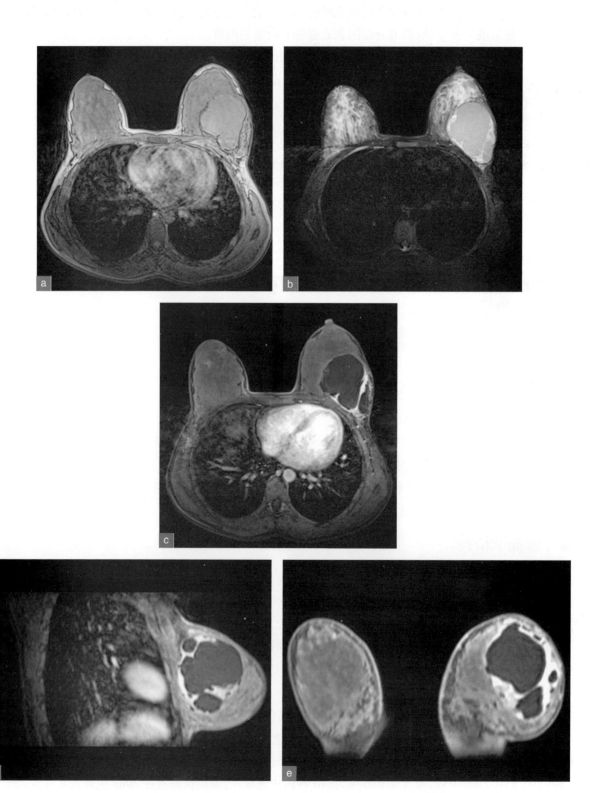

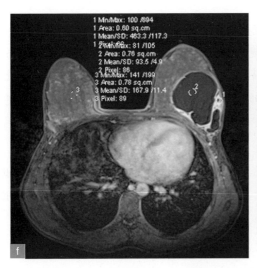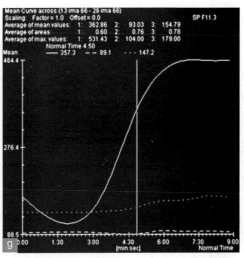

图 4-17-1　乳腺 MRI 检查

a. T₁ 加权图像；b. 压脂 T₂ 加权图像；c. T₁WI 轴位增强图像；d. MPR 重建矢状位增强图像；
e. MPR 重建冠状位增强图像；f. 病灶 TIC 曲线兴趣区勾选图；g. 病灶 TIC 曲线

◆▶ **手术和病理结果**

手术所见：取左乳肿物表面放射状切口，长约6cm，切开皮肤及皮下组织，游离腺体，探及肿物，完整切除肿物及周围约1.0cm正常组织，切除过程中见大量乳汁样物质溢出。切除组织大小约5cm×4cm×3cm，切开其内见多个间隔，并有黄白色浓稠样物质；质韧，无包膜。

病理诊断：镜下乳腺组织呈小叶状分布，部分腺泡呈泌乳期改变，局部间质内较多淋巴细胞浸润；囊性区囊壁由纤维组织构成，被覆单层立方上皮，局部见红染无结构物黏附，内有少量泡沫细胞样细胞，病变符合乳腺积乳囊肿并间质轻度慢性炎症。

◆▶ **诊断要点与鉴别诊断**

1. **诊断要点**　本病例的特点为年轻女性，孕期发现肿块，哺乳后迅速长大。超声检查示较大囊性回声肿块，内透声差，且未见明显血流信号。MRI上表现为较大的、内部有强化分隔的囊性肿块，T₁ 及 T₂ 均呈稍高信号，此征象说明病变内有出血或脂质成分，结合患者怀孕及哺乳病史，病变内应考虑脂肪成分，诊断积乳囊肿难度应该不大。而 MRI 图像上病灶中出现强化分隔则与长期慢性炎症有关。

2. **鉴别诊断**　本病例需与以下几种疾病进行鉴别诊断。

（1）囊肿：致密结节型积乳囊肿需与单纯囊肿鉴别。囊肿可发生于任何年龄，与妊娠及哺乳无关，结合临床病史不难诊断。

（2）脂肪瘤：脂肪瘤体积一般较积乳囊肿大，多呈轻度分叶状，肿瘤内有纤细的纤维分隔。乳腺 X 线、超声及 MRI 均可显示脂肪成分，与妊娠及哺乳无关，临床病史及体征有助于二者的鉴别诊断。

专家点评 ● ● ● ●

　　该病例的诊断要点在于年轻女性,孕期发现肿块,哺乳后迅速长大,这说明病变一定与怀孕或哺乳有关;再加上超声及 MRI 均提示囊性肿块,尤其是 MRI T_1 加权像上呈高信号,进一步验证了病变内含有脂质成分,所以诊断积乳囊肿的难度不大。至于 MRI 上病变内出现的强化分隔,主要与长期慢性炎症有关。

（案例提供:河南省人民医院　谭红娜）

（点评专家:河南省人民医院　谭红娜）

案例 18 ● ● ●

◆▶ **病例介绍**

　　女性,23 岁。于 1 年前产后 4 周时出现右乳包块,约拳头大小,伴肿胀及疼痛、寒战及发热等症状。

　　专科检查:右侧乳房局部皮肤无发红,无橘皮样改变,右乳头内陷,右乳头及乳晕后方触及约 10cm×8cm 大小包块,质硬,活动度好,与周围界限比较清楚,包块皮温正常,有轻度触压痛,右侧上肢活动正常。

　　实验室检查:癌胚抗原 1.85ng/ml,CA125 34.24U/ml,甲胎蛋白 1.98ng/ml。

◆▶ **影像学检查**

　　乳腺 X 线检查:检查设备为数字乳腺机。

　　此患者的乳腺 X 线摄影检查图像见图 4-18-1。

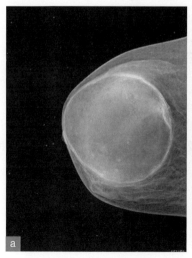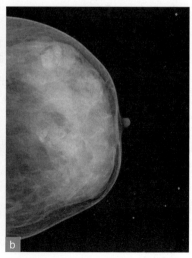

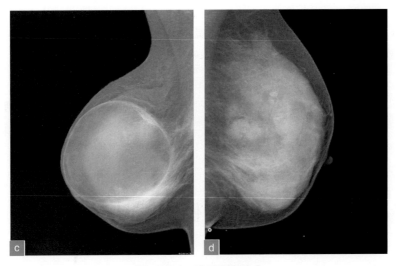

图4-18-1　乳腺影像检查
a. 右乳头尾位像；b. 左乳头尾位像；c. 右乳内外侧斜位像；d. 左乳内外侧斜位像

◆▶ **手术和病理结果**

手术所见：右乳包块边缘光滑，有包膜，左乳多发肿块，边界不清，内有乳汁淤积。
诊断：积乳囊肿。

◆▶ **诊断要点与鉴别诊断**

1. 诊断要点　患者为年轻女性，哺乳期发病，病变影像表现双乳多发肿块，右乳病变边界清晰，以低密度为主，内部可见乳汁浓缩钙化所致的小片状钙化。左乳病变部分边界清楚，部分境界不清，病变内部密度多样，部分病变为混杂密度，内部可见高密度影及边缘低密度影。

2. 鉴别诊断　本病例需与以下几种疾病进行鉴别诊断。

（1）脂肪瘤：易发生在脂肪丰富的大乳腺内，常见于中年和绝经后女性，脂肪瘤触诊质软，无囊性感，生长缓慢。X线表现为边界清晰的肿块，呈脂肪密度，比积乳囊肿的密度低，脂肪瘤内部也可以出现钙化。

（2）错构瘤：X线特征表现为边界清楚的肿块，病变内部密度不均，低密度和中等密度混杂，与其内多种成分的组成比例有关。

专家点评 ● ● ● ●

　　该病例结合临床病史及影像学表现诊断并不难，哺乳期出现病变，影像学特征为多发混杂密度肿块，呈类圆形，有张力，部分病变边界清晰，不同病变内部密度的差异反映了病变处于不同时期。积乳囊肿形成较早期，病变表现为圆形或卵圆形致密肿块影，密度均匀，或可见脂肪聚集所形成的透亮区。积乳时间较长时，水分吸收，乳汁较稠厚且出现脂化，表现为圆形或卵圆形透亮区，边缘光滑，可见边缘型钙化。本病需要与脂肪瘤和错构瘤相鉴别。脂肪瘤一般多表现为低密度（脂肪密度）为主的肿块，较积乳囊肿密度更低，边界清晰，可见包膜，当脂肪瘤坏死时，内部会出现钙化，多为圆形或点状钙化。错构瘤是由腺体、脂肪及纤维成分共同构成的,密度较为混杂,多可以看到脂肪低密度影及腺体成分的等密度及稍高密度。脂肪瘤及错构瘤较小时多无临床症状,亦没有特殊的病史,可以与积乳囊肿相鉴别。

(案例提供:空军军医大学唐都医院 聂 品)
(点评专家:空军军医大学唐都医院 陈宝莹)

案例 19 •••

◆ 病例介绍

女性,26 岁。患者 3 年前哺乳期发现左乳有一肿物,约核桃大小,在外院医院诊为"积乳囊肿"给予穿刺,肿物明显缩小。后曾来医院就诊,诊为"积乳囊肿",未行特殊治疗。3 年来肿物一直未消失,无明显增大,无红肿、疼痛,乳头目前有少量溢乳,今日来医院门诊就诊,诊为"左乳肿物性质待查",为求手术,收入院。

专科检查:双侧乳头无内陷,乳头无溢液,双侧乳房皮肤无酒窝征及橘皮样变,左乳房 12 点位距乳头约 4cm 处可触及一大小约 2.0cm×2.0cm 大小肿物,质硬,边界欠清,活动度差。左侧乳腺未扪及肿物,双侧腋下及双侧锁骨上未及肿大淋巴结。

个人史:出生于原籍,无疫水接触史,否认疫区居住史,无长期外地居住史。无烟酒等不良嗜好。无化学性、放射物及毒物接触史。

◆ 影像学检查

超声检查示:于左乳 12 点位距乳头约 4cm 处腺体层内见一 1.4cm×0.9cm 的实性低回声结节,边界清,内回声不均质,纵径大,内未探及明显血流信号(图 4-19-1b),另于 3 点位乳晕区见一 0.6cm×0.4cm 的实性低回声结节,边界不清,余区及右乳腺体层不厚,结构层次清晰,导管未见迂曲、扩张,腺体层内未见明显肿物显像(图 4-19-1c)。双侧腋窝各见一淋巴结回声,内髓质结构不清晰,大者约 1.3cm×0.7cm,位于左侧(图 4-19-1a)。超声提示:左乳结节(12 点位结节 BI-RADS 4 级、3 点位结节 BI-RADS 3 级)。

双乳乳腺 X 线摄影检查示:双乳呈少量腺体型(图 4-19-1d、e)。左乳外上近中央区可见一结节样影,大小约 1.8cm×1.3cm,密度不均,边缘分叶,内可见粗大钙化灶。同侧皮肤无增厚,乳头无凹陷。右乳未见异常。腋窝未见肿大淋巴结影。双乳乳腺 X 线摄影提示:左乳结节(BI-RADS 3 级),建议进一步检查确诊。

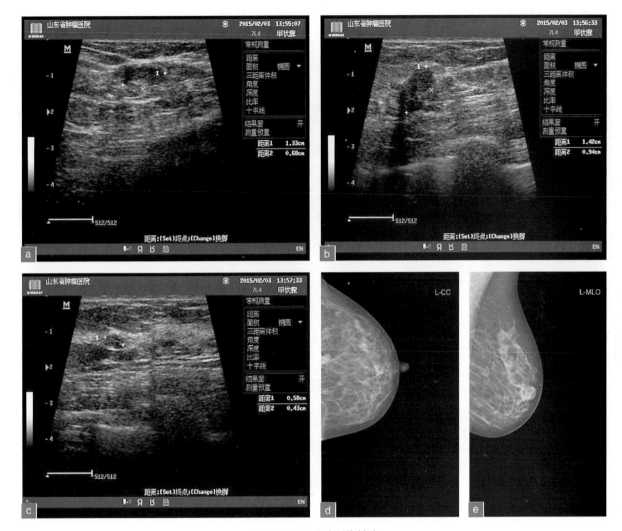

图 4-19-1　乳腺影像检查
a,b,c. 超声图像；d. 乳腺 X 线摄影 CC 位；e. 乳腺 X 线摄影 CC 位

◆▶ **手术和病理结果**

（左乳肿物）积乳囊肿并感染，伴大量组织细胞反应。

◆▶ **诊断要点与鉴别诊断**

1. **诊断要点**　病史长，穿刺提示积乳，影像检查可见粗大钙化。

2. **鉴别诊断**　本病例需与以下几种疾病进行鉴别诊断。

（1）乳管内乳头状瘤：多见于经产妇，40～50 岁多见，溢液为血性，液体微黄色或红色。肿瘤小，常不可触及。偶有较大的肿块，若触及，常有血性液体从乳头溢出。该患者无血性液体溢出，排除此病。

（2）乳腺分叶状肿瘤，多见于中年妇女，40～50 岁多见。多处肿瘤生长较快，常有短期快速增大病史。巨大肿瘤常见皮肤浅静脉扩张，偶有淋巴结转移。该患者肿块无快速增大的病史，诊断此病意义不大。

（3）乳腺癌：多见于中老年女性，肿物质硬，边界欠清，活动度差，可伴有腋窝淋巴结或远处转移，超声常示:回声不均质的低回声结节,边界欠清,患者此诊断可能性大,尚需待病理明确诊断。

专家点评 • • • •

　　根据病史、临床表现,并行穿刺抽吸出乳汁诊断并不困难,再注意以下几点即可确定诊断:①发病时间常在哺乳期或妊娠期,尤其是哺乳期断奶后。②曾有急、慢性炎症,外伤或乳腺良性疾病的手术史,或有原发性乳腺结构不良症、畸形等存在。③乳腺内肿块呈球形或橄榄形,光滑稍有活动、弹性感,边界清,无触痛,与皮肤无粘连,同侧腋窝多无淋巴结肿大。若肿块直径大于2cm者有囊性感,可触及波动感。④发病早期穿刺,可抽出新鲜乳汁;后期可抽吸出乳酪样物。⑤彩超检查可显示囊性、实性或混合性肿块,特别是早期显示有液性暗区,对诊断更有意义。⑥X线表现为圆形或椭圆形的轮廓清晰的囊性阴影。

（案例提供:山东省肿瘤医院　常洪瑞）

（点评专家:山东省肿瘤医院　付　正）

第七节　乳腺表皮样囊肿

04章案例20

案例20 • • •

◆▶ **病例介绍**

　　女性,44岁。发现右乳肿物2月余。2月余前患者无意间触及右乳外上部肿物,偶发隐痛,可自行缓解。乳腺超声检查提示右乳结节,纤维腺瘤可能。后患者定期复查,肿物未见明显变大。为进一步诊治来医院就诊。

　　既往孕3产1,初产年龄33岁。

　　专科检查:右乳外上象限一肿物,长径约3cm,质地偏硬,无触痛,活动性可,局部皮肤未见明显凹陷,无乳头溢液。

◆▶ **影像学检查**

　　乳腺X线摄影检查:对双侧乳腺行数字钼靶X线摄影检查,体位包括内外侧斜位(MLO)、头尾位(CC)。

　　12点处腺体中部一圆形肿块,边界清楚,内含脂肪密度,边缘有点状钙化(图4-20-1)。

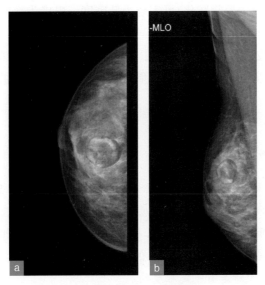

图 4-20-1　乳腺 X 线摄影
a. 右乳 CC 位；b. 右乳 MLO 位

◆》 **手术和病理结果**

手术所见：取右乳房上方乳晕切口，切开皮肤、皮下组织，找到肿物，大小约 2.0cm×2.0cm× 2.0cm，肿物质软，边界清楚，有包膜。

病理所见：灰白结节一枚，表面光滑，剖面囊性，内含灰黄脂质样物，囊壁灰黄色，壁厚 0.3～0.5cm。

病理诊断：右乳囊肿，局部衬覆鳞状上皮，符合表皮样囊肿，囊壁间可见多量淋巴浆细胞浸润及组织细胞聚集。

◆》 **诊断要点与鉴别诊断**

1. 诊断要点　乳腺 X 线摄影见右侧乳腺外上象限一类圆形肿块影，边界光滑清楚，其内密度不均匀，可见条状脂肪密度影，边缘少许点状钙化灶。综合以上几点来看，这是一个良性单发含脂肪的病变，可从这个角度出发进行分析和诊断。

2. 鉴别诊断　本病例需与以下几种疾病进行鉴别诊断。

（1）脂肪瘤：从密度上来看，脂肪瘤最常见的表现为均匀低密度，而本病例肿物仍以等密度成分为主，脂肪成分相对较少。但需要注意的是，脂肪瘤可能与周围腺体重叠，从而在钼靶上表现为不均匀低密度，此时需要仔细观察肿物的边缘稍高密度的部分和周围腺体的边界是否清楚，或者加照局部点压片、超声检查，综合做出判断。此外，脂肪瘤合并感染时，密度可能稍高，但此种情况根据相关的病史可以作出鉴别。

（2）错构瘤：乳房内罕见的良性肿瘤之一，由残留的乳腺管胚芽及纤维脂肪异常发育而成，发病率在 0.02%～0.16%。影像表现特点为混杂密度，钼靶片上可以根据病变密度分 3 种类型：脂肪为主型、纤维腺体型及混合型，其中混合型最为常见。混合型错构瘤因瘤周导管受挤压变形，边缘常表现为一圈环形高密度影，薄厚不均，区别于表皮样囊肿光滑的囊壁，可作为一个鉴别点。此外，错构瘤里面可含有点状、分支状钙化。CT 或 MR 检查可提高诊断正确率。

（3）积乳囊肿：钼靶片上根据乳汁潴留囊肿密度改变将其分为高密度型和低密度型，病灶初期多为高密度,随着积乳时间长,囊内容物脂化,可表现为低密度。患者为育龄期女性,大多有明确的哺乳期乳腺炎病史,不难作出鉴别。

(4)表皮样囊肿:又称皮脂腺囊肿,可发生于身体各部位,位于乳腺的表皮样囊肿较为少见。囊内壁为皮肤表皮的复层鳞状上皮,囊内含较多角蛋白、脂类物质、胆固醇结晶,故钼靶摄影时内部可见到脂肪密度影。

专家点评

    本病例特点为中年女性,偶然发现肿块,无特殊乳腺相关病史。X线钼靶上肿块位于腺体后部,类圆形,边界光滑清楚,内部以等密度为主,可见条状脂肪密度影。提示内部含有脂肪成分。作出良性含脂肪病变的诊断较为容易,但是因为周围腺体组织重叠的关系,给鉴别诊断造成一定困难。表皮样囊肿虽然常见,但发生在乳腺的却很少见,鉴别诊断很难想到。因此,该病例做出准确的诊断是有一定难度的。

(案例提供:北京医院　徐筑津)

(点评专家:北京医院　姜　蕾)

第八节　乳　腺　脓　肿

04章案例21

案例 21

◆ **病例介绍**

女性,51 岁。发现左乳肿块 3 个月。患者 3 个月前无意间触及左乳乳头上方有一肿块,大小约 4cm×4cm,质硬,界欠清,活动度差,伴轻压痛,乳头无溢液,左乳头伴凹陷,表面皮肤无红肿,无破溃,未予治疗,近来未发现肿块增大或减小,至医院门诊就诊。

既往史:20 年前行左乳上部纤维腺瘤切术。否认乳腺外伤史,否认输血史。

专科查体:双侧乳房对称,双乳头同一水平,左乳外上象限可及一肿块,大小约 4.0cm×4.0cm,质硬,界欠清,活动度差,伴轻压痛,乳头无溢液,左乳头伴凹陷,表面皮肤无红肿,无破溃,双侧腋下及锁骨下淋巴结(−)。

乳腺超声:左乳片状低回声区,恶性肿瘤可能性较小。

◆ **影像学检查**

乳腺 MRI 检查:MRI 采用 3.0 T MRI 机。患者取俯卧位,双乳下垂,行双侧乳腺区及双侧腋窝区 MR 平扫及动态增强扫描。扫描序列包括:①横断面 T_2WI:采用短时反转恢复(short time inversion recovery,STIR)序列,层厚 4mm,层间距 1mm;②横断面 DWI,层厚 4mm,层间距 1mm,b 值为 800s/mm^2;③动态增强扫描:采用乳腺容积成像(volume imaging for breast assessment,VIBRANT)序列:采用频率选择脂肪抑制技术,先获取平扫图像,注入对比剂后连续无间隔采集 5 个时相,增强扫描对比剂采用 Gd-DTPA,采用高压注射器经手背静脉以 2.0ml/s 的流率注射 0.2mmol/kg,然后再以相同流率注射 15ml 生理盐水。

病灶 ADC 值为(0.938 ~ 1.02)×10^{-3}mm^2/s。

此患者的乳腺 MR 检查图像见图 4-21-1。

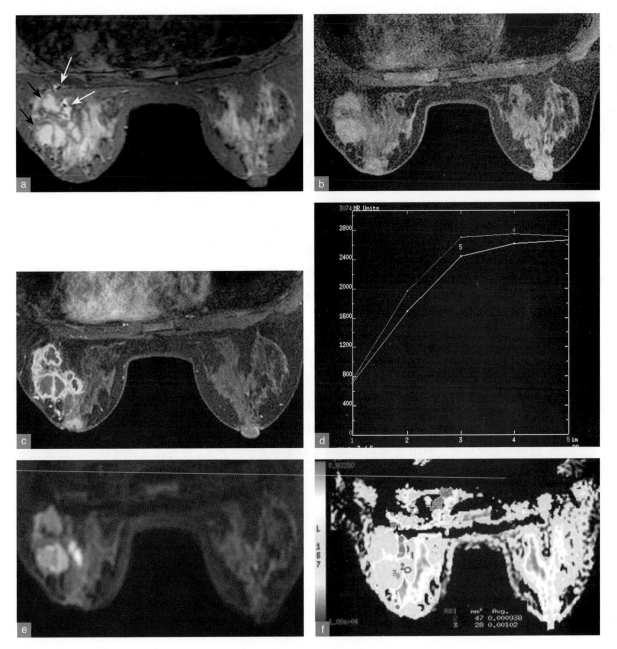

图 4-21-1　乳腺影像检查

a. 横断面 STIR;b. 横断面 T$_1$ 平扫图像;c. 横断面 T$_1$WI 增强;d. 时间-信号强度曲线;e. 横断面 DWI;f. ADC 图像

◆▶ **手术和病理结果**

手术记录:取超声定位下左乳外下象限乳晕处跨肿块弧行切口,长约3cm。逐层分离后,在全麻下行左乳象限切除术,术中发现:肿块位于左乳外象限1~5点钟方向,大小约直径4.0cm,囊实性,界欠清,活动性差。完整切除肿块。

病理诊断:乳腺炎伴脓肿形成。

◆▶ **诊断要点与鉴别诊断**

1. 诊断要点 乳腺MRI示左乳外上多发异常信号肿块,T_1WI平扫呈高信号,增强呈环形强化,部分病灶内可见强化分隔,病灶时间-信号强度曲线呈上升型。STIR示肿块呈中央区呈高信号,肿块内后侧条片状高信号,为炎性反应所致水肿;DWI上示肿块呈中央高信号,中央区ADC值范围为$(0.938 \sim 1.02)\times10^{-3}mm^2/s$,提示病灶中央区水分子扩散受限,因此考虑乳腺脓肿。

2. 鉴别诊断 本病例需与以下几种疾病进行鉴别诊断。

(1) 乳腺恶性肿瘤伴中央坏死:乳腺恶性肿瘤伴中央坏死亦可表现为环形强化肿块,患者年龄偏大,一般在55岁以上,环壁一般较厚,边缘可见毛刺,TIC多为流出型。由于病灶周边组织为肿瘤组织,细胞密度较高,而中央区多为囊变坏死,细胞较少,因此病灶在DWI上表现为周边高信号,周边组织ADC值降低。当淋巴管内癌栓形成时,病灶周围水肿范围较大,常累及胸肌前区,与本病例不同。

(2) 血管肉瘤:血管肉瘤罕见,T_2WI呈不均匀高信号,增强明显不均匀强化,当肿瘤累及皮肤时,皮肤颜色变为红蓝相间,比较有特征性。乳腺脓肿多表现为皮肤红肿热痛,部分患者伴有瘘口形成,与血管肉瘤不同,较易鉴别。继发性血管肉瘤多见于保乳术后放疗,病史明确,也容易与乳腺脓肿鉴别。

专家点评 ● ● ●

该患者临床症状左乳肿块伴轻度压痛,MRI显示:左乳外上多发环形强化肿块,部分边缘不规则,环壁较薄,边界欠规则,中央区在STIR及DWI呈高信号,ADC值降低,水分子弥散受限,提示为乳腺脓肿。STIR显示病灶周围有轻度条片状水肿区,为炎性反应所致。乳腺脓肿DWI表现的病理基础为乳腺脓肿中央区为脓液,坏死物及炎细胞较多,黏滞性高,水分子弥散受限,周边区为脓肿的壁,含大量新生肉芽组织,水分子弥散相对不受限。该病例为典型乳腺脓肿病例。对于此类环形强化病例,结合病灶壁厚,STIR水肿类型,DWI及ADC值有助于良恶性疾病的鉴别。

(案例提供:上海交通大学医学院附属新华医院 王丽君)

(点评专家:上海交通大学医学院附属新华医院 汪登斌)

04章案例22

案例 22 • • •

◆◆ 病例介绍

女性,40 岁。1 周前无意中发现左侧乳房有 1 枚肿物,约花生米大小,偶有乳房疼痛,肿块增大不明显,未予特殊治疗。患者 6 年前曾行右乳癌改良根治术,术后病理示:导管内癌,免疫组化不详。术后行 3 周期化疗,具体方案不详。术后口服他莫昔芬(10mg qd)1 年。

专科检查:左侧乳房 11 点钟距乳头约 3cm 处可触及 1 枚肿物,大小约 3cm×2cm,质韧,界限欠清,形态不规则,无压痛,未累及皮肤,未侵及胸壁。右侧乳房阙如,右侧胸壁可见长约 15cm 手术切口,愈合良好,无胸壁结节,无皮下积液。双侧腋窝及锁骨上淋巴结未及肿大。

◆◆ 影像学检查

乳腺 X 线摄影示左侧乳腺上象限后带见不规则形肿块,等密度,边缘模糊,内见粗大钙化灶(图 4-22-1a、b)。超声检查示不规则形低回声肿块,周边环绕较高回声晕,晕内见血流信号,低回声肿块内未见血流信号(图 4-22-1c、d)。

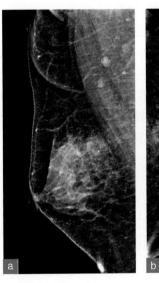
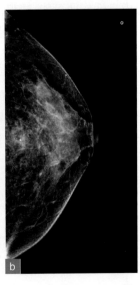

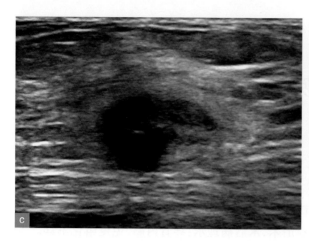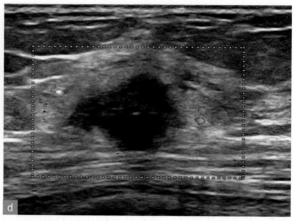

图 4-22-1 乳腺影像检查

a. 乳腺 X 线摄影 MLO 位；b. 乳腺 X 线摄影 CC 位；c. 超声图像示低回声肿块；d. 肿块血流图

◆▶ **手术和病理结果**

（左）乳腺化脓性炎性病变伴脓肿形成。

◆▶ **诊断要点与鉴别诊断**

1. 诊断要点　本病例的特点为中年女性患者,临床可触及无痛性肿块。X 线上为边缘模糊的等密度结节,边缘似有毛刺,超声检查示不规则肿块,周边伴高回声晕,周边见少许血流信号。具有此征象的病变可以是乳腺癌,也可以是炎性病变伴脓肿形成。但是,由于病变呈等密度,其内伴粗大钙化,MLO 位示前缘边界清楚,考虑良性病变可能,建议活检。

2. 鉴别诊断　本病例需与以下几种疾病进行鉴别诊断。

（1）乳腺癌:本病例与该病的影像学表现较为相似。但乳腺癌 X 线上以高密度肿块,形态不规则多见,常伴有成簇分布的点状、不定形或多形性钙化。超声检查也多见低回声肿块,形态不规则,边界不清,边缘见毛刺征。此病变密度较低,中央似有透光影,但仍不能除外恶性病变可能。

（2）纤维腺瘤:临床上以中青年多见,多为边界清楚的肿块,与周围乳腺实质相比呈稍低密度或等密度,大小为 1～4cm,绝经后退化的肿块可伴有钙化,肿块可全部钙化。

专家点评 ● ● ● ●

　　该病例最终病理诊断为"（左）乳腺化脓性炎性病变伴脓肿形成"。回顾本例临床与 X 线表现,诊断的难点在于炎性病变与恶性病变的鉴别。

　　中老年女性的乳腺炎症多为慢性炎症。多数慢性炎症和脓肿是由于急性炎症治疗不及时或治疗不当而发生坏死、液化后形成,也可能由于低毒力细菌感染的结果或局部脂肪坏死等原因导致的无菌性炎症。X 线表现为局限的致密影,边缘浸润模糊,随时间长久,患处中央密度较高,周围因水肿而密度较淡。有些病例可有大范围的累及,并有多数大小不等的脓腔形成,增生的纤维组织围绕透亮的脓腔后,可形成类似蜂窝状表现,皮肤亦可广泛受累。

（案例提供:青岛大学附属医院　崔春晓）

（点评专家:青岛大学附属医院　林　青）

04章案例23

案例 23 ● ● ●

◆▶ 病例介绍

女性,30 岁。发现右乳包块 4 个月,红肿、疼痛 1 个月入院。患者 4 个月前发现右侧乳房有一核桃大小包块,无红肿、疼痛,未重视,1 个月前出现右侧乳房疼痛,局部红肿,皮肤温度升高,行 B 超示:右侧乳腺腺体层多发囊性占位,BI-RADS 3 级。发病以来,无胸闷气短,无恶心、呕吐等特殊不适,患者精神尚可,饮食、睡眠可,大小便正常,体重无明显变化。

既往史:平素体质一般。既往双侧乳房未觉异常,未触及包块。

专科检查:双侧胸廓对称,右侧乳房体积明显增大。右侧乳房乳头乳晕后上方皮肤红肿,伴压痛,局部皮肤皮温升高,右乳头后上方可触及 14.0cm×13.0cm 大小包块,质中,伴波动感。左乳皮肤如常,未见凹陷、瘢痕和皮肤橘皮样改变,左乳未触及明显包块。右乳头略凹陷,双侧乳头未见溢液。右侧腋窝触及多发肿大淋巴结。双侧锁骨上、颈前、颈后未触及肿大淋巴结。

实验室检查:末梢血白细胞计数 $22×10^{12}$/L。余无异常。

◆▶ 影像学检查

乳腺超声:右侧乳腺腺体层多发囊性占位,CDFI 见少量血流。BI-RADS 3 级。

乳腺 MR 检查:患者取俯卧位,双乳自然下垂,采用乳腺专用线圈,扫描范围包括双侧乳腺及腋窝区。轴位 T_1WI,层厚 4mm,层间距 1mm;轴位脂肪抑制快速自旋回波 STIR:层厚 4mm,层间距 1mm。乳腺动态增强成像序列采用 GE 乳腺动态增强扫描专用序列 VIBRANT(volume image breast assessment),ASSET(array spatial sensitivity encoding technique)并行采集技术,层厚 1.4mm,层间距 0,对比剂使用钆双胺注射液,注射流率 1.5ml/s。DWI 采用轴位自旋平面回波序列,在对比剂注射前进行扫描,b=0,1000s/mm²,层厚 4mm,层间距 1mm。

此患者的乳腺 MR 检查图像见图 4-23-1。

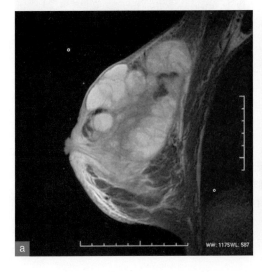

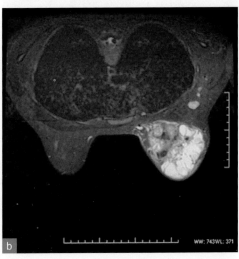

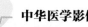
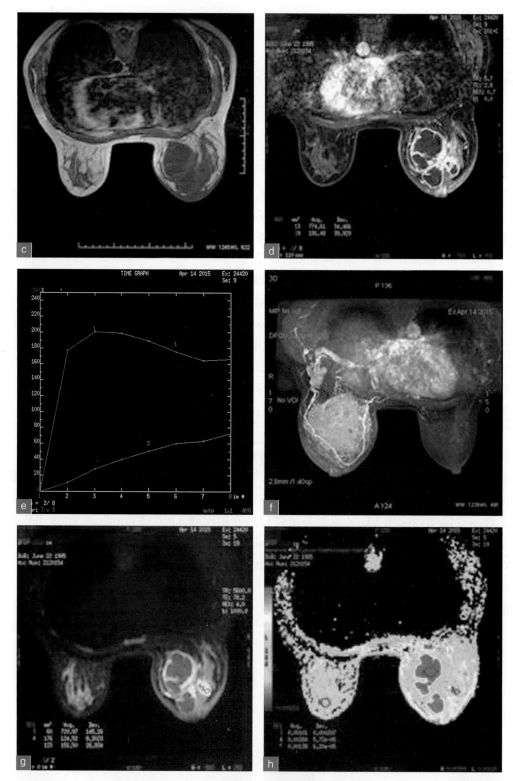

图 4-23-1　乳腺影像检查

a. 矢状位翻转恢复序列 T_2 抑脂序列；b. 轴位翻转恢复序列 T_2 抑脂序列；c. 轴位 T_1 加权图像；
d. 动态增强图像第二期相；e. 动态增强曲线；f. 双乳最大密度投影；g. 双乳弥散加权成像；
h. ADC 值伪彩图

◆ **手术和病理结果**

　　手术所见:取右乳斜梭行切口长约 20cm,切开皮肤、皮下组织,术中见病变呈囊状,边界欠清,与周围腺体粘连,遂于皮下向上下两侧分离皮瓣,出血点予电凝或结扎止血,至预定切除腺体处,剪开胸大肌筋膜,将整个乳房切除,完整移出标本。矢状剖开病变,有脓液流出,病变内部见多发囊性分隔,术中诊断:乳腺脓肿。

◆ **诊断与鉴别诊断**

　　1. **诊断要点**　本病例的特点为年轻女性患者,起病急,病程稍长,皮肤红肿。乳腺 MR 上表现为多发囊性病变,大小不一,张力较高,其内有分隔,内壁较光整,周围腺体水肿,DWI 图像显示病变囊壁弥散受限,内部囊性部分大多未见弥散受限。增强扫描囊壁及其周围呈明显强化,表现为平台型曲线。右乳皮肤明显增厚。影像学表现结合临床病史、症状及体征,考虑为乳腺脓肿。

　　2. **鉴别诊断**　本病例需要与下列疾病进行鉴别诊断。

　　(1)乳腺癌伴坏死:其病变的壁较厚,而且厚薄不均匀,经常可见壁结节,病变形态不规则,边缘不清晰,有时可表现为毛刺状,动态增强扫描多呈显著欠均匀强化,DCE-TIC 多呈廓清型或速升平台型,实性成分弥散多为高信号影,ADC 值降低明显。乳腺癌伴坏死一般不会表现出红肿热痛这些炎症的临床表现。

　　(2)乳腺囊肿:大多没有临床症状,常为体检发现,常见于纤维囊性改变的患者,较少引起急性炎症的症状,囊壁非常光滑,增强扫描囊壁不强化或轻度强化,与周围腺体分界清晰。

专家点评 ● ● ● ●

　　该病例最终病理诊断为"右乳脓肿"。该病例无论是临床表现及影像学表现都是比较典型的。多发囊性病变,有分隔,内壁光整,动态增强囊壁明显强化,周围腺体水肿明显。需要特别注意的是由于脓肿囊内液体成分的差异,其在弥散加权成像上的表现不同,当蛋白含量较高时囊内弥散受限,反之不受限,如本例大部分病变囊内弥散未见明显受限。再者病变的外缘情况会随着炎症发展的不同阶段而表现不同,当炎症被控制并局限时,外缘可以比较清晰,反之则可以表现为没有明确的边缘,如本例。最后,对于本例病变而言,单纯的动态增强曲线的鉴别诊断价值有限,因此,必须将形态学、增强表现和功能学参数结合,同时综合临床表现才能提高对该病的诊断。

(案例提供:空军军医大学附属唐都医院　解　卓)

(点评专家:空军军医大学附属唐都医院　陈宝莹)

案例 24 ● ● ●

◆▶ **病例介绍**

女性,32 岁。发现左乳腺外上象限肿块伴红肿热痛半月余来医院诊治。

专科检查:左乳 2~3 点钟位置,距乳头 2cm 处触及蛋黄大小肿块影,质地硬韧,边界不清楚,活动度差,局部红肿、发热。左侧腋窝触及肿大淋巴结。无乳头溢液。

个人史:月经初潮年龄 12 岁。既往体健,无其他疾病史。

实验室检查:无异常。

◆▶ **影像学检查**

乳腺 MRI 检查:MRI 检查设备为 3.0T 超导磁共振成像仪,8 通道专用相控阵表面线圈。患者俯卧位,双侧乳房自然下垂。扫描序列包括:T_1WI 轴位,T_2WI 压脂轴位,T_2WI 压脂矢状位,DWI,DCE-MRI。动态增强扫描时行横轴位 VIBRANT 多时相增强 MRIDCE DTPA 0.1mmol/kg 以 2.0ml/s 静脉团注前扫描 1 次,静脉团注后开始连续无间隔扫描 5 个期相。DWI 序列,b 值 0,1000。

左侧乳腺外上象限腺体结构紊乱,可见斑片状及团片状长 T_2 信号影,DWI 呈高信号,DCE-MRI 可见病变明显强化;时间-信号强度曲线呈平台型(图 4-24-1)。

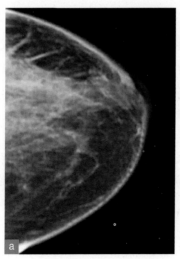
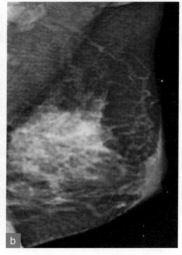

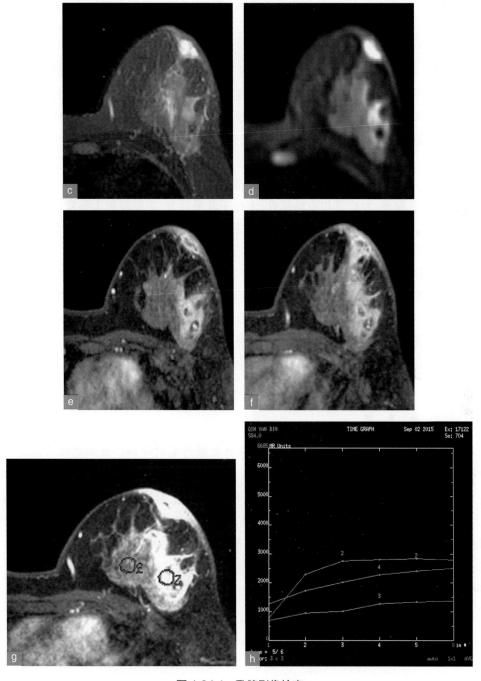

图 4-24-1　乳腺影像检查
a、b. 乳腺 X 线摄影显示乳腺皮肤增厚,腺体结构紊乱,腋窝淋巴结肿大;c. 压脂 T_2WI 图像;
d. DWI 图像;e、f、g. T_1WI 增强图像;h. 病灶 TIC 曲线

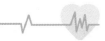

◆▶ 手术和病理结果

　　正常乳腺小叶结构破坏,小叶内外见大量中性粒细胞、脓细胞,少量浆细胞,淋巴细胞及组织细胞浸润聚积,小血管增生并扩张充血,局部肉芽组织增生。形态符合乳腺急慢性炎伴脓肿形成。

◆▶ 诊断要点与鉴别诊断

　　1. **诊断要点**　本病例中青年女性,发现左乳腺外上象限肿块伴红肿热痛半月余。触诊肿块质硬韧,蛋黄大小,无乳头溢液。钼靶图像显示左乳腺皮肤增厚,腺体结构紊乱,左侧腋窝多枚肿大淋巴结可见。MRI 平扫及增强检查中左侧乳腺外上象限腺体结构紊乱,可见斑片状及团片状异常信号影,增强强化明显,时间-信号强度曲线呈平台型,左乳乳头区皮肤增厚明显。因此首先考虑炎性病变伴脓肿形成。

　　2. **鉴别诊断**　本病例需与以下几种疾病进行鉴别诊断。

　　(1) 浆细胞性乳腺炎:发病部位有特征性,多位于乳晕后方,主要侵犯大导管,多数患者有哺乳困难和乳头溢液病史。MRI 多表现乳晕下大导管扩张,T_1WI 增强前可见导管高信号影,增强后可见导管壁轻度渐进性强化。

　　(2) 乳腺癌:形成肿块的乳腺炎性病变通常与乳腺癌较难鉴别,尤其是浸润性导管癌和炎性乳腺癌,动态增强乳腺癌多表现为快速明显强化和快速廓清的Ⅲ型时间-信号强度曲线,但是伴有肿块形成的炎性病变多表现强化不均,渐进性强化伴多发环形强化,这是乳腺炎伴脓肿形成特征表现。另外DWI 序列炎症伴脓肿形成时,病变的中心 DWI 序列常呈高信号,但是增强不强化,而乳腺癌病灶 DWI序列高信号常位于周边,且增强呈明显强化,可用于两者鉴别。

> **专家点评** ●　●　●
>
> 　　该病例的难点在于与浆细胞性乳腺炎及炎性乳癌的鉴别诊断。浆细胞性乳腺炎常有哺乳困难和乳头溢液的病史,少有红肿热痛的病史,MRI 上多可见乳晕下大导管扩张,T_1WI 增强前可见导管高信号影,而该病例临床上有红肿热痛表现,触诊病变边界不清,可触及肿块,未见明显扩张的导管,乳腺皮肤明显增厚,伴有肿大的淋巴结,因此倾向于乳腺炎性病变并脓肿形成,然而脓肿型浆细胞性乳腺炎与之较难鉴别,需要依赖病理。
>
> 　　炎性乳癌的影像表现与乳腺炎合并脓肿形成相似,部分病例的鉴别诊断较为困难,要密切结合病史,最后诊断需依赖病理。

(案例提供:河南省人民医院　付芳芳)

(点评专家:河南省人民医院　付芳芳)

案例 25 • • •

◆◆ 病例介绍

女性,37 岁。1 个月前发现左乳肿块,伴疼痛、肿胀,伴发热,无乳头溢液。就诊给予"乳康片"及抗感染治疗后病情加重。

专科检查:双乳对称,乳房皮肤未见橘皮样改变,乳头、乳晕无湿疹脱屑改变。左乳中央偏上巨大肿块,直径约 7cm。质地韧,活动欠佳,压痛,皮肤粘连(-)。双侧腋下及锁骨上未及肿大淋巴结。

◆◆ 影像学检查

乳腺 X 线摄影:检查设备为全数字化乳腺机,双乳采用 CC 位、MLO 位摄片。

乳腺 MRI:扫描设备为 1.5T Aurora 乳腺专用磁共振,造影剂:轧双胺注射液,剂量 0.2mmol/kg,速率 2ml/s。平扫序列为脂肪抑制 T_2WI 和 T_1WI,层厚 3mm,层间距 1mm。平扫后 90 秒行增强扫描,增强扫描序列为脂肪抑制加水抑制 T_1WI,层厚 1.2mm,无间距扫描。注入对比剂后无间隔采集 4 个时相,每个时相扫描时间为 180 秒。

左乳病灶在乳腺 X 线上表现为大范围腺体密度增高,CC 位可见部分小梁增粗,病变形态不规则,边界不清(图 4-25-1a、b)。乳腺 MRI 显示左乳病灶 T_1WI 信号混杂不均匀,T_2WI 呈高信号,伴皮下水肿,增强后呈区域样非肿块强化,内部强化不均匀,矢状位可见成簇小环状强化(图 4-25-1c～k)。病灶早期明显强化并呈持续强化。

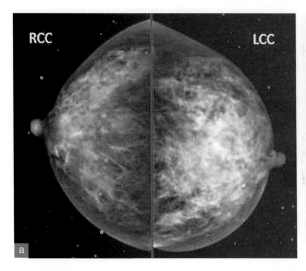

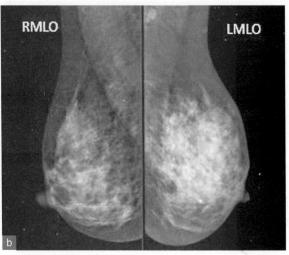

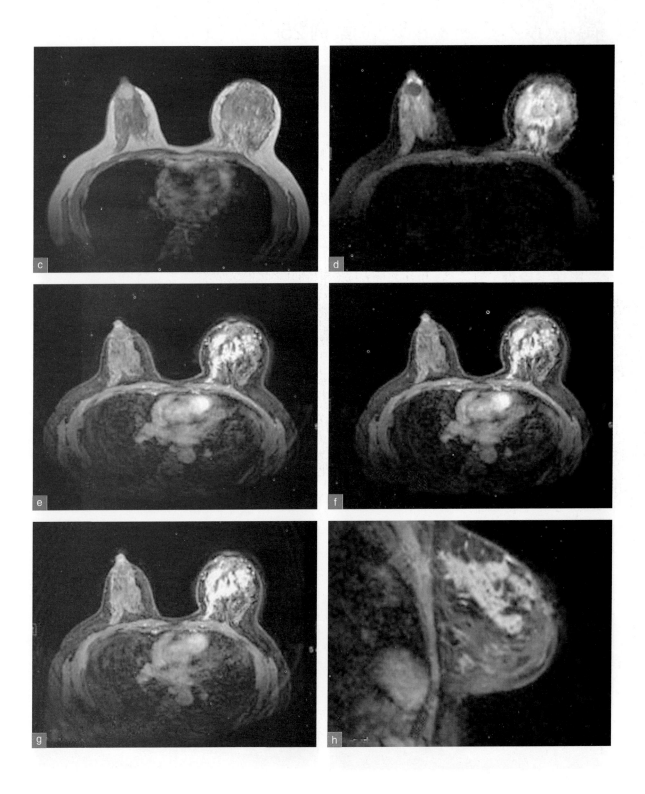

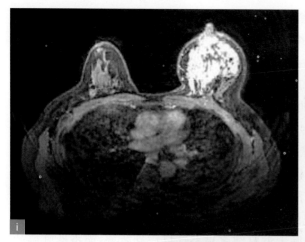
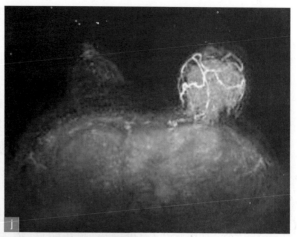

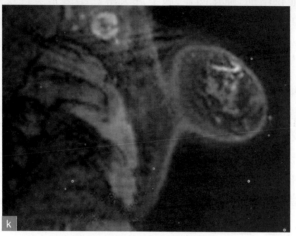

图 4-25-1　乳腺影像检查

a. 双侧乳腺 X 线摄影 CC 位；b. 双侧乳腺 X 线摄影 MLO 位；c. T_1WI 图像；d. 抑脂 T_2WI 图像；e. 增强前 T_1WI 图像；f. 抑脂增强第一期图像；g. 抑脂增强第三期图像；h. 重建矢状位增强图像；i. 病灶最大层面图像；j. 增强第一期减影图像；k. 重建矢状位增强（腋窝）图像

◆▶ 手术和病理结果

粗针穿刺活检病理：左乳乳腺间质内多量急慢性炎细胞浸润，符合炎症性病变。

手术所见：病灶位于左乳中央区偏上，最大径 9cm，边界尚清，包膜完整，沿包膜完整切除肿瘤。

肿块切除术病理：左乳肿块导管及小叶周见多灶大量急慢性炎细胞浸润，多核巨细胞反应，符合炎症性改变。

◆▶ 诊断要点与鉴别诊断

1. 诊断要点　本病例为年轻女性，临床上有典型红肿热痛的炎性病变临床体征，应首先考虑为炎性病变，主要的鉴别诊断为炎性乳癌，而炎性乳癌的临床发展迅速，体征更为显著，皮肤表现尤为明显。乳腺 MR 上的多个环形强化为诊断要点，此征象常见于两种情况，一为炎症，二为导管原位癌，此例患者的环形强化大小不一，大环和小环同时存在，最为关键的鉴别点在于环内在 T_2WI 上表现为高亮信号，提示囊性，此征象直指囊样改变伴感染。对侧乳晕后区的导管扩张伴囊肿对提示炎性病变也有一定的提示作用。

2. 鉴别诊断 本病例需与以下几种疾病进行鉴别诊断。

（1）炎性乳癌：炎性乳癌是乳腺癌的一种特殊继发表现形式，属于临床分类，在病理上并无特异性，各种病理类型都可见到，多见于分化差的浸润性导管癌。目前一般认为炎性乳癌是与真皮淋巴内的癌细胞栓子有关。本病多见于中青年，卵巢功能旺盛期妇女，常合并妊娠、哺乳。起病急骤，发展迅速，症状为乳房肿大、发红、变坚实，可伴有疼痛。典型者乳房弥漫肿大，局部皮肤发红，且有明显水肿。腋下淋巴结多见累及，同侧锁骨上淋巴结转移达 30%。本病恶性程度极高，预后差，患者多于1~2 年内死亡。炎性乳癌与急性乳腺炎在临床症状上十分接近，但急性乳腺炎皮肤增厚可局限，颜色鲜红，呈凹陷性水肿，炎性乳癌皮肤改变广泛，往往累及整个乳房，色暗红，呈橘皮样。急性乳腺炎抗感染有效，而炎性乳癌抗感染无效。在乳腺 X 线上乳腺炎和炎性乳癌均多表现为非对称影，均可见到乳房水肿、皮肤增厚、小梁结构增粗及腋下肿大淋巴结。在乳腺 MR 上急性乳腺炎常见囊肿伴感染所致的大小不一环形强化，血供增加，强化明显，腋下肿大淋巴结多呈炎性反应性改变；而炎性乳癌的 MR 表现基于病理基础，根据不同的病理类型表现为不同的影像学特征，其腋下肿大淋巴结为癌细胞转移所致，密实饱满，淋巴结门消失，与炎性淋巴结不同，同时乳房水肿、皮肤增厚常较急性乳腺炎更为明显。

（2）导管原位癌：该病例在乳腺 MR 上强化沿导管方向累及内上和内下象限，且出现成簇小环形强化，此两种征象均为导管原位癌的特征性表现。鉴别点在于：炎性背景中囊肿伴感染所致的环形强化在 $T_2WI/STIR$ 上信号较导管原位癌更高，呈高亮信号，且常大小不一，与 DCIS 中成簇小环状强化相比更大；导管原位癌的环形强化常与乳腺 X 线上段样分布的可疑恶性钙化相符，而炎症病变不伴有可疑恶性钙化；炎性病变常出现皮肤、乳腺小梁结构的改变，导管原位癌少见；炎性病变常可见到腋下炎性反应性肿大淋巴结，导管原位癌腋下淋巴结转移少见。此外，导管原位癌的段样强化常呈卵石样强化。

（3）高级别浸润性癌：少见情况下一些高级别浸润性癌如核分级 3 级的浸润性导管癌也会表现为范围较广的区域或段样强化，以及在 T_2WI 上病灶内部与周围常见水肿所致的高信号。鉴别点在于恶性病变所致的水肿较炎性病变所致的水肿程度较轻；高级别浸润性癌的皮肤增厚常由于癌肿直接侵犯皮肤所致，而炎性病变所致的皮肤少见直接受累；与炎性病变内部常见的环形强化相比，高级别浸润性癌内部强化常表现为不均匀强化；高级别浸润性癌腋下肿大淋巴结为转移所致，形态密实饱满，淋巴门消失，而炎性病变肿大淋巴结为炎性反应性改变，淋巴门存在。

专家点评 ● ● ●

乳腺炎症与炎性乳癌往往难以鉴别。炎性反应较轻的病例在 X 线上可无明显异常表现或仅表现为不对称影，难以定性。炎症反应明显的病例乳腺密度显著增加，皮肤增厚及皮下水肿明显，腋窝常见多枚肿大的淋巴结，此时难以与炎性乳癌鉴别，需要病理活检确诊。在乳腺 MRI 上乳腺炎症有一定的特征性表现，即脓肿所形成的环形强化，若结合患者典型的临床表现，不难做出乳腺炎症的诊断，但当缺乏炎症的临床体征时需要与导管原位癌相互鉴别。

（案例提供：复旦大学附属肿瘤医院　肖　勤）

（点评专家：复旦大学附属肿瘤医院　顾雅佳）

04章案例26

案例 26 ● ● ● ●

◆▶ **病例介绍**

　　女性,47 岁。患者 1 年前发现右乳肿物,局部皮肤无红肿、疼痛,无橘皮样变,无乳头内陷、溢液等,于 2015-02-09 行 B 超示:"右侧腋窝多发异常回声(最大 2.7cm×1.5cm),建议进一步检查",患者未治疗;2015-02-24 复查 B 超示:"①右侧腋窝实性占位(大者约 3.1cm×1.5cm);②左侧腋窝淋巴结肿大(大者约 1.5cm×0.7cm)"。今为进一步诊治来医院。

　　专科检查:浅表淋巴结未触及肿大,双侧乳房对称,右侧可见副乳,其内可及一大小约 1cm×1cm 肿块,另于右乳外上象限可触及一大小约 3cm×1cm 肿块,边界欠清,活动可,无明显压痛,左乳未触及肿块。

　　个人史:出生于原籍,无疫水接触史,否认疫区居住史,无长期外地居住史。无烟酒等不良嗜好。无化学性、放射物及毒物接触史。

◆▶ **影像学检查**

　　行双乳乳腺 X 线摄影检查示:双侧乳腺呈脂肪型(图 4-26-1)。右侧副乳区可见结节状密度增高影,直径约 1.6cm,密度不均,呈多结节堆积状,内未见钙化征象。同侧腋窝区示多发肿大淋巴结影,大者短径约 1.0cm。余双侧乳腺内未见明显占位及钙化灶。皮肤乳头未见异常。左侧腋窝示多个肿大淋巴结,大者短径约 1.5cm,内可见脂肪密度影。结论:右侧副乳区结节(BI-RADS 4B)并右侧腋窝淋巴结肿大。

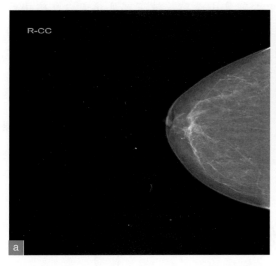
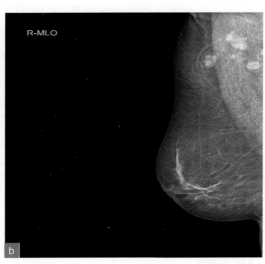

图 4-26-1　乳腺 X 线摄影
a. CC 位;b. MLO 位

◆▶ **手术和病理结果**

　　(右腋窝肿物、右腋窝基底淋巴结)慢性肉芽肿性病变,建议临床做相关检查确诊。梅毒螺旋

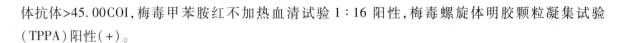

体抗体>45.00COI,梅毒甲苯胺红不加热血清试验 1∶16 阳性,梅毒螺旋体明胶颗粒凝集试验(TPPA)阳性(+)。

◆▶ 诊断要点与鉴别诊断

1. **诊断要点** 确诊需病理及相关病原学检查。

2. **鉴别诊断** 本病例需与以下几种疾病进行鉴别诊断。

(1) 乳腺囊肿:质地软,有囊性感觉,活动度可,与周围组织无粘连,B超下可见囊性改变。

(2) 乳腺纤维瘤:发病高峰20~25岁,一般不发生破溃及乳头溢液,肿块一般与皮肤无粘连,肿块质地韧,有完整包膜,边界清,光滑。

(3) 乳腺囊性增生:常为多发,一般不发生破溃及乳头溢液,肿块一般与皮肤无粘连,肿块质地韧,有完整包膜,边界清,光滑,无腋窝淋巴结肿大。

专家点评 ●●●

　　乳腺超声多显示不规则的低回声区,无包膜,内部回声不均匀,伴或不伴后方声影,无明显钙化灶,偶见大小不等的液性暗区,散件囊状、管状低回声或无回声区。在伴有脓肿的病灶内可见细小的强光点,为黏稠脓液的反射,亮度不如乳癌肿块内部的钙化斑点。部分病例伴腋下淋巴结肿大。常为反应性增生。钼靶X线摄片多显示局部不规则、不均匀的高密度致密肿块影,结构紊乱,有或无钙化,边缘毛糙浸润,可见皮肤增厚。有的呈现局限性不对称密度表现,致密腺体内局限性不均匀低回声,边缘欠清晰,往往被首先考虑为乳腺恶性疾病。组织病理学:细胞学检查可见到较多嗜中性粒细胞、淋巴细胞、朗汉斯细胞或异物巨细胞、核碎片、上皮细胞等。组织学检查可见切面弥漫分布如粟粒至黄豆样大小的暗红色结节,部分结节中心可见小囊腔。镜下可见病变以乳腺小叶为中心,呈多灶性分布,小叶的末梢导管或腺泡大部分消失,并常见嗜中性粒细胞灶-微脓肿。偶见小灶性坏死,但无干酪样坏死,抗酸染色不见结核杆菌,无明显的泡沫细胞及扩张的导管。

（案例提供:山东省肿瘤医院　常洪瑞）

（点评专家:山东省肿瘤医院　付　正）

04章案例27

案例 27 ●　●　●

◆▶ 病例介绍

　　女性,30岁。因左乳肿物2个月入院。

专科检查:左乳内上象限可触及肿物,约鸡蛋黄大小,伴有皮肤发红、疼痛,腋下无肿块,无乳晕或乳头糜烂。

个人史:月经初潮年龄 13 岁。

实验室检查:无异常。

◆◇ **影像学检查**

乳腺 MRI 检查:检查前常规禁食 4~6 小时。采用 1.5T Espree 扫描仪,乳腺专用表面线圈。患者俯卧于乳腺表面线圈上,双乳自然下垂。先行双侧乳腺平扫,包括轴位 T_1WI、抑脂 T_2WI,然后行 VIBE 动态增强扫描,增强扫描时先行轴位第 1 期蒙片扫描,注射造影剂后立即开始 7 期 VIBE 动态增强扫描,每期扫描持续时间为 72 秒,每期之间无间隔,8 期扫描时间共计 9 分 41 秒。采用双筒高压注射器经肘前静脉注射 Gd-DTPA 0.1mmol/kg,流率 3.0ml/s,再注射生理盐水 15ml,流率 3.0ml/s。扫描范围:包括双侧乳腺组织、相应水平胸廓前部及腋窝。扫描同时进行数字减影。DWI 序列,b 值 0,400,800,1500。

乳腺 MRI:左乳内上象限及内下象限可见大片状不规则异常信号,边界清,T_1WI 呈等信号,T_2WI 呈高信号,ADC 值略有减低($1.163×10^{-3}mm^2/s$),并可见规则脓腔形成,增强后病灶可清晰显示,动态增强时间-信号强度曲线呈早期缓慢/迅速上升后平台型。左乳皮肤增厚,邻近皮肤脂肪层模糊、紊乱(图 4-27-1a~j)。

乳腺超声:双乳腺组织不规则增厚,左乳软组织水肿,左乳内上象限 9 点方位可见两个相邻的实性低回声,大小分别为 1.9cm×1.2cm、2.1cm×1.2cm,边界欠清,其内回声不均匀,二者关系密切,右乳 10 点方位可见 0.7cm×0.6cm 的囊肿回声,边界清(图 4-27-1k)。

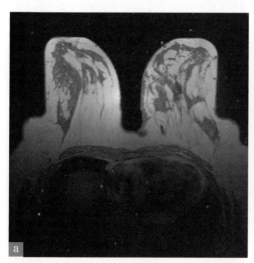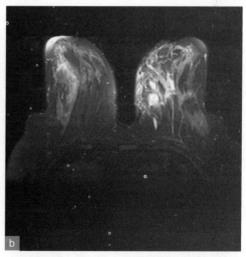

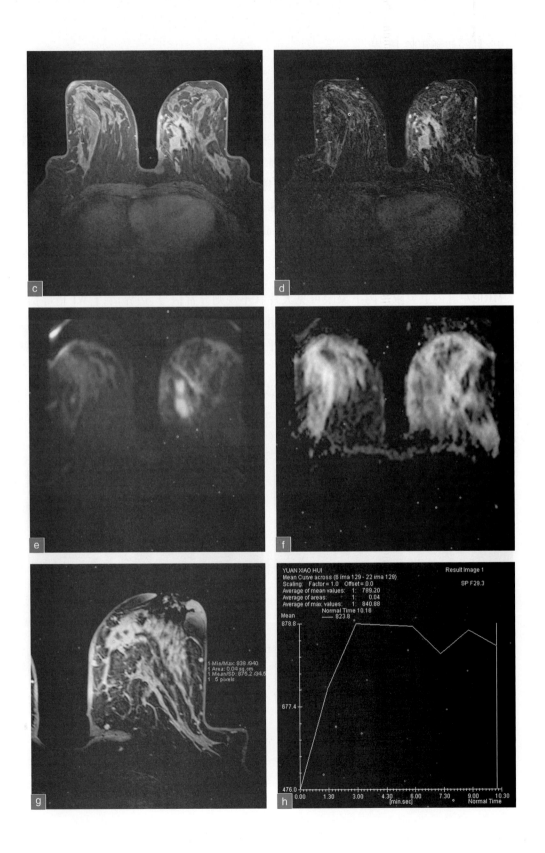

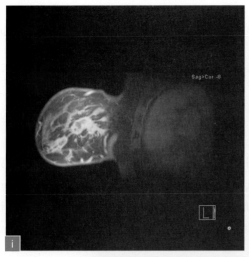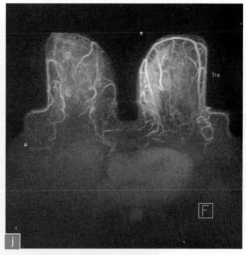

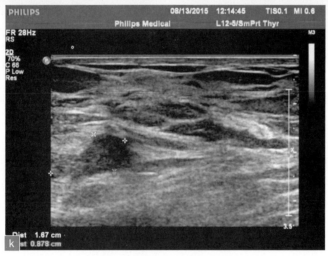

图 4-27-1　乳腺影像检查

a. T_1WI；b. T_2WI 压脂；c. 动态增强注入对比剂约 90 秒图像；d. 增强后约 90 秒减影图像；
e. b=800 DWI 图像；f. ADCmap 图像；g. 感兴趣区设置位置；h. 动脉增强时间-信号强度曲线；
i. 增强后约 90 秒矢状位重建图像；j. 增强后约 90 秒减影后 MIP 重建轴位图像；k. 超声图像

◆◆　手术和病理结果

（左乳）穿刺组织内弥漫炎细胞浸润，局部见退行异性细胞。

◆◆　诊断要点与鉴别诊断

1. 诊断要点　左乳内上象限及内下象限可见大片状不规则异常信号，边界清，T_1WI 呈等信号，T_2WI 呈高信号，ADC 值略有减低（$1.163×10^{-3}\,mm^2/s$），并可见规则脓腔形成，增强后病灶可清晰显示，动态增强时间-信号强度曲线呈早期缓慢/迅速上升后平台型。左乳皮肤增厚，邻近皮脂肪层模糊、紊乱。BI-RADS-MRI 4a 类。

2. 鉴别诊断　本病例需与以下几种疾病进行鉴别诊断。

（1）浸润性导管癌：本例呈非肿块样强化，边界清，并可见脓腔形成，伴皮肤及皮下脂肪层改变，增厚的腺体内无结节，ADC 值无明显降低；浸润性导管癌边缘以毛刺为主，内含结节状改变，少有囊变坏死腔,相应 ADC 值明显降低,两者可鉴别。

(2) 腺病:腺病表现多样,一般范围较小,多为良性表现,内少见囊变坏死,罕见累及皮肤及皮下脂肪。

(3) 导管原位癌:多分布于乳腺外上象限,段性分布,无明显脓腔形成。

专家点评 ● ● ● ●

非产褥期乳腺炎在临床上较难鉴别。本例病例病变范围较大,病变分布及形态不具典型特征,但是病变强化区域随着 b 值的升高,扩散加权像上高信号程度减低并范围逐步缩小,提示病变属于良性病变,无明显恶性征象。另病灶内可观察到无强化区域对应扩散受限,相应ADCmap 上呈低信号,提示脓腔形成,提示感染,但病灶内无明显脓腔时不易与恶性病变鉴别。

(案例提供:吉林省肿瘤医院　孙双燕)

(点评专家:吉林省肿瘤医院　赵继红)

● ● ● ● 第九节　乳 腺 结 核 ● ● ● ●

案例 28 ● ● ●

◆ **病例介绍**

女性,33 岁。右乳房肿物逐渐增大伴疼痛半年。

专科检查:右乳外下距乳头 5cm 可见一大小约 3cm×5cm 肿物,肿物周围皮肤红肿,局部皮温不高,无破溃,乳房 10 点钟处距乳头 3cm 可见一长约 2cm 弧形手术瘢痕,触诊有握雪感,右侧腋窝胸肌群淋巴结可及一约 1cm×1cm 大小淋巴结,质韧,活动度好,无压痛。

个人史:既往体健,4 年前曾行乳腺增生切除手术。

实验室检查:曾行 PPD 试验阳性,WBC $5.58×10^9/L$;CA15-3 19.79U/ml(正常值:0~25.00U/ml);CA125 8.59U/ml(正常值:0~35.00U/ml);甲胎蛋白 1.33ng/ml(正常值:0~7.00ng/ml);癌胚抗原 0.309ng/ml(正常值:0~4.7ng/ml)。

◆ **影像学检查**

乳腺 MRI 检查:患者取俯卧位,双侧乳房自然下垂。先行乳腺平扫,轴位 T_1WI,TR 4.5 毫秒,TE 2.1 毫秒,扫描层厚 3mm,层间距 1.5mm,矩阵 384×320,FOV 35cm×35cm;轴位 T_2WI(Ax T2 FSE-IDEAL ASSET),TR 3773 毫秒,TE 81.5 毫秒,扫描层厚 6mm、层间距 7.5mm,矩阵 320×256,FOV 35cm×

35cm；矢状位 T_2WI（Sag fs T2FSE），TR 2500 毫秒，TE 86.3 毫秒，扫描层厚 4mm、层间距 5mm，矩阵 288 ×224，FOV 22cm×22cm；DWI（Ax STIR-DWI 1000 Shim），b＝1000s/mm²，TR 3118 毫秒，TE 75.9 毫秒，扫描层厚 4mm、层间距 5mm，矩阵 128×128，FOV 35cm×35cm。再行乳腺动态增强扫描，动态扫描持续时间 1.6 秒，获得时间 52 秒，对比剂为 Gd-DTPA（0.1mmol/kg 体质量），采用高压注射器经手背浅静脉以 3.0ml/s 流率团注，并跟注 20ml 的生理盐水。注药的同时开始灌注成像采集，后立即采集 T_1WI 增强图像，采用 VIBRANT 序列，TR 4.5 毫秒，TE 2.1 毫秒，扫描层厚 3mm、层间距 1.5mm，矩阵 384× 320，FOV 35cm×35cm。

右乳外下象限病灶，呈大片状异常信号，其内 T_1WI 低信号，T_2WI 为明显高信号，病灶形成多个相通的腔；内部在 DWI 上呈某些高信号，ADC 值明显减低；增强扫描病变壁明显强化，中央成分无强化，强化后内壁较清楚、光滑；强化曲线呈渐升型（图 4-28-1）。

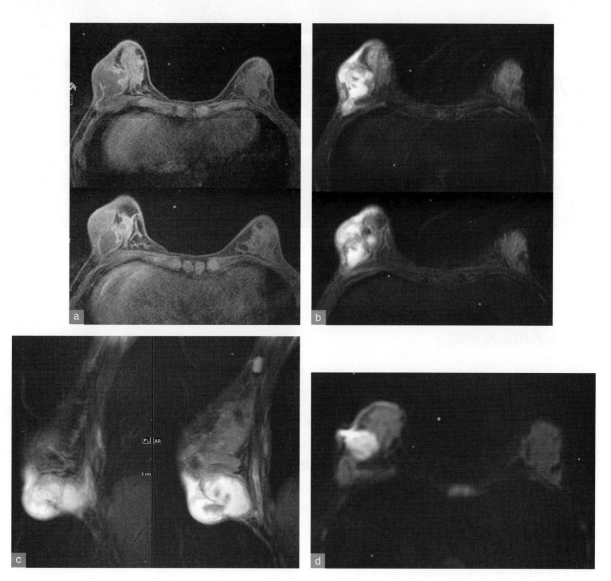

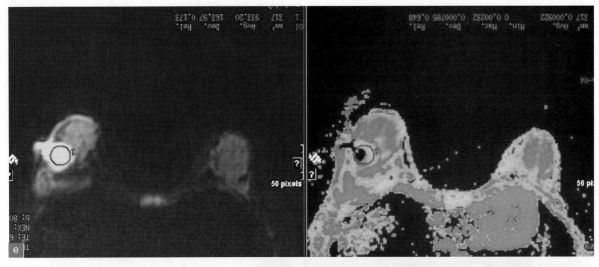

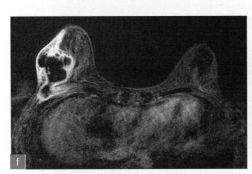
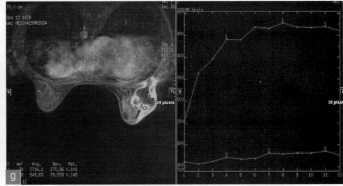

图 4-28-1 乳腺影像检查

a. Ax T$_2$WI 抑脂相；b. Sag T$_2$WI 抑脂相；c. Ax T$_1$WI 抑脂相；d. DWI 图像；e. ADC 图像；f. T$_1$WI 增强图像；
g. 病灶 TIC 曲线

◆▶ **手术和病理结果**

手术所见：术中探查见右侧乳头下方一带蒂实性肿物，大小约 5cm×3.5cm，质韧，肿物边界清晰，蒂部侵及胸大肌、第 5 肋间肌及胸膜，沿第 5 肋间肌横断肿物蒂部，肿物剖面呈可见干酪样坏死。术中诊断"右乳腺结核性脓肿"，完整切除肿物及少量腺体组织，送冷冻病理检查，冷冻病理回报：肉芽肿性炎。

手术病理：(右侧)乳腺导管小叶周围可见大量淋巴细胞及浆细胞浸润，可见大片干酪性坏死区域，周围可见上皮样细胞及多核巨细胞构成的肉芽肿，部分区域成片的泡沫样组织细胞，特殊染色结果：PAS(−)，抗酸(未找见阳性杆菌)，结核病变可能大。

病理诊断：(右乳)乳腺结核可能大。

◆▶ **诊断要点与鉴别诊断**

1. 诊断要点 本病例特点为年轻女性，慢性病程，发现右侧乳腺病变，PPD 试验阳性，MR 提示右乳病变薄壁，病变内为液性成分可能，DWI 明显高信号，ADC 值减低，提示腔内容物弥散受限，可能较黏稠或含细胞成分较多，增强后壁有强化，增强后的内壁光滑、外壁模糊、边界不清，强化曲线为渐升型，Ⅰ型曲线多提示良性病变，因此，考虑病变为恶性的可能性小，首先考虑为炎性病变合并脓肿形成。但是患者病史达半年，且无发热症状，不符合急性乳腺炎脓肿形成的表现，结合其 PPD 试验(+)，推测病变可能为结核性脓肿，其形态学表现及向胸壁延伸的行为亦符合结核寒性脓肿的流注方式。

2. 鉴别诊断 本病例需与以下几种疾病进行鉴别诊断。

(1) 乳腺脓肿：乳腺脓肿多在急性乳腺炎的基础上发生，好发于哺乳期女性，急性病程，有发热的症状，局部乳房红肿热痛明显，脓肿形成表现为类圆形单发或多发囊性病灶，脓腔内大量炎症细胞、微生物、蛋白质、坏死组织及渗出液等，黏滞性较强，水分子扩散明显受限，故在 DWI 上呈明显高信号，ADC 值减低，增强后脓肿内壁光滑，外壁模糊，脓壁增强曲线渐升型。乳腺脓肿 MRI 与结核寒性脓肿类似，但前者因有乳腺炎的基础，所以脓肿周围炎症性渗出重，表现为乳腺组织水肿，多发斑片状、点条状 T_2WI 高信号，增强后有强化，DWI 亦表现为高信号，而结核脓肿周围炎性反应较轻。

(2) 浆细胞性乳腺炎：可发生在青春期后任何年龄，多为非哺乳期或非妊娠期女性，发病部位多位于乳晕周围，可累及乳腺深部的一个或多个象限，区别于结核。浆细胞性乳腺炎脓肿期的患者临床表现为局部会出现皮肤潮红，原有的肿块软化，疼痛或隐痛，MRI 表现与结核相似，可见单个或多发相通的脓腔，脓肿周围乳腺小梁增厚，MRI 另可见患乳皮肤增厚，乳头凹陷，皮下脓肿形成，瘘管形成等。浆细胞性乳腺炎的脓肿因脓液黏稠性，故 DWI 也呈高信号，ADC 值减低。增强曲线为Ⅰ或Ⅱ型。脓肿周围乳腺炎表现为多发的导管扩张，扩张导管内因有白色脂样分泌物聚集，故 T_1WI 可见是为导管内高信号，而结核不会出现此征象。

(3) 乳腺黏液癌：黏液癌 MRI 表现为乳腺内单发或多发的病灶，因病变含较多黏液成分，在 T_2WI 上为明显高信号，增强后也可呈环形强化，但脓肿所见的光滑内壁在黏液癌中不会出现，环形强化代表肿瘤的周边血供丰富，并非坏死液化形成的囊壁，DWI 信号增高，但 ADC 值因为黏液成分存在往往较高，可作为它与脓肿性病变的鉴别点，此外黏液癌不会出现类似结核脓肿的向周围流注的征象。

> **专家点评** ● ● ● ●
>
> 　　本病例 MR 特点为薄壁多腔融合的乳腺病变，T_2WI 像明显高信号，提示含较多液性成分可能，DWI 明显高信号，ADC 值减低，提示腔内容物弥散受限，可能较粘稠或含细胞成分较多，增强后壁有强化，内壁光滑，强化曲线为渐升型，以上表现推测可能为良性病变，可能为炎性病变合并脓肿形成，较符合结核寒性脓疡的流注方式。诊断需与乳腺脓肿、浆液性乳腺炎等炎症性疾病及粘液癌等含液性成分的病变相鉴别。

(案例提供：北京大学人民医院　陈　皓)

(点评专家：北京大学人民医院　陈　皓)

第十节 浆细胞性乳腺炎

案例 29 · · ·

◆▶ **病例介绍**

女性,38 岁。发现左乳肿物伴疼痛 1 个月。伴疼痛,与月经无明显关系,局部皮肤红肿,无破溃。患者 28 天前于某医院行抗感染治疗 23 天(每日静点 3 支头孢替唑钠),皮肤红胀消退,肿物增大,皮温无增高。

专科检查:双乳对称,双乳头平齐,左乳头内陷,可于左乳上象限触及大小约 10cm×8cm 肿物,质硬,边界清晰,活动度差,皮肤酒窝征阴性。乳房无红肿及皮温改变。双侧腋窝及锁骨上下未触及肿大淋巴结。

乳腺三维彩超:左乳腺呈混合性回声,范围约 11.0cm×2.48cm×10.0cm,其内靠近乳头处可见密集点状回声,有流动感,血流丰富,可测及动脉频谱,RI:0.88。超声诊断:左乳腺炎症伴脓肿可能性大,血流丰富(BI-RADS 4B 类)。

◆▶ **影像学检查**

乳腺 MRI 检查:MRI 检查设备为 3.0T 磁共振设备,乳腺专用线圈。患者采取俯卧位,使双乳自然垂于线圈洞穴的中央。平扫层厚 4mm,层间隔 1.5mm,FOV 30cm×30cm,快速自旋回波 T_1WI 和 STIR 序列,DWI 序列。动态增强扫描采用 3D-FLASH 抑脂 T_1WI 序列。对比剂采用钆喷酸葡胺注射液(Gd-DTPA),剂量 0.1mmol/kg,以 2ml/s 的速度注入。增强前扫描一次,注入对比剂后连续扫描 8 次。

MRI 平扫+增强可见:左乳明显增大,以上象限为主可见较大团块状混杂 T_1 长 T_2 信号,范围约 67.1cm×33.7cm×74.6mm(左右×前后×上下),增强后明显不均匀强化,其内可见多发类圆形及小条状未强化影,未强化类圆形周围可见环状强化壁,病变周围边界不清,周围血管明显增多、增粗。DWI 图上部分呈不均匀高信号,ADC 值约 0.000 930。左侧乳晕增厚。左侧腋窝可见略增大淋巴结。本病例表现为左乳弥漫性病变,增强提示该占位病变的血供较为丰富(图 4-29-1)。

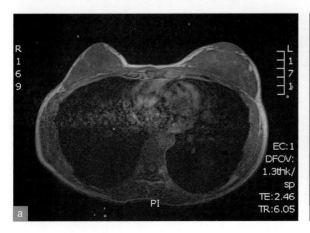
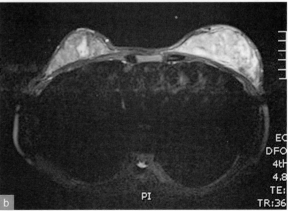

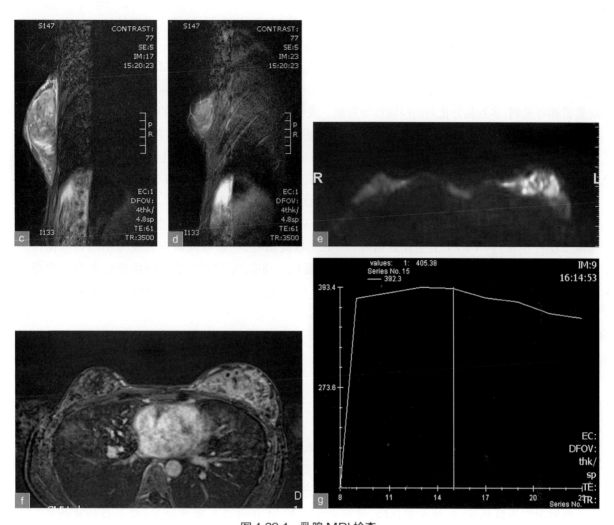

图 4-29-1　乳腺 MRI 检查

a. T_1WI 平扫图像；b. T_2WI 平扫图像；c、d. T_2WI 平扫矢状位图像；e. DWI 图像；f. T_1WI 增强图像；g. 病灶 TIC
曲线

◆◆　**手术和病理结果**

　　手术所见：病变位于左乳上象限，分离脓腔间隔，可见黄白色脓汁及鲜血自脓腔流出，脓腔大小约
12cm×12cm×4cm，选取病变组织送病理检查。

　　病理所见：左乳肿物。镜下所见：组织内慢性炎细胞浸润，纤维组织增生伴浆细胞、淋巴细胞浸
润，局部导管上皮增生。免疫组化：CK5/6(+)P63(+)Ki-67(+>15%)。

　　病理诊断：左乳慢性炎性病变，浆细胞性乳腺炎。

◆◆　**诊断要点与鉴别诊断**

　　1. 诊断要点　临床资料左乳红肿、疼痛伴发热，短期内左乳肿块增大，均提示炎症性改变可能
大。MRI 平扫+增强示左乳明显增大，以上象限为主可见较大团块状混杂 T_1 长 T_2 信号，范围约
67.1cm×33.7cm×74.6mm（左右×前后×上下），增强后明显不均匀强化，以斑点状、小条状强化为主，
其内可见多发类圆形及小条状未强化影，未强化类圆形周围可见环状强化壁，病变周围边界不清，周
围血管明显增多、增粗。DWI 图上部分呈不均匀高信号，ADC 值约 0.000 930。左乳内还可见多发小

强化结节。皮下脂肪间隙 T_2 呈高信号，左侧乳晕增厚。左侧腋窝可见略增大淋巴结。

2. 鉴别诊断 本病例需与以下几种疾病进行鉴别诊断。

（1）炎性乳腺癌：炎性乳癌临床上少见，其占乳腺癌的 3.6%，特点是全乳呈急性炎症表现，即红、肿、热、痛等表现，临床诊断以皮肤红肿范围大于乳房 1/3 的乳腺癌作为诊断标准，炎性乳腺癌时各种病理类型都可见到，多数是分化差的浸润性导管癌。炎性乳癌是一种特殊类型的乳腺癌，多数可见乳腺癌的直接征象，如毛刺及分叶状肿块或恶性钙化，强化曲线以平台型及流出型为主，血供增多更加显著。

（2）乳腺囊性增生症：多见于 30～50 岁妇女，症状为双侧乳房胀痛伴乳腺内多发结节，症状常与月经周期有关，月经前期症状加重，月经后症状减轻或消失。MRI 表现为双乳多发大小不一 T_1 低信号、T_2 高信号结节影，边缘清晰光滑，增强后结节边缘可见规则环形强化。

（3）肉芽肿性乳腺炎：关于肉芽肿性乳腺炎 MRI 表现的文献报道较少，肉芽肿性乳腺炎病变局限于小叶范围内，平扫 T 上呈较低信号，T_2 上呈较高信号，动态增强检查表现为不均匀强化伴多发环形脓肿形成，也可表现为节段性分布不均匀强化。动态增强时间-信号强度曲线类型多表现为渐增型的良性特征。肉芽肿性乳腺炎表现取决于其所处的不同发展时期炎性反应程度和纤维化成分等。

专家点评 ● ● ●

　　浆细胞性乳腺炎又称乳腺导管扩张症，是一种乳腺无菌性炎症性疾病，可发生在青春期后任何年龄，多为非哺乳期或非妊娠期女性。浆细胞性乳腺炎在不同的病理阶段有着不同MRI 表现，主要包括炎症型、脓肿型、结节型、乳管扩张型、混合型。该病例临床表现为左乳肿胀、疼痛，患侧皮肤红肿，此种临床表现常需要与炎性乳癌进行鉴别。本病例左乳增大，左乳病变为非肿块病灶，呈斑片样，横断面增强扫描剪影左乳内可见多发大小不一的圆形或椭圆形环形强化影，部分内有分隔，排列呈蜂窝状，左乳内另见斑片强化，符合浆细胞性乳腺炎炎症型影像表现；而炎性乳癌多数是分化差的浸润性导管癌，多数可见乳腺癌的直接征象，如毛刺及分叶状肿块或恶性钙化，强化曲线以平台型及流出型为主，血供增多更加显著。

（案例提供：中国医科大学附属第一医院 缪 琪）

（点评专家：中国医科大学附属第一医院 黎 庶）

案例 30 ● ● ●

◆ **病例介绍**

女性，28 岁。发现左乳包块 1$^+$ 月就诊。

专科检查：双侧乳房对称，左乳头凹陷（先天性），未见皮肤色素沉着，未见酒窝征、橘皮征，双侧乳头无溢液,左乳 3 点钟方向距乳晕 2cm 触及一肿物,约 4cm×5cm 大小,质硬,无压痛,边界不清,表面不光滑,活动度不佳,左腋窝可及小淋巴结。

个人史:月经初潮年龄 14 岁。既往 2 年前行"剖宫产术"。

◆》 影像学检查

乳腺 X 线摄影检查:包括双乳内外侧斜位(MLO)及头尾位(CC)。

乳腺超声检查:超声检查设备为彩色多普勒超声诊断仪,频率 3～13MHz,患者取仰卧位,暴露双侧乳房及腋窝,对每侧乳腺采取扇形扫描,充分检查每一区域。

乳腺 MRI 检查:MRI 检查设备为 3.0T 超导型 MRI 扫描机,专用乳腺 8 通道相控阵线圈。患者俯卧位,双乳自然悬垂。先行横轴位梯度回波 T_1WI 序列(TR/TE = 5.15/2.59 毫秒),横轴位快速自旋回波脂肪抑制 T_2WI 序列(TR/TE = 7989.15/70.00 毫秒)平扫,FOV = 35cm×16cm,层厚 4mm,层间距 0.4mm。后行横轴位、矢状位 DCE-MRI 扫描,采用三维容积梯度回波成像技术脂肪抑制序列(TR/TE = 5.4/2.7 毫秒),造影剂使用钆喷酸葡胺(Gd-DTPA),用量 14ml,速率 2ml/s,设定 8 个时相,无间断扫描,每个时相扫描时间为 111 秒,总动态增强时间约 14.8 分钟,FOV = 35cm×16cm,层厚 4mm,层间距 0.4mm。DWI 序列,b 值 0,600。

此患者的乳腺 X 线摄影、超声及 MR 检查图像见图 4-30-1。

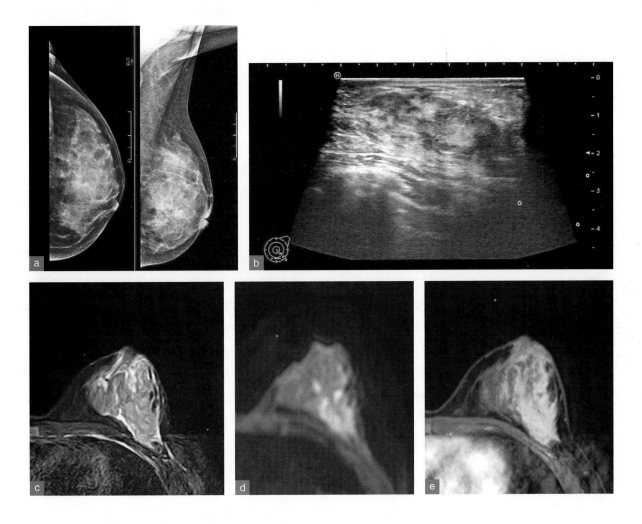

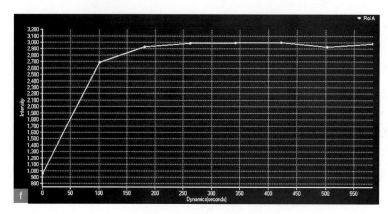

图4-30-1　乳腺影像检查

a. 乳腺 X 线摄影 CC 及 MLO 位：左侧乳头内陷，左乳腺体结构紊乱，密度增高；
b. 超声图像：左乳见大片状不均质低回声区，边缘不清；c ~ f. 乳腺 MRI 图像：
左乳外下象限片状稍长 T_2 信号影，边缘模糊不清，DWI 图像为稍高信号，增强
扫描病变呈片状不均质强化，范围广泛，时间-信号曲线呈平台型

◆◆ **手术和病理结果**

　　（左乳）浆细胞性乳腺炎。镜下所见：乳腺导管扩张，上皮破坏，导管周围见大量炎性细胞，内含较多浆细胞。

◆◆ **诊断与鉴别诊断**

　　1. 诊断要点　本病例特点为年轻女性，以发现左乳肿块 1^+ 月就诊，病程较短，有先天性乳头内陷。X 钼靶显示左乳外下象限腺体结构紊乱，密度增高，边缘模糊，无钙化，腋窝无增大淋巴结。超声显示病灶范围较为广泛，为混杂低回声区，边缘不清。MRI 显示病灶呈片状稍长 T_2 信号，边缘不清，DWI（b=600）为稍高信号，增强后明显不均质强化，时间-信号曲线为平台型。上述影像表现均提示病变范围广泛，边界模糊不清，无肿块显示，结合患者先天性左乳头凹陷，有乳腺炎发病基础，因此在诊断上首先需要考虑浆细胞性乳腺炎的可能性。

　　2. 鉴别诊断　本病例需与以下几种疾病进行鉴别诊断。

　　（1）乳腺癌：单发、无痛并进行性生长的肿块，外上象限最多见（45% ~ 50%），质地较硬，表面不光滑，边界不清，活动度差。可见"酒窝"征、乳头内陷、皮肤橘皮样改变等。可伴同侧腋窝淋巴转移，晚期可出现锁骨上、对侧腋窝淋巴结转移，其他部位如肺部、骨等转移。影像上通常表现为乳腺肿块，边界不清，有毛刺、分叶，浸润性生长，MRI 对于癌肿对周围组织的浸润情况显示更清晰，动态增强扫描病变呈肿块样、段样或导管样强化，时间-信号曲线通常为流出型或平台型。

　　（2）急性乳腺炎：多发生于哺乳期女性，急性起病，乳房有红、肿、热、痛等症状，白细胞增高。病变累及范围较广泛，边缘模糊，脓肿形成后超声实时显像可显示脓腔内脓液流动现象；由于脓腔内蛋白含量高，DWI 显示为显著高信号，MRI 增强扫描脓壁强化显著，脓腔不强化。

专家点评 ● ● ●

　　浆细胞性乳腺炎(plasma cell mastitis,PCM),是一种非哺乳期乳腺炎症性疾病,占乳腺良性疾病中的1.41%~5.36%。多发生在中、老年女性,与妊娠哺乳无关。常见于乳头内陷患者,由于乳头凹陷,乳导管排泄不畅、扩张并分泌物潴留,引起导管上皮炎症反应及纤维增生,大量浆细胞浸润。临床上患者多以乳晕区肿块、乳头溢液、乳房疼痛来就诊。

　　乳腺X线摄影是基本检查方法,主要表现为患侧乳腺的大片密度增高,边缘不清,有时可在病灶区域内看到迂曲透亮的扩张导管影。超声可清晰显示扩张的导管,浆细胞性乳腺炎一般分为三型:①包块型:肿块多位于乳晕附近,边界不清,形态不规则,与乳腺癌不易鉴别;②单纯导管扩张型:乳腺腺体内见多发扩张导管,内透声差;③脓肿形成型:范围较广泛,边界模糊,脓肿形成后深压探头可显示脓液流动,光点漂浮。MRI检查具有较好的组织分辨率及空间分辨率,能从多个角度显示病灶的信号、形态特点,T_1WI呈等低信号,压脂T_2WI呈高信号,动态增强呈不均匀明显强化,脓肿形成后脓肿壁环形强化,DWI脓腔呈明显高信号,时间-信号强度曲线多为Ⅰ型或Ⅱ型。对与乳腺癌鉴别具有较大意义。

（案例提供:贵州医科大学附属医院　陈　静）
（点评专家:昆明医科大学附属第一医院　李　俊）

04章案例31

案例 31　● ● ●

◆▶ **病例介绍**

　　哺乳期女性,33岁。左乳疼痛1周,加重3天。

　　专科检查:1周前患者乳腺疼痛并伴有肿块形成,左乳内侧象限皮肤发红水肿,可触及一个直径6cm大小肿物,质硬,与周围组织界限不清,触痛明显,乳头有溢液,液体为混浊淡黄色液体。

　　既往史:患者有高血压病史,无乳腺癌家族史,无服用激素史。

◆▶ **影像学检查**

　　左侧乳腺内下象限可见长条状不均质低回声区,边界欠清晰,其内可见少许血流(图4-31-1)。

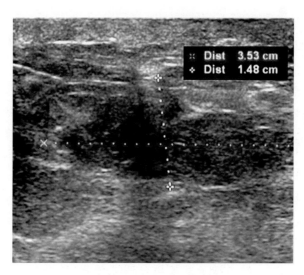

图 4-31-1　乳腺彩超图像

此患者的乳腺 X 线摄影检查图像见图 4-31-2。

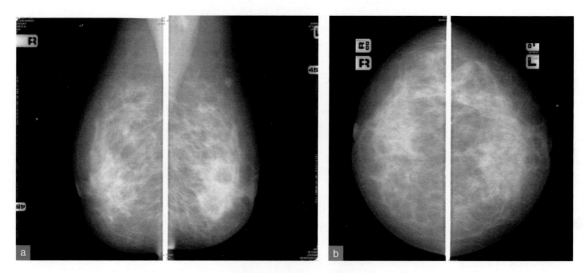

图 4-31-2　乳腺 X 线图像
a. MLO 位;b. CC 位

　　乳腺 MRI 检查:采用 3.0T 超导全身磁共振扫描仪,使用乳腺专用线圈,患者采取俯卧位,乳腺悬垂于线圈内,胸壁紧贴线圈。先行常规平扫,使用轴位压脂 T$_2$WI 成像序列,增强扫描时先行轴位第 1 期蒙片扫描,注射造影剂后 5 秒开始 5 期 Vibrant-Flex 多期动态增强扫描,每期扫描持续时间为 1 分 52 秒。所使用造影剂为钆喷酸葡胺(Gd-DTPA),使用高压注射剂从手背静脉注入,剂量为 15ml,速度 2.5ml/s,然后用 20ml 生理盐水以同样的注射速度冲洗。

　　此患者的乳腺 MR 检查图像见图 4-31-3。

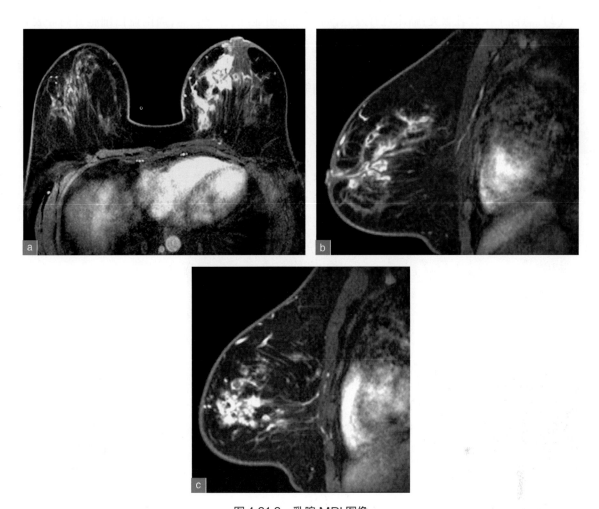

图4-31-3 乳腺MRI图像

a. 轴位压脂 T_1WI 增强图像；b. 矢状位压脂 T_1WI 增强图像；c. 矢状位压脂 T_1WI 增强图像

◆▶ **手术和病理结果**

手术所见：左侧乳腺内上象限及内下象限可见大小约10cm×5cm×4cm病变，囊实性，质韧，与周围组织界限不清，活动度差，皮肤无酒窝征，皮肤无粘连，无波动及搏动感。肿物内为淡黄色脓液，其间混有血性脓液，约100ml。病理所见：乳腺腺病伴导管扩张，淋巴浆细胞及少量中性粒细胞、多核巨细胞浸润，符合浆细胞性乳腺炎。

◆▶ **诊断要点与鉴别诊断**

1. 诊断要点

（1）病变沿乳腺导管分布，呈段样分布；

（2）乳腺导管可见扩张，乳腺导管增厚；

（3）哺乳期青年妇女。

2. 鉴别诊断 本病例需与以下几种疾病进行鉴别诊断。

（1）肉芽肿乳腺炎症：乳头溢液不常见，增强MRI表现为不均匀、渐进性强化区内小环形强化（脓肿形成所致），其内一般没有乳腺导管扩张。

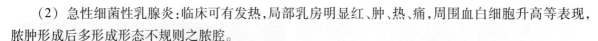

（2）急性细菌性乳腺炎：临床可有发热，局部乳房明显红、肿、热、痛，周围血白细胞升高等表现，脓肿形成后多形成形态不规则之脓腔。

（3）乳腺癌：X 线上所表现的范围通常小于临床触诊，病变密度通常高于浆细胞乳腺炎，MR 动态增强表现为快速强化的肿块，时间-信号强度曲线呈 Ⅱ、Ⅲ 型。

专家点评 ● ● ●

　　该病例最终病理诊断为"浆细胞性乳腺炎"，又称为"乳腺导管扩张症"，好发于生育年龄、已婚经产妇，以导管扩张和浆细胞浸润为病变基础的慢性非细菌性乳腺炎，常误诊为乳腺癌。病史和乳腺导管扩张对鉴别诊断有一定帮助，彩超及 MR 动态增强的诊断价值要高于钼靶 X 线检查，但最终依赖组织病理学诊断，此病一般不发生癌变，主要治疗方法是手术局部切除。

（案例提供：空军总医院　樊红霞）
（点评专家：空军总医院　李相生）

04章案例32

案例 32 ● ● ●

◆ 病例介绍

　　女性，25 岁。于半年前无意中发现右乳肿物，4 个月前右乳红肿伴间断性疼痛、发热 1 周，右侧乳晕上方 1 点方向破溃，引流换药至今，为求进一步诊治来医院就诊。

　　既往史：左乳局部切除术后，具体不详。

　　专科检查：右乳内上象限触及一不规则肿块，大小约 4cm×5cm，质硬，无压痛，乳晕上方 1 点处见破溃瘢痕；左乳外上象限见 4cm×1cm 手术瘢痕。

　　实验室检查：血、尿常规正常，尿 pH 6.0。

◆ 影像学检查

　　乳腺超声检查：探头频率 5～9MHz，患者取仰卧位，充分暴露双乳，始于乳头沿顺时针方向做连续辐射状纵、横断面扫查，CDFI 显示病变有无血流信号。

　　乳腺 X 线摄影：采用数字化乳腺机，自动曝光控制系统成像，管电压 25～35kV，曝光量 3～5mGy，数字图像采集系统，非晶硒平板探测器，面积 24cm×29cm，数字乳腺后处理工作站，BARC 阅读器。采取头尾位（CC）及内外斜位（MLO）。

　　右侧乳腺乳晕下及上方，包括内、外上象限多个不规则腺体密度增高影，形态不规则，边界不清晰，其间夹杂条索状及囊状透亮影，未见钙化征象（图 4-32-1a～d）。超声提示右乳内上方 1 点处可及一形态不规则的低回声区，范围约 4.5cm×1.3cm，内回声欠均匀，CDFI：未见明显血流信号(图 4-32-1e)。右侧腋窝可见数个椭圆形等低回声结节,见门部血流,内未见明显血流信号。

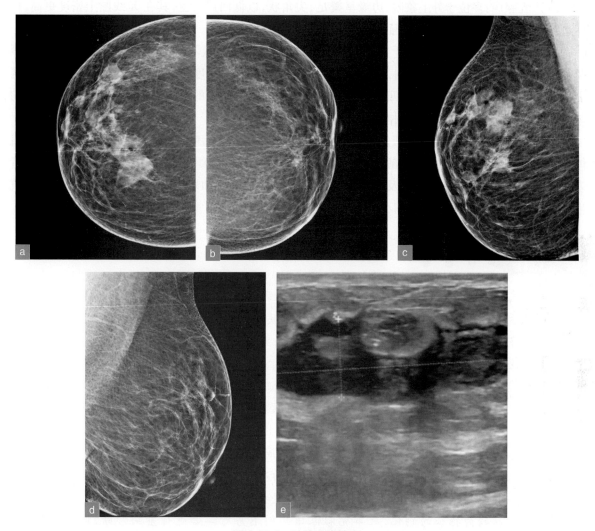

图 4-32-1　乳腺影像检查
a. 右乳 CC 位图像;b. 左乳 CC 位图像;c. 右乳 MLO 位图像;d. 左乳 MLO 位图像;e. 病灶超声图像

◆ 手术和病理结果

　　病理诊断:右乳浆细胞性乳腺炎。镜下所见:扩张导管壁纤维化及玻璃样变性,腔内可有脂类及脱落细胞,扩张导管周围有大量浆细胞、巨噬细胞及淋巴细胞浸润。

◆ 诊断要点与鉴别诊断

　　1. 诊断要点　　本病例特点为年轻女性,4 个月前有红肿痛,似炎症急性期,1 周前发热,疑有细菌感染。触诊病灶质硬,这可能与扩张肥厚的导管壁、导管内潴留的分泌物及周围肉芽组织形成较为坚硬的肿块有关。超声为形态不规则不均质低回声病灶,无血流信号,良性可能性大。乳腺 X 线片表现为乳晕下及上方不对称性密度增高,边界不清,其间夹杂条索状及囊状透亮影,右乳晕区偏上皮肤增厚,未见恶性钙化征象。

2. 鉴别诊断 本病例需与以下几种疾病进行鉴别诊断。

(1) 乳腺癌:多位于外上象限,边缘呈蟹足、尖角状,以低回声为主,其在 X 线图上密度更高,病灶边缘模糊,常伴有毛刺征象,并且很容易合并泥沙样钙化等。

(2) 肉芽肿性乳腺炎:好发于生育年龄、经产的妇女,乳头溢液不常见,可位于任何象限,很少累及乳晕区,病变局限于小叶范围内,X 线上呈不对称局限致密影,密度与腺体密度近似或稍高,病灶区少见钙化征象。超声为不均质低回声,纵横比<1,可出现伴有脓液的暗区。在 DCE 中多表现为不均匀渐进性强化区内伴多发环形脓肿形成(特征性表现)。

(3) 细菌感染性乳腺炎:一般细菌感染性乳腺炎多发生于产后哺乳期妇女,因乳汁淤积,产后机体全身及局部免疫力下降造成细菌感染。病变呈轻度炎症或蜂窝织炎,感染扩散可形成脓肿。患者表现为乳房局部肿胀、疼痛、硬块及不同程度的感染性中毒症状,如发热和白细胞计数升高等。经抗生素治疗后炎症明显消退,肿块缩小。

专家点评

该病例的难点在于与乳腺癌、肉芽肿性小叶性乳腺炎及细菌感染性乳腺炎的鉴别诊断。乳腺癌最常表现为不规则肿块、边缘毛刺、附近皮肤增厚等需要与本病鉴别。但乳腺癌不规则肿块多为单发无痛性、密度更高、边缘毛刺、尖角更锐利,且常伴有恶性钙化。超声显示病灶纵横比往往大于1,血流丰富。本病例病灶多发,病变密度呈中等或类似腺体密度,皮肤增厚、脂肪层浑浊不如乳腺癌明显,边缘也可见毛刺征象,但不像肿瘤毛刺征象锐利,超声提示病灶纵横比小于1,病灶区未见恶性钙化征象,且该患者发病过程中存在炎症病史,故倾向于乳腺炎性改变。

肉芽肿性小叶性乳腺炎(GLM)多位于乳晕周围及中央区,局限于小叶范围内,病变表浅,与浆细胞性乳腺炎在临床和影像表现方面有一定的重叠,且本病例并无典型的乳头发育不良、凹陷、溢液病史,影像上也未见高度扩张的导管及沿导管分布的沙砾状、圆形或粗杆状较为特征的钙化,故单凭影像该病例不易对二者进行鉴别诊断,诊断依赖病理。

细菌感染性乳腺炎:鉴别诊断主要依靠临床表现,而本病临床病史及发病过程与之不符,故不考虑细菌感染性乳腺炎。

(案例提供:山西省医科大学第一医院 马彦云)

(点评专家:山西省医科大学第一医院 马彦云)

第十一节　特发性小叶肉芽肿性乳腺炎

案例 33

◆▶ **病例介绍**

女性,37 岁。患者于 3 个月前自己扪及左乳有一肿物,来医院诊治。

专科检查:双乳对称,无局部皮肤发红、肿胀,无橘皮样外观,无乳头内陷,左乳上方触及一肿物,约 3.0cm×2.0cm×1.5cm 大小,质韧,表面光滑,活动良好,边界清。挤压乳头无溢液。右乳未触及肿物,双侧腋下及锁骨上区未触及肿大淋巴结。

实验室检查:CEA 癌胚抗原 0.85(0~6.5ng/ml),CA-153 6.84(0~35U/ml),CA-125 17.18(0~35U/ml)。

◆▶ **影像学检查**

乳腺 MRI 检查:MRI 检查设备为 1.5T 磁共振,8 通道专用相控阵表面线圈。患者俯卧位,双侧乳房自然下垂。先行双侧乳腺横轴位 T_2WI FS:TR/TE=4840/56 毫秒,层厚 4mm,层间距 1mm,矩阵 448×336,Averages=2,FOV=34cm×34cm。横轴位 T_1WI:TR/TE=8/4.77 毫秒,层厚 1.5mm,层间距 0.3mm,矩阵 384×368,Averages=1,FOV=36cm×36cm。DWI 序列,b 值 50,900。后行横轴位多时相增强 MRI DCE DTPA 0.1mmol/kg 以 2.5ml/s 静脉团注前扫描 1 次,静脉团注后开始连续无间隔扫描 5 次,TR 4.46 毫秒,TE 1.79 毫秒,FOV=36cm×36cm,扫描块厚度 104 层,矩阵 384×384,Averages=1。

此患者乳腺 MR 检查图像见图 4-33-1。

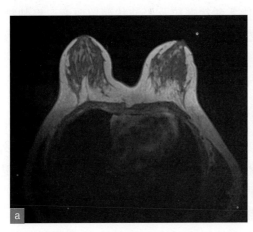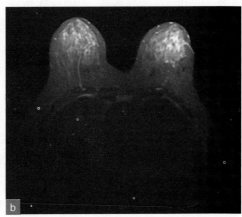

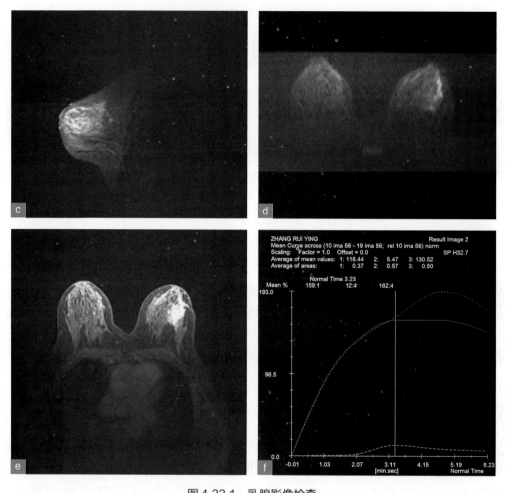

图 4-33-1　乳腺影像检查

a. MRI 横断位 T_1WI；b. 横断位 T_2WI 压脂；c. 矢状位 T_2WI 压脂；d. 横断位 DWI；e. 横断位 T_1WI 动态增强扫描(注药后第五期)；f. 感兴趣区动态增强曲线

◆ **手术和病理结果**

切开皮肤、皮下组织及乳房腺体组织,局部探查,可见一肿物,约 2.5cm×1.5cm×1.0cm,表面光滑,边界尚清,活动度好,边界不清,周围腺体质硬,伴牙膏状颗粒及奶油状潴留改变。将肿物及其周围部分腺体完整切除,待送检病理,冷冻结果回报:左乳腺病,小叶化脓性肉芽肿性炎症。手术过程顺利,麻醉满意,术中出血约 10ml,术毕安返病室。

病理诊断:(左乳肿物)乳腺腺病(小叶增生型)肉芽肿性乳腺炎。

◆ **诊断要点与鉴别诊断**

1. 诊断要点　发现左乳肿物 3 月余。查体:双乳对称,无局部皮肤发红、肿胀,无橘皮样外观,无乳头内陷,左乳上方触及一肿物,约 3.0cm×2.0cm×1.5cm 大小,质韧,表面光滑,活动良好,边界清。挤压乳头无溢液。右乳未触及肿物,双侧腋下及锁骨上区未触及肿大淋巴结。

2. 鉴别诊断　本病例需与以下几种疾病进行鉴别诊断。

(1) 浆细胞性乳腺炎:浆细胞性乳腺炎发病部位有特征性,多位于乳晕后方,主要侵犯大导管,其组织病理学特征是受累导管高度扩张,导管周围可见大量炎细胞浸润。多数患者有哺乳困难及乳头溢液病史。MRI 多表现乳晕下大导管扩张,T_1WI 增强前可见导管高信号征,增强后导管壁呈轻度渐进性强化。

(2)乳腺结核:好发中青年女性,病程长,发展缓慢,肿块质硬偏韧,可有囊性感,可有疼痛,但无周期性,抗结核治疗有效。

(3)乳腺囊性增生病:多见于中年妇女,特点是乳房胀痛,肿块可呈周期性大小变化。

专家点评 ● ● ●

　　肉芽肿性乳腺炎少见,临床多以单乳无痛或疼痛性肿块就诊,可伴腋下淋巴结肿大及皮肤轻度橘皮样改变,与乳腺癌、乳腺增生、硬化性腺病等常见病表现相似,故临床容易误诊。肉芽肿性乳腺炎是临床表现和影像检查均缺乏特异性的疾病,在乳腺 X 线、超声检查中缺乏特异性征象情况下,增强 MR 能为鉴别乳腺病变的良、恶性提供有力参考。最后诊断主要靠病理检查。

(案例提供:内蒙古自治区肿瘤医院　高岩峰)
(点评专家:内蒙古自治区肿瘤医院　高岩峰)

04章案例34

案例 34 ● ● ●

◆▶ **病例介绍**

女性,38 岁。左乳胀痛 1 个月,左乳肿物半月来就诊。自述 1 个月前左乳出现无明显诱因的胀痛,无红肿,无乳头溢液。半月前触及肿块,热敷后肿物增大,局部皮肤发红。为求进一步诊治来院就诊。该患者发病以来,无发热等其他临床症状。

专科检查:左乳头凹陷,左乳上部皮肤充血(烫伤样改变),左乳 3 点乳头旁 0.5cm×0.5cm 表皮破损处,局部无渗液;3 点距乳头 2cm 处 1cm×1cm 质软结节,无压痛;10 ~ 1 点 5cm×5cm 质韧肿块,界清,密度不均,表面尚光滑,活动度差;右乳 8 点花生米粒大小斑片结节,质软、无压痛。

个人史:月经初潮年龄 14 岁,G_2P_1。

实验室检查:血、尿常规正常,尿 pH 6.0。

◆▶ **影像学检查**

乳腺超声检查:超声检查设备探头频率 5 ~ 9MHz,患者取仰卧位,充分暴露双乳,始于乳头沿顺时针方向做连续辐射状纵、横断面扫查,CDFI 显示病变有无血流信号。

乳腺 X 线摄影:采用数字化乳腺机,自动曝光控制系统成像,管电压 25 ~ 35kV,曝光量 3 ~ 5mGy,数字图像采集系统,非晶硒平板探测器,面积 24cm×29cm,数字乳腺后处理工作站,BARC 阅读器。采取头尾位(CC)及内外斜位(MLO)。

乳腺 MRI 检查:采用 3.0T 超导型磁共振,8 通道乳腺专用相控阵表面线圈。受检者俯卧位,双侧乳房自然下垂。扫描序列包括 FSE T_1WI 轴位:TR 360 毫秒,TE 7.54 毫秒;双乳 T_2WI 脂肪抑制矢状位:TR 5140 毫秒,TE 101 毫秒,层厚 4mm,层间距 1.0mm,矩阵 320×256,NEX=4;常规 DWI 序列,b 值=0,800;DCE-MRI:采用 Vibrant-Flex 技术,共扫描 9 期(1 期增强前蒙片和 8 期连续无间隔增强扫描),TR 4.4 毫秒,TE 1.8 毫秒,FA 10°,FOV 28cm,矩阵 320×320,层厚 2mm,对比剂使用 Gd-DTPA,剂量为0.1mmol/kg,以 2.0ml/s 静脉团注。

X 线提示左乳内下象限病灶边界清楚,病灶内见低密度区,左乳中央区及上象限病灶边缘模糊,周围结构紊乱(图 4-34-1a~d);超声显示左乳 11~12 点混合回声结节,形态不规则,边缘欠规整,结节内可及血流信号;3 点处混合回声结节,结节内可及血流信号(图 4-34-1e~f);MRI 显示左乳上方团块状长 T_1 长 T_2 信号影,边界欠清,内部信号不均匀,病灶中心可见长 T_1、短 T_2 信号,ADC 呈低信号,增强扫描病灶呈片状伴簇环状强化,时间-信号强度曲线呈上升型(图 4-34-1g~k)。

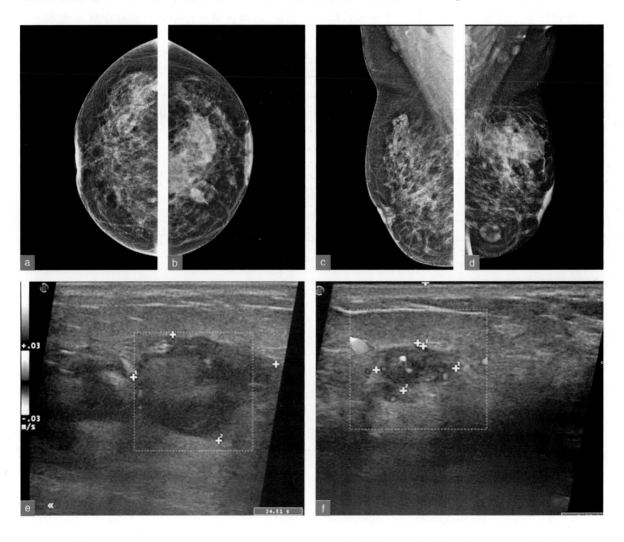

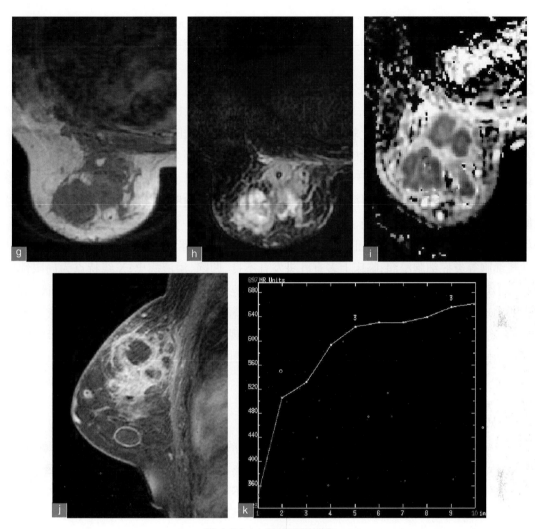

图 4-34-1　乳腺影像检查

a. 右乳 CC 位图像；b. 左乳 CC 位图像；c. 右乳 MLO 位图像；d. 左乳 MLO 位图像；e. 左乳 11～12 点病灶超声图像；f. 左乳 3 点病灶超声图像；g. 左乳 T_1WI 图像；h. 左乳压脂 T_2WI 图像；i. 左乳 ADC 图像；j. 左乳 DCE 图像；k. 左乳病灶 TIC 曲线

◆▶ **手术和病理结果**

　　病理诊断：(左乳)肉芽肿性炎伴脓肿形成。镜下所见：乳腺小叶的末梢导管或腺泡大部分消失，可见较多嗜中性粒细胞、淋巴细胞、朗格汉斯细胞、出血坏死组织核碎片等。

◆▶ **诊断要点与鉴别诊断**

　　1. 诊断要点　肉芽肿性乳腺炎缺乏典型的临床征象，多以乳房肿块为主要特征，易被误诊为乳腺癌。本病例特点：非哺乳期中年女性，有哺乳史；无外伤、感染病史，发病时无局部红肿热痛，发病后短期内发现肿块。各种影像均提示病灶多发，内、外上限肿块边缘不清楚；超声示病灶整体呈不均回声，形态不规则，边缘呈浅分叶状，内部及周边可及血流信号，但纵横比小于 1；FFDM 上左乳内下象限病灶边界清楚，病灶内见低密度区，乳腺后方中央区及上象限病灶边缘模糊，周围结构紊乱，但未见明显僵硬的毛刺征象及钙化征象；MRI 提示病灶分布呈膨胀样改变，病灶边缘不规则、边界欠清晰，T_2WI

呈高信号、信号欠均匀,DWI 为明显高信号、ADC 图信号减低,增强扫描见上述病灶呈片状伴多发簇环状强化,且强化环内壁光整,时间-信号强度曲线(TIC)类型呈流入型。具有这些征象的病变也可以是乳腺癌、浆细胞性乳腺炎等。

2. 鉴别诊断 本病例需与以下几种疾病进行鉴别诊断。

(1) 乳腺癌:多为无痛性肿块,质地硬,活动度差,生长较快,多发少见。影像病灶形态上,多表现为毛刺、分叶,病灶区伴随恶性钙化较常见;TIC 多以平台型及流出型为主。而本病例在 X 线片上病灶区及周围未见恶性钙化出现,病灶边缘模糊,但未见锐利毛刺征象;超声显示病灶呈浅分叶状,内部及周边可及血流信号,但纵横比小于 1;MRI 显示病灶边缘不规则、边界欠清晰,但病灶分布呈膨胀样改变,增强扫描见上述病灶呈片状伴多发簇环状强化,但强化环内壁光整,TIC 类型呈流入型。以上征象更倾向于肉芽肿性小叶性乳腺炎。

(2) 浆细胞性乳腺炎:主要侵犯较大导管,组织学特点为受累导管高度扩张,导管周围可见大量弥散性浆细胞等炎症细胞浸润;临床上多有乳头发育不良、凹陷、溢液病史;X 线特点为局限性腺体密度增高与正常腺体界限不清,其间夹杂条索状及囊状透亮影,钙化(砂砾状、圆形或粗杆状)沿导管分布为特征表现。MRI T_1 见导管高信号征,增强后导管呈轻度渐进性强化。而本病例临床上无乳头发育不良、凹陷、溢液病史,病灶区及周围未见恶性钙化出现,DCE 中表现为片状伴多发簇环状强化,但强化环内壁光整,TIC 类型呈流入型,所以更倾向于肉芽肿性小叶性乳腺炎。

专家点评 ● ● ●

该病例的难点在于与乳腺癌及浆细胞性乳腺炎的鉴别诊断。乳腺癌多为无痛性肿块,质地硬、活动度差,生长较快,多发少见。影像病灶形态上,多表现为毛刺、分叶,病灶区伴随恶性钙化较常见;超声显示病灶往往呈形态不规则的不均低回声肿块,内部及周边血流信号更丰富,且纵横比大于 1;TIC 多以平台型及流出型为主。而肉芽肿性小叶性乳腺炎在 X 线摄影片上极少出现钙化,病灶边缘模糊,可有毛刺征象,但不锐利;超声内部及周边可及血流信号,但不很丰富,且病灶纵横比往往小于 1;MRI 增强扫描常表现为多发簇环形强化(特征性改变),且强化环内壁光整,灶周水肿区,环壁 TIC 为流出型,其周围非肿块样强化区 TIC 为上升型。故该病例诊断更倾向于肉芽肿性小叶性乳腺炎。

浆细胞性乳腺炎,主要侵犯较大导管,受累导管高度扩张多位于乳晕周围及中央区,病变表浅,而肉芽肿性小叶性乳腺炎病变局限于小叶范围内。浆细胞性乳腺炎临床上多有乳头发育不良、凹陷、溢液病史,而肉芽肿性小叶性乳腺炎患者乳头溢液不常见。浆细胞性乳腺炎 X 线特点为局限性腺体密度增高,与正常腺体界限不清,其间夹杂条索状及囊状透亮影,钙化(沙砾状、圆形或粗杆状)沿导管分布较为特征表现。MRI T_1 见导管高信号征,增强后导管呈轻度渐进性强化。而后者极少出现钙化,且在 DCE 中多表现为不均匀渐进性强化区内伴多发环形脓肿形成(特征性表现)。结合病史及以上影像特点,本病更符合肉芽肿性小叶性乳腺炎诊断。

(案例提供:山西省医科大学第一医院 马彦云)

(点评专家:山西省医科大学第一医院 马彦云)

04章案例35

案例 35 ● ● ● ●

◆▶ **病例介绍**

女性,41 岁。发现右乳肿物 2 个月。

专科检查:双乳对称,乳头平齐,双乳巨大,乳晕可平脐,于左乳下象限触及一肿物,部分边界清晰,活动度尚可,皮肤酒窝征阴性,乳房皮肤无红肿及皮温改变,双侧腋窝及锁骨上下窝未触及肿大淋巴结。

◆▶ **影像学检查**

乳腺 MRI 检查:MR 检查设备为 3.0T 磁共振设备,乳腺专用线圈。患者采取俯卧位,使双乳自然垂于线圈洞穴的中央。平扫层厚 4mm,层间隔 1.5mm,FOV 30cm×30cm,快速自旋回波 T_1WI 和 STIR 序列,DWI 序列,动态增强扫描采用 3D-FLASH 压脂 T_1WI 序列。

左乳下象限多发病变,边缘处较集中,可见多发长 T_1 长 T_2 信号类圆形小结节,边缘清晰,增强扫描明显早期快速强化,Ⅱ型曲线,一处结节呈小环状强化,余病灶强化均匀;腺体中部另见一处不规则稍长 T_1 稍长 T_2 信号结节,边缘略模糊,增强扫描明显早期快速强化,Ⅱ型曲线,内部强化均匀(图 4-35-1)。综合以上影像信息,左乳内多发病灶,形态不一,内部强化不同,均为Ⅱ型曲线。

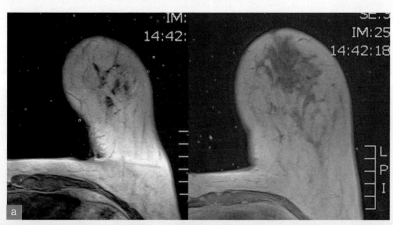

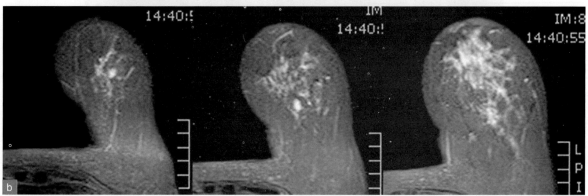

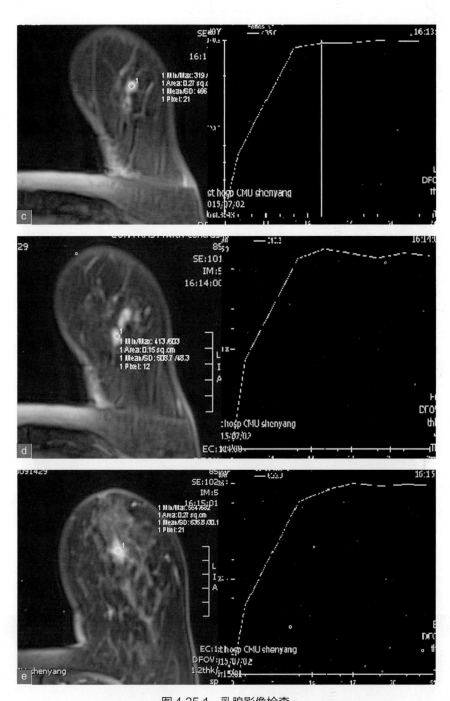

图 4-35-1　乳腺影像检查
a. 轴位 T_1WI；b. 轴位 T_2WI；c、d、e. 左乳病变增强扫描及 TIC 曲线

◆◆ **手术和病理结果**

手术所见:患者术前在超声引导下行穿刺活检,病理诊断为炎性病变,与患者协商后行肿物扩大切除,同时行双乳缩小悬吊术。术中切除左乳下象限 6 点处肿物,约 3.5cm×3cm,边界不清,质硬,切面黄白相间,肿物切面未见乳管扩张及小脓腔。病理所见:纤维及脂肪组织,并可见慢性炎症细胞浸润。病理诊断:左乳腺慢性肉芽肿性病变。

◆◆ **诊断要点与鉴别诊断**

1. **诊断要点**　本病例为 41 岁中年女性,未育,2 个月前无意中发现左乳一枚无痛性肿物,与月经周期无关,发现病变至就诊这段时间,肿块没有明显增大。超声和磁共振检查均提示左乳下象限多发实性结节,血供丰富,且影像表现不同,既具有良性病变的边缘清晰、均匀强化的特点,又具有恶性病变边缘模糊、小环形强化的特征,而且所有病变均为平台型曲线。结合病史及影像表现,良恶性鉴别较困难,根据 BI-RADS 原则,将多灶性恶性病变放在诊断的首位较为合理。

2. **鉴别诊断**　本病例需与以下几种疾病进行鉴别诊断。

(1)乳腺癌:动态增强 MRI 检查乳腺癌常表现为快速明显强化和快速廓清的"快进快出"恶性病变曲线类型,而肉芽肿性乳腺炎多表现为不均匀,渐进性强化区内伴多发环形脓肿形成,此为肉芽肿性乳腺炎较特征性的表现。DWI 上表现亦不相同,慢性炎症伴脓肿形成时,病变的中心在 DWI 上呈高信号,但是增强不强化,而乳腺癌病灶 DWI 高信号区常位于周边,且明显强化,这种征象可用于鉴别。

(2)浆细胞性乳腺炎:多位于乳头、乳晕后方,累及乳腺大导管,患者常有乳头发育不良或哺乳困难的病史。肿块位于乳晕后区,长轴与乳腺导管走行一致,局限性肿块伴压痛,边界不清、活动性差。炎症型、脓肿型和混合型的 MRI 表现不同:①炎症型:病灶多呈小斑片状或小结节样,T_1WI 呈等低信号,T_2WI 呈等、高信号,增强后强化明显,但不均匀,边缘模糊不清,伴小斑点或条索影,并相互混杂;②脓肿型:散在或混杂的环状或囊状空腔样病灶,境界模糊不清,其内分隔状或蜂窝样,壁厚薄不均,T_2WI 脓腔内呈高等信号,周围脓腔壁为环状低信号,T_1WI 增强后壁环状强化明显,呈高信号,脓腔内不强化;③混合型:MRI 影像比较复杂,还可以显示管道样结构的窦道,边缘毛糙,潜行至乳腺后间隙,呈轻中度强化,强化不均匀。

专家点评 ● ● ● ●

　　本病例的诊断和鉴别诊断难度都比较大,在影像学检查方面,超声提示多发不规则、蟹足状肿物伴血流丰富,磁共振检查提示类圆形和不规则形的多发病变,部分病变边缘略模糊,所有病灶早期快速强化,表现为均匀强化和小环状强化,均为Ⅱ型曲线。从影像学提供的信息,存在着良恶性的判断及多灶性病变是否是同源性病变的选择,所以诊断为 BI-RADS4C 类是恰当的。此时,临床医生行病灶的活检是非常必要的。

(案例提供:中国医科大学附属第一医院　王　欣)

(点评专家:中国医科大学附属第一医院　王　欣)

案例 36 ● ● ●

◆◇ 病例介绍

女性,28 岁。近 2 个月触及左乳肿块,当地医院查 B 超示:左乳结节。予"乳癖消"治疗 1 个月,肿块未见明显缩小。

专科检查:左乳外象限可触及一约 5.0cm×5.0cm 大小肿块,质偏硬,边界不清,与皮肤无粘连,形态不规则,皮温无明显升高,乳头正常无凹陷,挤压乳头无液体流出,左腋窝淋巴结未触及肿大。右乳各象限未及明显肿块,右乳头无溢液和凹陷,右腋下未触及肿大淋巴结。

◆◇ 影像学检查

乳腺超声:左乳外象限可见一个囊性块,大小约 4.2cm×1.7cm,边界可辨,内透声差,与周围导管相连续,并延续至乳晕后方导管,CDFI 示其内未见明显血流信号。右乳腺导管未见扩张(图 4-36-1a)。

乳腺钼靶 X 线检查:左乳外上象限距乳头约 50mm 局灶性不对称致密影,周围小梁结构增厚,左乳晕周围皮肤略增厚。左乳外上象限局灶性不对称致密(图 4-36-1g、h)。

乳腺 MRI 扫描:MRI 检查设备为超导磁共振,8 通道专用相控阵表面线圈。患者俯卧位,双侧乳房自然下垂。先行双侧乳腺矢状位 T_2WI(加脂肪抑制)平扫 FSE FS T_2WI:TR/TE＝4650/85 毫秒,层厚 4mm,层间距 1.0mm,矩阵 320×224,NEX 4,FOV 20cm×20cm。后行横轴位 VIBRANT 多时相增强 MRIDCE DTPA 0.1mmol/kg 以 2.0ml/s 静脉团注前扫描 1 次,静脉团注后开始连续无间隔扫描 8 次,TR 6.1 毫秒,TE 2.9 毫秒,TI 13 毫秒,FOV 36cm×36cm,扫描块厚度 52 层,矩阵 350×350,NEX 0.8。DWI 序列,b 值 0,800。

影像所见:左乳外侧可见团片影,边界不清,T_1WI 呈低信号,T_2WI 呈高信号,内可见囊变坏死,DWI 呈高信号。注射造影剂后动态强化曲线呈Ⅱ型(平台型)。两侧腋下多发轻度肿大淋巴结,左侧为著,最大者约 11cm×18mm。两腋下多发轻度肿大淋巴结(图 4-36-1b～f)。

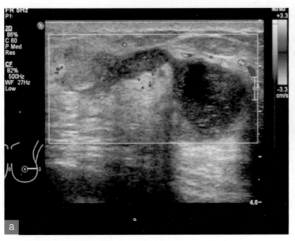
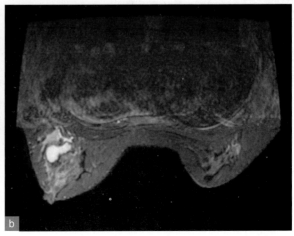

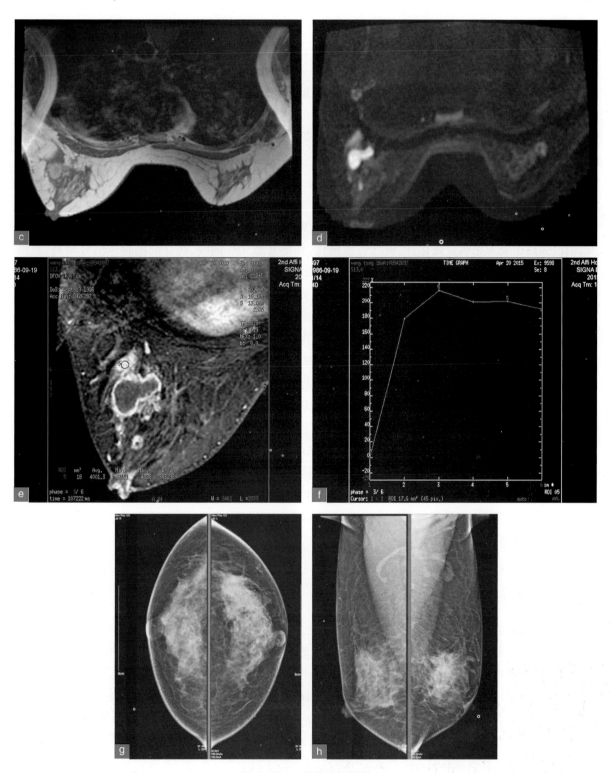

图4-36-1 乳腺影像检查

a. 为左乳低回声病灶,病灶内部透声差,其内未见明显血流信号,病灶周围少许点状血流信号,病灶周围导管扩张;b. 横断位 T_2WI 脂肪抑制序列示左乳头水平外侧象限病灶,病灶呈高信号,边界清,周围腺体信号略增高;c. 横断位 T_1WI 序列示左乳头水平外侧象限病灶,呈稍高信号,边界清;d. DWI 序列示病灶内部呈高信号;e. 增强扫描示病灶边缘强化,并见周围腺体内多发类似小圆形强化灶,周围腺体不均匀强化;f. 左乳病灶强化部分呈 II 型 TIC 曲线;g、h. 双乳 X 线示左乳外上象限局灶性不对称致密影,周围小梁增厚,左侧乳晕周围皮肤略增厚。两侧腋下多发轻度肿大淋巴结,左侧为著

◆◆ 手术和病理结果

手术及病理所见:左乳外侧区可触及一约 5.0cm×5.0cm 大小肿块,质偏硬,边界不清,与皮肤无粘连,形态不规则,术中肿块中有脓性液体溢出,留取脓液送培养+药敏。左乳肿块周围正常组织中可见多发广泛性小囊肿。

病理所见:(左乳肿块)乳腺组织,见肉芽肿性炎并见微脓肿形成,病变主要累及小叶,考虑为肉芽肿性小叶性乳腺炎。

◆◆ 诊断要点与鉴别诊断

1. 诊断要点 左乳外上象限病灶,病灶呈 T_1WI 高信号,T_2WI 高信号,DWI 示病灶内部弥散受限,但增强后中央未见明显强化,而病灶边缘强化,并呈 Ⅱ 型 TIC 曲线,病灶周围腺体信号增高,且增强后不均匀强化,见多发小圆形强化灶,提示左乳炎症伴脓肿形成。

2. 鉴别诊断 本病例需与以下几种疾病进行鉴别诊断。

(1) 乳腺癌:形成肿块的慢性乳腺炎无论在临床上还是影像表现上均与乳腺癌,特别是浸润性乳腺癌或炎性乳腺癌难以鉴别。动态增强 MRI 检查乳腺癌常表现为快速明显强化和快速廓清的"快进快出"恶性病变曲线类型,而肉芽肿性乳腺炎多表现为不均匀,渐进性强化区内伴多发环形脓肿形成,此为肉芽肿性乳腺炎较特征性的表现。DWI 上表现亦不相同,慢性炎症伴脓肿形成时,病变的中心在DWI 上呈高信号,但是增强不强化;而乳腺癌病灶 DWI 高信号区常位于周边,且明显强化,这种征象可用于鉴别。

(2) 乳腺结核:较为少见,好发于 20～40 岁中青年女性,多继发于肺、淋巴结及肋骨结核,原发者较少见。早期表现为乳腺局限性硬结,与周围组织界限不清,并可与皮肤粘连,局部淋巴结常受累肿大,而后硬结软化,穿破皮肤形成经久不愈的结核性窦道。

(3) 急性乳腺炎:多见于哺乳期女性,临床有局部红、肿、热、痛及白细胞升高等表现,患者多有明显发热,一般抗感染治疗有效。

专家点评 ● ● ●

肉芽肿性小叶性乳腺炎的病理特点为病变以乳腺小叶为中心,呈多灶性分布,小叶内末梢导管或腺泡大部分消失,小叶内有多种炎细胞浸润,以嗜中性粒细胞为主,另有淋巴细胞、上皮样巨噬细胞和巨细胞等,常可见微脓肿。患者为青年女性,有婚育史,单乳无痛性肿块就诊,左乳外上象限病灶,位于乳腺外周区域,病灶呈多灶分布,部分病灶中央可见脓肿形成,且周围腺体结构紊乱,提示炎性病变伴脓肿形成。根据病灶分布在外周区域,且乳晕后区无病灶及明显扩张的大导管,增强后呈 Ⅱ 型 TIC 曲线,DWI 及增强提示病灶内多发脓肿形成,提示肉芽肿性小叶性乳腺炎可能性大。

(案例提供:浙江大学医学院附属第二医院　涂景恋)

(点评专家:浙江大学医学院附属第二医院　王丽华)

04章案例37

案例 37 ••••

◆▶ 病例介绍

女性,37岁。发现右乳包块5年,包块进行性长大。

专科检查:右侧乳头内陷,可见溢液,呈黄色。右乳外下象限可扪及肿块,大小约5.0cm×3.0cm,形态不规则,边界不清楚,活动度欠佳,有压痛,与局部皮肤粘连,无胸壁侵犯。左侧乳房未扪及异常。右侧腋下淋巴结增大,直径约2.0cm,质硬,可活动;锁骨上窝及锁骨下窝未扪及肿大淋巴结。患侧上肢无水肿、压痛,运动可。

个人史:月经初潮16岁,月经周期规律,血量中等,颜色正常,无血块,无痛经。G_6P_4,均顺产,哺乳2年。

实验室检查:无特殊。

◆▶ 影像学检查

乳腺X线摄片:采用数字乳腺X线机,患者取立位,常规头尾位、内外斜位摄片,全自动曝光条件。

乳腺MRI检查:MRI检查设备为3.0T MR扫描仪及乳腺专用表面线圈。患者取俯卧位,双侧乳房自然下垂于线圈内,乳头居中,使用加压器,使胸壁及乳腺紧贴线圈,同时嘱患者制动并保持平静呼吸。扫描参数:横断位T_1WI压脂序列,TR 4.2毫秒,TE 1.8毫秒,层厚1.8mm,间隔0.5mm,Fov 34cm×34cm;横断位T_2WI STIR压脂序列,TR 6800毫秒,TE 102毫秒,层厚3.0mm,间隔0.5mm,NEX 2,Fov 34cm×34cm;双侧乳房矢状位T_2WI FSE压脂序列,TR 5000毫秒,TE 102毫秒,层厚3mm,间隔0.5mm,NEX 2,FOV 22cm×22cm。经肘静脉团注造影剂后运用三维快速梯度回波序列(VIBRANT 3D)加脂肪抑制行T_1WI动态增强扫描。对比剂采用钆喷酸葡胺注射液(GD-DTPA),用量为0.1mmol/kg,注射速度为2.5ml/s,注射完毕后用20ml等渗生理盐水静脉冲洗。扫描参数:TR 4.5毫秒,TE 2.1毫秒,层厚1.2mm,间隔0mm,Filp 10°,Matrix 384×256,NEX 1,Fov 34cm×34cm。

图4-37-1a、b显示右乳外象限团片状致密影,边界不清,密度不均匀,其内未见钙化灶。图4-37-1c~h为MRI平扫,显示右乳内可见不规则肿块,累及右乳大部,以外象限为主,最大截面大小约9.8cm×5.8cm×3.4cm;病灶边界不清,信号不均匀,T_1WI呈等信号,T_2WI呈等高混杂信号,邻近腺体组织结构紊乱,并累及邻近皮肤及cooper韧带致邻近皮肤增厚,右侧乳头凹陷;肿块后方胸大肌受累,相应乳后间隙消失。增强扫描动脉期明显片状强化,延迟期强化程度减低,肿块周围可见多根增粗迂曲的血管影。右侧腋窝淋巴结增大。

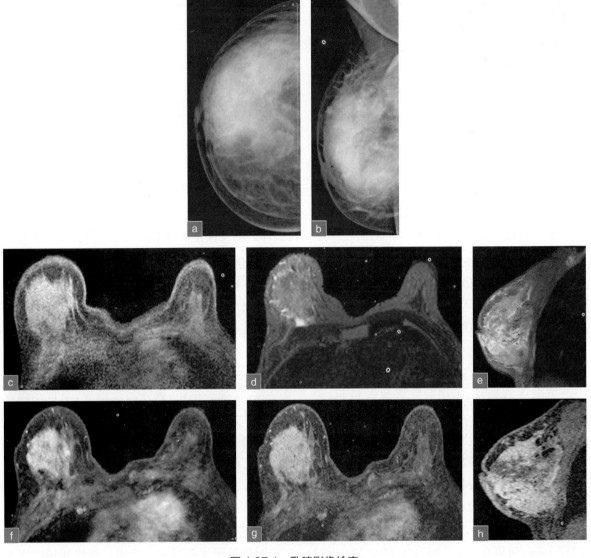

图 4-37-1 乳腺影像检查

a. 右侧乳腺 X 线头尾位；b. 右侧乳腺 X 线内外斜位；c. MRI 横断位 T_1WI；d. 横断位 T_2WI；e. 矢状位 T_2WI；f. 横断位 T_1WI 增强扫描动脉期图像；g. 横断位 T_1WI 增强扫描静脉期图像；h. 矢状位 T_1WI 增强扫描静脉期图像

◆》 手术和病理结果

（右乳）肉芽肿性乳腺炎，趋向特发性。

◆》 诊断要点与鉴别诊断

1. 诊断要点 本病例的特点为中年女性患者，临床触及乳腺包块就诊，乳腺 X 线及 MRI 图像均提示右乳内不规则肿块，边界不清，密度/信号不均匀，血供丰富，邻近皮肤、Cooper 韧带及胸大肌受累，伴右侧乳头凹陷，右侧腋窝淋巴结增大。根据肿瘤的影像学表现，要鉴别乳腺癌和肉芽肿性乳腺炎难度较大，故术前容易误诊。

2. 鉴别诊断 本病例需与以下几种疾病进行鉴别诊断。

（1）乳腺癌：实际工作中，肉芽肿性乳腺炎与浸润型乳腺癌最难鉴别。乳腺癌的发病年龄为中老年女性，但有年轻化趋势，早期可表现为无痛性肿块、质地硬、活动度差、生长较快，中晚期可侵犯皮肤、乳头，出现淋巴结转移。肉芽肿性乳腺炎多见于青年已婚经产女性，多有哺乳经历；病灶常位于单侧，除乳晕区以外的其他乳腺部分均可发生，但以外上象限多见，肿块大者可累及整个乳房；肿块质硬，边界不清，常与周围皮肤粘连，并伴同侧腋窝淋巴结肿大。病灶形态上，乳腺癌表现为毛刺、分叶、肿块内可有不规则坏死，周围腺体结构少有炎性浸润所表现出的网格样改变；而肉芽肿性乳腺炎病灶边缘多模糊，周围组织炎症浸润呈膨胀样改变，无毛刺及分叶，大部分病灶内有小脓肿形成；但二者的强化类型有一定的重叠，对于均表现为流出型或平台型的病灶，二者难以鉴别，确诊有赖于组织病理学检查。

（2）乳腺叶状肿瘤：乳腺叶状肿瘤可发生于任何年龄的女性，但以中年妇女居多，发病高峰年龄为45岁左右。临床表现为乳腺无痛性肿瘤，少数伴局部轻度疼痛。肿瘤生长缓慢，病程较长，短期内突然增大高度提示病灶为恶性。肿瘤边界多清楚，活动。肿瘤较大时，表现为分叶状、边缘光滑锐利的肿块。而肉芽肿性乳腺炎多表现为边界不清、密度不均匀的不规则肿块；二者易于鉴别。

专家点评

　　该病例最终病理诊断："右乳肉芽肿性乳腺炎"。肉芽肿性乳腺炎是乳腺的非干酪样坏死局限于小叶的良性肉芽肿性病变，临床较少见。因其临床表现酷似乳腺癌，超声及X线表现缺乏特异性，容易误诊。本例为致密性乳腺，病灶在X线片上表现为团片状致密影，边界不清，密度不均匀，难以定性。MRI图像上肿块侵犯向周围组织，具有恶性病变的征象，且血供丰富，强化方式为快进快出型，其内未见特征性环状强化，与浸润性乳腺癌难以鉴别，术前容易误诊，最终确诊依赖于病理检查。

（案例提供：川北医学院附属医院　周海鹰）

（点评专家：川北医学院附属医院　周海鹰）

第十二节　乳　腺　腺　病

案例 38

◆ 病例介绍

女性，38岁。经前期乳房胀痛数月。

专科检查：体检发现右侧乳腺肿物2个月，伴经前期胀痛，皮肤无红肿破溃、渗出，无橘皮征及凹陷征，无乳头溢液，右乳11点处可扪及一直径约1.5cm的类圆形肿物，质中，边界欠清，基底活动。

既往史:无。

◆▶ 影像学检查

此患者的乳腺超声及 X 线摄影检查图像见图 4-38-1。

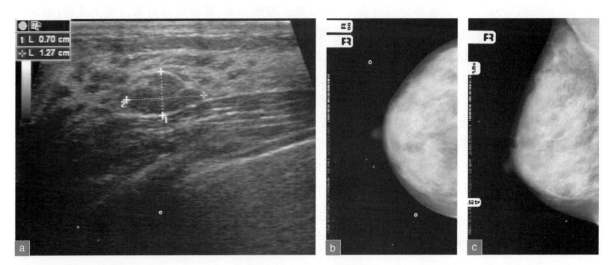

图 4-38-1　乳腺影像检查

a. 彩超图像,右侧乳腺外上象限类圆形低回声结节,长径方向平行于皮肤,边界锐利;b. 乳腺 X 线摄影图像 CC 位;c. 乳腺 X 线摄影图像 MLO 位

◆▶ 手术和病理结果

　　手术所见:右侧乳腺肿物位于右乳外上象限 11 点位距乳头 6cm,直径 1.5cm 类圆形实性肿物,质中,边界不清晰,包膜完整,基底部活动。病理所见:(右侧乳腺)乳腺腺病伴局灶导管内腺上皮增生。免疫组化:CD10(+)、CKpan(+)、Ki-67(<5%+)、P63(+)。

◆▶ 诊断要点与鉴别诊断

　　1. **诊断要点**　乳腺内局限性结节,边界不清;与月经周期相关的疼痛。
　　2. **鉴别诊断**　本病例需与以下疾病进行鉴别诊断。
　　乳腺癌:一般为孤立性高密度病灶,边缘或部分边缘模糊,见长短不一的毛刺,区段性、线性分布的多形性、杆状、分枝状微钙化,可伴有皮肤增厚或局部凹陷、乳头内陷和漏斗征等恶性征象。

专家点评 ● ● ●

　　乳腺腺病是指乳腺小叶内末梢导管或腺泡数目增多伴小叶内间质纤维组织增生而形成的一种良性增生性疾病。影像学表现主要为乳腺内局限性结节或肿块,临床上常有月经周期相关的乳腺疼痛。可出现钙化、大部分钙化为簇状分布,无定形钙化是最常见的钙化形态。硬化型腺病可形成边界清楚的肿块或结构扭曲,与乳腺癌较难鉴别。

（案例提供:空军总医院　祝红线）

（点评专家:空军总医院　李相生）

案例 39 ● ● ● ●

◆▶ 病例介绍

女性,44 岁。体检发现左乳肿物 6 月余,不伴疼痛,双乳腺无其他不适。

专科检查:双乳发育正常、对称,双乳皮肤无颜色改变、无破溃、无橘皮样改变,双乳头无凹陷,无溢液,左乳外上方触及 2.0cm×1.5cm 肿物,质地韧,边界欠清,腋下及锁骨上未触及肿大淋巴结。

◆▶ 影像学检查

乳腺超声检查:超声检查设备采用彩色多普勒超声诊断仪,探头频率为 7.5～13.0mHz。患者取仰卧位,双上臂上举以充分暴露双侧乳房。观察病变形态学、彩色多普勒血流等方面信息。

乳腺 MRI 检查:MRI 检查设备采用 3.0T MR 扫描仪,乳腺专用 8 通道相控表面线圈。患者取俯卧位,双侧乳房自然下垂,行双侧乳腺平扫和动态增强检查。平扫采用横断面 FSE T_1WI 序列(TR 700 毫秒,TE 10 毫秒)、横断面和患侧乳腺矢状面脂肪抑制 T_2WI 序列(TR 4500 毫秒,TE 85 毫秒),层厚 5.0mm,层间距 0.5mm,矩阵 384×224,激励次数(NEX)2。DWI 采用单次激发自旋平面回波序列,TR 6300 毫秒,TE 64 毫秒,矩阵 128×128,层厚 5.0mm,层间距 0.5mm,NEX 4,b=0、500、1000s/mm²。动态增强检查采用 VIBRANT 序列,TR 6.1 毫秒,TE 2.9 毫秒,反转角 15°,矩阵 256×128,层厚 3.0mm,FOV 26cm×26cm,NEX 1。动态增强检查前先扫蒙片,然后采用高压注射器以 2.0ml/s 的流率先团注对比剂 Gd-DTPA,剂量为 0.1mmol/kg,随后注射等量生理盐水,注射完成后立即进行扫描,连续采集 5 时相图像,单期扫描时间为 90～95 秒。

左乳外上方可见低回声肿物,边缘不光滑,内部回声不均匀,后方回声无明显改变,CDFI:未见明显血流信号(图 4-39-1a、b)。MRI 左乳外上方可见一类圆形肿物,边缘欠光滑,大小约 2.0cm×1.8cm×1.0cm,于平扫 T_1WI 显示不明显,脂肪抑制 T_2WI 呈稍高信号,动态增强后肿物呈明显强化,时间-信号强度曲线早期呈渐进性强化、中晚期呈流出型(早期强化率约 220%),相应 DWI 呈较高信号,ADC 值较低(b 值为 1000s/mm²,ADC 值为 1.06×10⁻³mm²/s)(图 4-39-1c～m)。

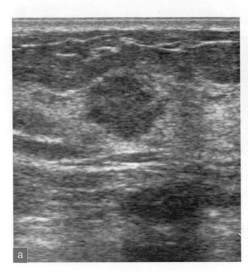

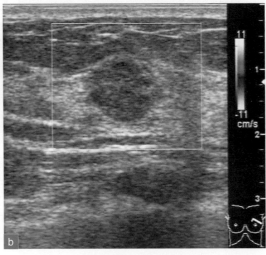

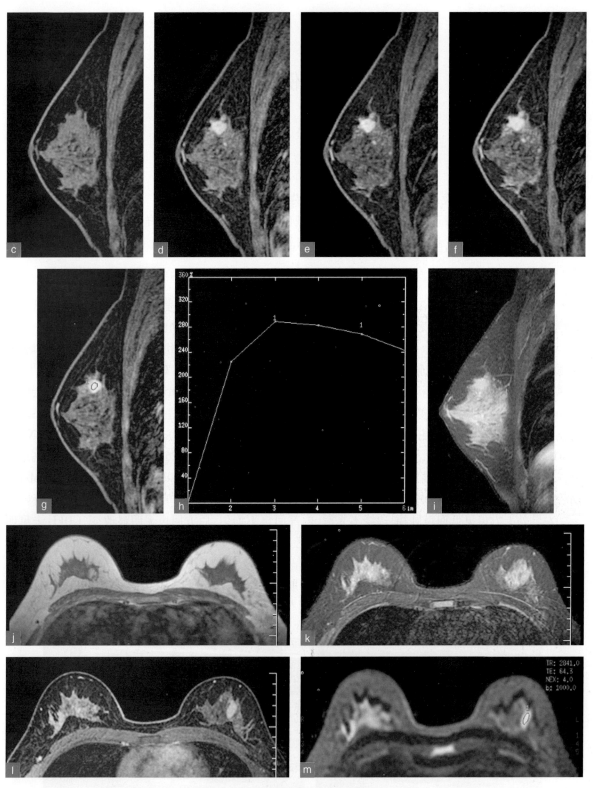

图 4-39-1　乳腺影像检查

a. 左乳肿物二维超声图;b. 左乳肿物彩色多普勒血流图;c~f. 分别为左乳矢状面 MRI 动态增强前和增强后
1.5 分钟、3 分钟、7.5 分钟;g、h. 分别为左乳肿物感兴趣区(ROI)选取图和时间-信号强度曲线图;i. MRI 平扫矢
状面脂肪抑制 T_2WI;j. MRI 平扫横断面 T_1WI;k. MRI 平扫横断面脂肪抑制 T_2WI;l. MRI 增强后延迟时相横断
面 T_1WI;m. DWI 图(b 值为 1000s/mm^2)

◆◆ 手术和病理结果

（左乳腺）腺病瘤。

◆◆ 诊断要点与鉴别诊断

1. 诊断要点 本病例患者 44 岁,以体检发现左乳肿物就诊,临床检查左乳外上方触及 2.0cm×1.5cm 肿物,质地韧,边界欠清。超声和 MRI 均显示肿物边缘不光滑,MRI 时间-信号强度曲线早期呈渐进性强化、中晚期呈流出型,ADC 值较低,这些表现符合恶性病变特征;但超声彩色多普勒血流显示肿物内未见明显血流信号,后方回声无衰减,肿物边缘缺乏典型毛刺征象,亦提示该病变存在不典型良性病变可能。

2. 鉴别诊断 本病例需与以下几种疾病进行鉴别诊断。

（1）乳腺癌:肿块型乳腺癌的边缘多不清楚,有毛刺或浸润,彩色多普勒可见丰富血流信号,弹性成像评分较高;MRI 上动态增强后病变时间-信号强度曲线多呈流出型和平台型,DWI 上 ADC 值较低。

（2）纤维腺瘤:多无明显症状,为偶然发现;影像学表现为其形态学呈良性特征,即圆形、卵圆形肿块,边缘光滑、锐利;超声上肿块内部为均匀或比较均匀的低回声,肿块后方回声正常或增强,常有侧方声影,弹性成像提示肿物质地通常较软;MRI 上,部分纤维腺瘤在 T_2WI 上其内部可见低信号分隔,动态增强检查,大多数纤维腺瘤表现为缓慢渐进性的均匀强化,或由中心向外围扩散的离心样强化,随时间延迟由不均匀到均匀,DWI 上 ADC 值较高。

专家点评 ● ● ● ●

乳腺腺病瘤多发于 30~40 岁的年轻女性,而发生于绝经后女性的腺病瘤与肥胖导致内源性雌激素的产生或激素替代治疗有关。患者常因乳腺肿块就诊。肿块一般不伴触痛,不伴皮肤受累。

乳腺腺病瘤在影像学上通常表现为肿块型病变。在 X 线上常表现为肿块或局限不对称致密,形态上表现为卵圆形、分叶状或不规则形,边缘清晰或模糊,部分肿块内可见钙化,与纤维腺瘤、乳腺癌等鉴别困难。在超声上,腺病瘤多表现为卵圆形或不规则形,边界清楚,内部呈低回声。部分腺病瘤边缘呈角状、纵横比>1,血流信号丰富,与乳腺癌鉴别较为困难。在MRI 上腺病瘤形态学与 X 线、超声形态学表现类似;平扫 T_1WI 呈等信号,脂肪抑制 T_2WI 呈等或稍高信号,其信号强度主要取决于小叶内增生的细胞与纤维结缔组织成分的比例;动态增强后肿瘤内部多呈不均匀强化表现,可能与腺病瘤内增生成分复杂并含有多发小囊有关;时间-信号强度曲线类型各异,可呈渐增型、平台型和流出型;在 DWI 图像上表现为高或稍高信号,ADC 值偏低。因腺病瘤由乳腺小叶的上皮细胞、肌上皮细胞及小叶内纤维结缔组织增生组成,即使在病理上,由于上皮细胞增生性改变及核异型性,其与乳腺癌有时亦难以鉴别。腺病瘤亦可表现非肿块型病变,主要依据镜下所见病变与周围正常组织界限是否清楚来判定。总之,乳腺腺病瘤影像学上常常多表现为肿块型病变,部分可呈良性病变特征,部分亦可呈恶性征象表现,需与常见的纤维腺瘤或乳腺癌等鉴别,而最终诊断需依靠组织病理学检查。

（案例提供:天津医科大学肿瘤医院　侯明丽）

（点评专家:天津医科大学肿瘤医院　刘佩芳）

04章案例40

案例 40 • • •

◆ 病例介绍

女性,32岁。发现左乳肿物,肿物大小约"黄豆"。

专科检查:双乳对称,可于左乳上象限触及一枚大小约0.5cm×0.5cm肿物,肿物质韧,欠光滑,活动较差。左腋下未触及肿大淋巴结。

乳腺三维彩超:双侧乳腺结构紊乱,内呈片状低回声区。左乳腺腺体内可见多个低回声大者位于12点左右,范围约:0.63cm×0.59cm,其内可见穿支血流。左腋下未见明显增大淋巴结。超声诊断:左乳12点处血流显示或实质占位,BI-RADS 4B类。

◆ 影像学检查

乳腺X线摄影:双乳内外斜位、头尾位成像,加摄右乳斜位及头尾位的点压放大片。

乳腺MRI检查:MR检查设备为3.0T磁共振设备,乳腺专用线圈。患者采取俯卧位,使双乳自然垂于线圈洞穴的中央。平扫层厚4mm,层间隔1.5mm,FOV 30cm×30cm,快速自旋回波T_1WI和STIR序列,DWI序列。动态增强扫描采用3D-FLASH抑脂T_1WI序列。对比剂采用钆喷酸葡胺注射液(Gd-DTPA),剂量0.1mmol/kg,以2ml/s的速度注入。增强前扫描一次,注入对比剂后连续扫描8次。

图4-40-1a~f显示左乳腺多量腺体型,左乳外上象限局部可见结构略不规则,伴有多发走行异常的细条状影及多枚微钙化,同时右乳X线摄影可见多发散在细钙化。MRI提示左乳外上象限局部腺体结构纠集、紊乱,T_1呈略低信号、等T_2病变呈高信号,边界模糊不清,范围约为2.12cm×1.77cm×1.68cm(左右×前后×上下),增强扫描病灶可见强化,时间-信号曲线为平台型(图4-40-1g~j)。

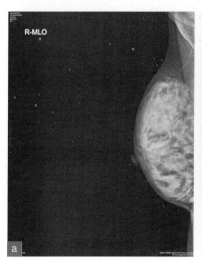
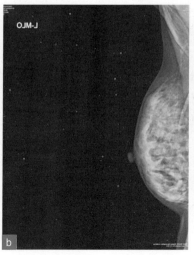
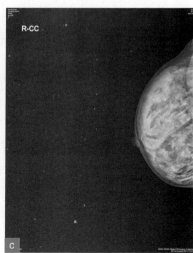

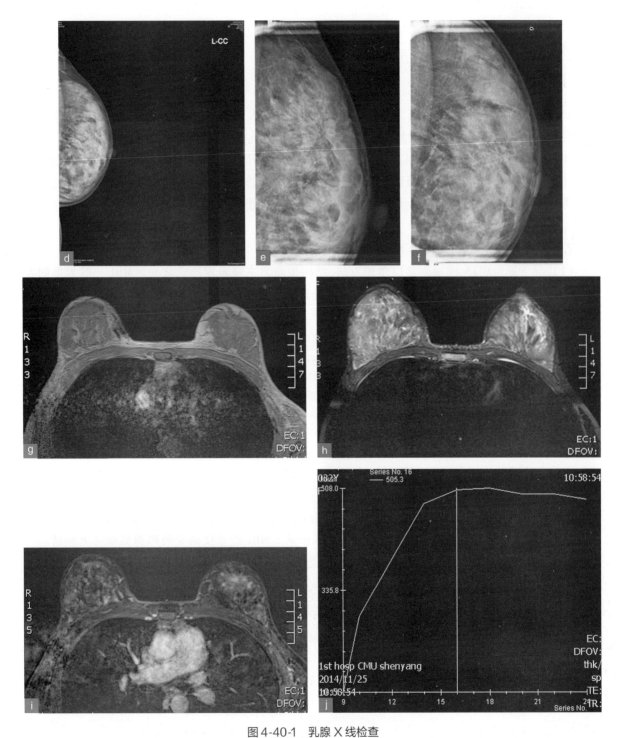

图 4-40-1　乳腺 X 线检查

a. 右乳内外斜位；b. 左乳双乳头尾位；c. 右乳头尾位；d. 左乳头尾；e. 左乳内外斜位点压；f. 左乳头尾位点压；
g. T_1WI 平扫图像；h. T_2WI 平扫图像；i. T_1WI 增强图像；j. 病灶 TIC 曲线

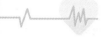

◆ **手术和病理结果**

镜下所见：间质纤维增生，导管上皮增生，局部导管扩张。

免疫组化：CK5/6(+)，P63(+)，Ki-67(1%+)，SMA(±)。

病理诊断：左乳增生性腺病。

◆ **诊断要点与鉴别诊断**

1. 诊断要点 本病例的特点为育龄期女性患者，临床表现左乳发现小包块，无外伤史，X线摄影左乳外上象限可见局部结构紊乱伴多枚细钙化，同时右乳 X 线摄影可见多发散在细钙化。MRI检查 T_1 呈略低信号、等 T_2 病变呈高信号，边界模糊不清，周围结构聚集。增强扫描病灶可见强化，时间-信号曲线为平台型。X 线摄影双乳外上象限同时可见异常改变，MRI 增强扫描病灶可见左乳病变形态不规强化，时间-信号曲线为平台型，但上升期略缓慢，对本病的诊断诊断有一定的提示作用。

2. 鉴别诊断 本病例需与以下几种疾病进行鉴别诊断。

（1）导管原位癌：X线摄影常以单侧发病，结构扭曲为主要表现形式之一。MRI 一般为单侧发病，呈导管样、分支样强化或局限性强化区、段状分布。导管原位癌的血流动力学多为速升缓降型和速升平台型。

（2）浸润性导管癌：表现为单发肿块的乳腺腺病需要与乳腺癌鉴别，前者通常体积较小，直径一般小于 1.5cm，强化程度低，而乳腺癌体积一般大于腺病的肿块，强化程度较高，多呈环形强化，早期快速流入，延迟期呈平台型或流出型。

专家点评 ● ● ● ●

本病例 X 线摄影病变的发现存在一定的难度，在此强调双乳对比观察的重要性。经双侧对比观察发现左乳外上象限局部结构异常，行局部点压后进一步明确病变的存在，并可显示出病变的表现特征即局部的结构扭曲，同时病变区域腺体内可见散在多个细小钙化，此种影像表现多见于原位癌、浸润性导管及硬化性腺病。MRI 检查使病变的形态显示得更加清晰，T_1 呈略低信号、等 T_2 病变呈高信号，边界模糊不清，周围结构聚集，增强后病变可见明显强化，即可观察到病变的血流动力学的信息，但该病例 MRI 影像尚具有一些恶性病变的表现特征，因此较难做出准确诊断，最终诊断有赖于病理结果。

（案例提供：中国医科大学附属第一医院　缪　琪）

（点评专家：中国医科大学附属第一医院　黎　庶）

04章案例41

案例 41 ••••

◆▶ 病例介绍

女性,51 岁。3 天前触及右乳外象限一肿块,伴右乳疼痛。

专科检查:双乳对称,乳房皮肤无红肿,局部未见"酒窝征"和"橘皮征"。右乳外下象限可及一约 3cm×1.5cm 大小肿块,质偏硬,边界欠清,活动度不佳,与皮肤无粘连,稍有压痛,乳头正常无凹陷,挤压乳头无液体流出,右腋窝淋巴结未及肿大。左乳各象限未及明显肿块,左乳头无溢液和凹陷,左腋下未及肿大淋巴结。

月经史:50 岁绝经,绝经后无阴道异常流血流液。

个人史、实验室检查:无特殊情况。

◆▶ 影像学检查

乳腺超声:双乳腺组织厚薄不均,实质回声强弱不均,右侧乳头外下缘可见不均质低回声,不成典型肿块样表现,病灶范围约 2.85cm×1.43cm,形态不规则,边缘不光整,边界不清,后方回声可见衰减,CDFI 可见点状血流信号(图 4-41-1a)。

乳腺 MRI:MRI 检查设备为超导磁共振,8 通道专用相控阵表面线圈。患者俯卧位,双侧乳房自然下垂。先行双侧乳腺矢状位 T_2WI(加脂肪抑制)平扫 FSE FS T_2WI:TR/TE=4650/85 毫秒,层厚 4mm,层间距 1.0mm,矩阵 320×224,NEX=4,FOV 20cm×20cm。后行横轴位 VIBRANT 多时相增强 MRIDCE DTPA 0.1mmol/kg 以 2.0ml/s 静脉团注前扫描 1 次,静脉团注后开始连续无间隔扫描 8 次,TR 6.1 毫秒、TE 2.9 毫秒、TI 13 毫秒、FOV=36cm×36cm,扫描块厚度 52 层,矩阵 350×350,NEX 0.8。DWI 序列,b 值 0,800。

影像所见:左乳内下象限见一小结节状等 T_1 稍长 T_2 结节,DWI 呈稍高信号,动态强化增强扫描可见其强化曲线呈 1 型时间-信号曲线;右乳外下象限见一结节状等 T_1 长 T_2 结节,DWI 呈高信号,动态强化增强扫描可见其强化曲线呈 1 型时间-信号曲线(图 4-41-1b~f)。

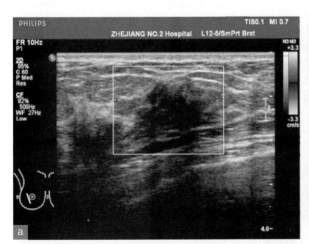
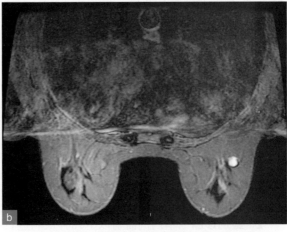

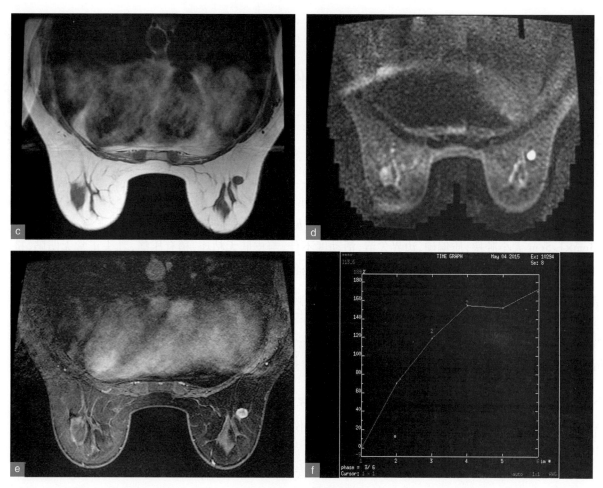

图 4-41-1　乳腺影像检查

a. 右侧乳头外下缘可见不均质低回声,不成典型肿块样表现,病灶范围约 2.85cm×1.43cm,形态不规则形,边缘不光整,边界不清,后方回声可见衰减,CDFI 可见点状血流信号;b. 横断位 T_2WI 脂肪抑制序列示右乳外下象限病灶,病灶呈高信号,边界清楚;c. 横断位 T_1WI 序列示右乳外下象限病灶,与周围腺体组织呈等信号,边界清楚;d. 横断位 DWI 序列示右乳外下象限病灶呈高信号;e. 增强扫描右乳外下象限病灶明显强化,边缘强化更明显,周围腺体呈不均匀强化;f. 右乳外下象限病灶 TIC 曲线呈 Ⅰ 型

乳腺 ECT 检查:乳腺专用 γ 相机检查未见明显异常。

◆ 手术和病理结果

手术记录:术中 B 超探查、体表标记肿块位置,取右乳晕外下侧做一弧行切口长约 3cm,切开皮肤、皮下脂肪,探查肿块质地偏韧,边界不清,以肿块为中心做肿块区段切除。

常规病理:(右乳腺)腺病,部分导管可见普通性增生。

◆ 诊断要点与鉴别诊断

1. **诊断要点**　中老年女性,右乳外下象限肿块,质地偏硬、边界不清,伴压痛。乳腺超声提示为不均质低回声,边界欠清,CDFI 可见点状血流信号;乳腺 MR 提示病灶呈等 T_1 长 T_2 信号,DWI 呈高信号,增强扫描病灶明显强化,边缘强化不明显,病灶呈 Ⅰ 型 TIC 曲线。

2. **鉴别诊断**　本病例需与以下几种疾病进行鉴别诊断。

（1）乳腺纤维腺瘤：乳腺纤维腺瘤好发于18~25岁青年女性，以生育期女性多见；乳腺纤维腺瘤一般与性激素水平失衡、乳腺局部组织对雌激素过度敏感、饮食因素以及遗传倾向有关，且多为单侧，少数患者亦可双侧乳腺内同时或先后发生，肿瘤范围较小。肿瘤一般直径在1~3cm，多为圆形或椭圆形，质地韧实，边界清楚，表面光滑，活动好，无压痛，无其他特殊不适。病变边界清晰，可见包膜，部分伴粗大钙化，表现为良性病变特点。

（2）乳腺癌：表现为肿块的乳腺腺病容易混淆误诊为乳腺癌。乳腺癌通常病灶边缘不规则，磁共振上多见病灶周围"毛刺征"，部分病变与邻近皮肤或乳头牵拉；动态增强MRI检查乳腺癌常表现为快速明显强化和快速廓清的"快进快出"恶性病变曲线类型。但有时临床与影像学两者表现可有重叠，最终确诊需要病理诊断。

专家点评

乳腺腺病的发病原因与卵巢功能失调有关，病理改变主要为小叶腺泡、末梢导管和间质结缔组织增生，病变通常局限于乳腺的某个或某几个区段内，范围较广。患者中老年女性，绝经1年，单乳痛性肿块就诊，病变位于右乳外下象限，无局部皮肤凹陷或乳头牵拉，无乳头溢液。乳腺B超提示病变边界欠清，呈不均质低回声，可见血流信号；乳腺磁共振提示病灶呈等T_1长T_2信号，DWI呈高信号，增强扫描病灶明显强化，边缘强化不明显，病程Ⅰ型TIC曲线，倾向为良性病变。结合患者年龄及月经史特点考虑乳腺腺病可能性大。

（案例提供：浙江大学医学院附属第二医院　李　倩）

（点评专家：浙江大学医学院附属第二医院　王丽华）

04章案例42

案例42 ●●●

◆ 病例介绍

女性，47岁。发现左乳肿块一年余，最初直径约2.0cm大小，无疼痛、肿胀，进来自觉肿块渐增大，直径约6.0cm大小，伴有轻度刺痛感，无红肿、破溃、乳头溢液。

专科检查：两侧乳腺基本对称，左乳外上象限可触及一约5.0cm×6.0cm大小肿块，质韧，无触痛，活动度差，与皮肤似有粘连，右乳未触及肿块，双侧腋下及锁骨上下未及肿大淋巴结。

个人史：月经初潮年龄17岁。经期7天/周期30天。

既往史：精神病史4年余。

实验室检查：白细胞$11×10^9$/L。

◆▶ **影像学检查**

乳腺钼靶X线检查:钼靶X线检查设备为全数字化钼铑双靶乳腺X光机。患者均摄双侧头尾位(CC)及内外斜位片(MLO)。摄片后采用Advantage Workstation工作站进行图像分析。

显示乳腺密度弥漫性增高,正常腺体结构显示不清,见索条状影,左侧乳腺外上象限不规则团块状密度增高影,边界不清,范围约6.0cm×7.2cm。左乳晕稍增厚,左侧乳晕后方导管稍扩张(图4-42-1)。

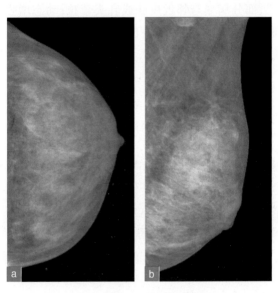

图4-42-1　乳腺影像检查
a. 左侧乳腺头尾位片;b. 左侧乳腺斜位片

◆▶ **手术和病理结果**

术中见病灶位于左乳外上象限,约5.0cm×6.0cm大小,包膜欠完整,病灶的血供较丰富。HE染色显示病灶为乳腺腺病伴急慢性炎症,部分导管囊状扩张,局部出血,小脓肿形成。

◆▶ **诊断要点与鉴别诊断**

1. 诊断要点　本病例的特点为47岁女性,无意中发现乳腺内占位。钼靶X线片上显示病灶为边缘模糊的肿块,同时伴有乳晕增厚及导管扩张,病灶内未见钙化,诊断时要考虑乳腺炎症。同时左乳内见多发条索影及小结节影,要考虑到腺病的可能。

2. 鉴别诊断　本病例需与炎性乳癌进行鉴别诊断。

炎性乳癌(inflammatory breast cancer)是乳腺癌的一种特殊类型,常发生于年轻、妊娠期、哺乳期女性,极少数可发生于男性。其恶性程度高,病情进展快。与一般乳腺癌不同,炎性乳癌没有明确的肿块,因此通常乳腺造影或超声检查不易发现。炎性乳癌与急性乳腺炎鉴别:①两者均可见到乳房红肿、热痛等炎症表现,但急性乳腺炎时病变可较局限,亦可较广泛,颜色为鲜红,皮肤呈凹陷性水肿;而炎性乳癌时皮肤改变广泛,往往累及整个乳房,其颜色为暗红或紫红色,皮肤水肿呈"橘皮样"外观。②两者均可触及腋下淋巴结肿大,但急性乳腺炎的淋巴结相对比较柔软,与周围组织无粘连,推之活动性好;而炎性乳癌的淋巴结大而硬,与皮肤及周围组织粘连,用手推之不活动。③从全身症状来看,急性乳腺炎常有寒战、高热等明显的全身性炎症反应;而炎性乳癌通常无明显全身炎症反应,如伴有发热,则为低热或中等度热。④从病程来看,急性乳腺炎病程短,可在短期内化脓,抗感染治疗有效,预后好;而炎性乳癌则病情凶险,一般不化脓,不发生皮肤溃破,却可延及同侧乳房以外的颈部及手臂,甚至可侵及对侧乳房,抗感染治疗无效,预后差。

专家点评 ● ● ● ●

　　该病例最终病理诊断:"乳腺腺病伴急慢性炎症"。回顾本例临床与钼靶X线表现,临床上乳腺肿块短期内明显增大,钼靶X线片上发现边缘模糊肿块的同时有乳晕增厚及导管扩张,诊断乳腺炎症较为容易。仔细观察,乳腺内见多发条索影及小结节影,要同时考虑到腺病的可能。

　　乳腺腺病是乳腺结构不良症的早期表现。其主要改变是乳腺的腺泡和小导管明显的局灶性增生,并有不同程度的结缔组织增生,小叶结构基本失去正常形态,甚至腺泡上皮细胞散居于纤维基质中。钼靶X线病变可局限于乳腺的某一区域,也可广泛弥散于乳房中。增生的乳腺密度增高呈结节状或毛玻璃状,病变形态不规则,边缘一般模糊不清。弥漫性病变整个乳腺密度增高,正常的腺体结构消失,病变阴影趋向融合。少数患者可有相对粗大的钙化灶,广泛地分布于病变区内。

　　乳腺腺病可以伴发乳腺的急慢性炎症,并可以形成脓肿,典型的乳腺炎临床上表现出红、肿、热、痛,本例后期肿块明显增大的同时出现乳晕增厚及疼痛,符合炎症的表现。

（案例提供:安徽医科大学第一附属医院　徐丽艳）

（点评专家:安徽医科大学第一附属医院　徐丽艳）

● ● ● 第十三节　乳腺 Castleman 病 ● ● ●

04章案例43

案例43　● ● ●

◆ **病例介绍**

　　女性,68岁。发现左乳肿块6天。近来未发现肿块明显增大或缩小。

　　专科查体:双侧乳房对称,双乳头同一水平,左乳外上象限可触及一肿块,约2cm×2cm,质硬,界不清,有触痛,活动度差,与表面皮肤无粘连。双乳头无溢液。右乳(-),双侧腋窝、锁骨上未触及肿大淋巴结。

　　既往史:否认乳房外伤史及相关手术史。

　　乳腺超声:左侧乳腺低回声区,BI-RADS 4C级。

◆ **影像学检查**

　　乳腺MRI检查:MRI采用3.0 T MRI机。患者均取俯卧位,双乳下垂,行双侧乳腺区及双侧腋窝区 MR 平扫及动态增强扫描。扫描序列包括:①横断面 T$_2$WI:采用短时反转恢复(short time inversion recovery,STIR)序列,层厚 4mm,层间距 1mm;②横断面 DWI,层厚 4mm,层间距 1mm,b 值为 800s/mm^2;③动态增强扫描:采用乳腺容积成像(volume imaging for breast assessment,VIBRANT)序列:采用频率选择脂肪抑制技术,先获取平扫图像,注入对比剂后连续无间隔采集 5 个时相,增强扫描对比剂采用 Gd-DTPA,采用高压注射器经手背静脉以 2.0ml/s 的流率注射 0.2mmol/kg,然后再以相同流率注射 15ml 生理盐水。

此患者的乳腺超声及 MR 检查图像见图 4-43-1。

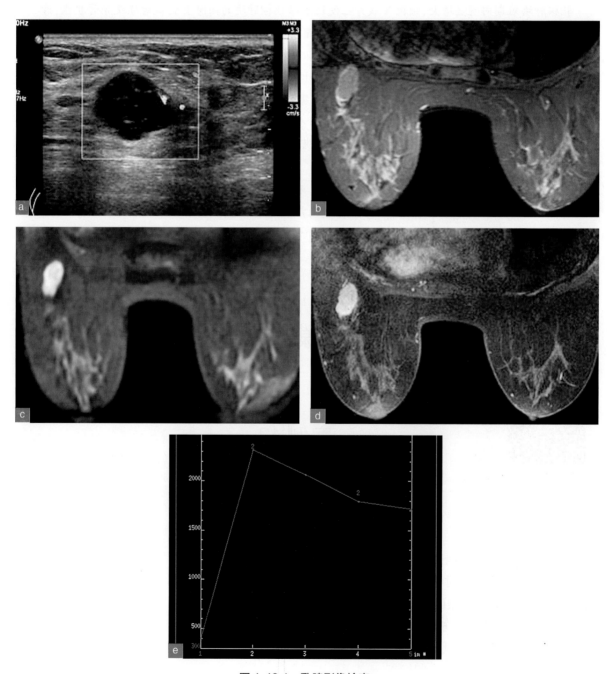

图 4-43-1　乳腺影像检查
a. 超声图像;b. 横断面 STIR;c. 横断面 DWI;d. 增强第一期 T$_1$WI;e. 时间-信号强度曲线

◆▶ **手术和病理结果**

手术记录:取左乳外上象限与乳晕垂直切口,长约 5cm,依次切开皮肤及皮下组织、浅筋膜浅层,发现肿块位于左乳 2～3 点方向,离乳头约 6cm,大小 3.5cm×3.0cm×3.0cm,边界清,质地稍韧,包膜完整,切面呈鱼肉状。

病理诊断:左乳外上尾部见淋巴结 1 枚,直径 2.5cm,镜下见淋巴滤泡增生,生发中心发育不良,套区增生,同心圆状排列,淋巴窦消失。滤泡中心及滤泡外小血管增生,局部可见小血管管壁硬化,自生发中心向外放射状延伸。免疫组化:CD3 部分+,CD23 滤泡+,CD5 部分+,CD10 生发中心+,BCL6 生发中心+,CD30-,EMA+/-,L26 部分+,AE1/3-,KI67+/-,CD15-,CD138 部分+,CD4 部分+,UCHL1 部分+,BCL2 生发中心-,CD7 部分+,PAX5 部分+,CD8-,CD79a 部分+,MUM1-。病变符合淋巴结 Castleman 病,玻璃样血管型。

◆▶ **诊断要点与鉴别诊断**

1. 诊断要点　本病例超声表现为低回声肿块,后方回声增强。而浸润性导管癌超声上多表现为低回声伴后方回声衰减。乳腺淋巴瘤的超声表现可表现为低回声或无回声肿块,后方回声增强,与该病例超声表现相似。MRI 显示左乳外上象限近腋区见一类圆形肿块,大小约 1.6cm×2.6cm,边缘清晰,与正常纤维腺体实质相比,该肿块 STIR 上呈等信号,DWI 上呈明显高信号,ADC 值为 $0.830×10^{-3}\text{mm}^2/\text{s}$,增强后明显强化,内部强化均匀,时间-信号强度曲线呈流出型。该病灶位于左乳外上象限腺体边缘,近腋区,肿块边缘清楚,且 ADC 值较低,提示该病灶可能为淋巴组织来源,但术前正确诊断较为困难,确诊需穿刺活检。

2. 鉴别诊断　本病例需与以下几种疾病进行鉴别诊断。

(1) 浸润性导管癌:本病例与该病发病年龄相似,典型的浸润性导管癌影像学超声上表现为不规则肿块,边缘呈蟹足样,后方回声多衰减。MRI 上多表现为不规则肿块,边缘不规则或毛刺状,STIR 呈低信号,DWI 呈高信号,增强早期呈边缘强化,延迟期向中心填充改变,ADC 值范围约为 $(0.8～1.2)×10^{-3}\text{mm}/\text{s}^2$。该病灶 STIR 等信号,边缘清楚,ADC 值较低,故不考虑浸润性导管癌。

(2) 淋巴瘤:本病例特点与该病的临床与影像学表现较为相似。乳腺原发性淋巴瘤在 MRI 上表现可分为非肿块强化及肿块型病灶,非肿块型病灶多表现为乳腺内区域性及弥漫异常强化,与该病例容易鉴别。肿块型病灶多表现为病灶边缘不清楚、不规则或有毛刺的肿块,但部分淋巴瘤边缘清楚,与该病例不易鉴别。文献报道乳腺淋巴瘤 ADC 较低,约为 $(0.45～0.73)×10^{-3}\text{mm}^2/\text{s}$,有助于和浸润性导管癌鉴别,但该病例 ADC 值与淋巴瘤 ADC 值相仿,ADC 值也很难鉴别这两种疾病。

(3) 转移淋巴结:乳腺癌腋下淋巴结转移,乳腺内绝大部分可见异常强化的病灶,该患者双侧乳腺内未见可疑病灶,故不支持该肿块为转移淋巴结,但尚难排除隐匿性乳腺癌淋巴结转移的可能性。本单位一组乳腺转移淋巴结 ADC 值为 $(0.89±0.17)×10^{-3}\text{mm}^2/\text{s}$,未转移淋巴结 $(1.10±0.26)×10^{-3}\text{mm}^2/\text{s}$,该病灶 ADC 值与转移淋巴结相仿。转移淋巴结早期在 MRI 上多可见淋巴结门结构,皮质均匀或不均匀增厚,增强明显不均匀强化,晚期多表现为淋巴结门消失,边缘不清楚,并可见多个淋巴结融合。该病例边缘清楚,未见淋巴门结构,故不考虑隐匿性乳腺癌淋巴结转移。

专家点评

    回顾本病例的超声及 MRI 表现,该肿块位于左乳外上象限腺体边缘,近腋区,超声表现为低回声肿块,边界清楚,后方回声增强。MRI 上表现为实性肿块,边界清楚,STIR 为等信号,DWI 明显高信号,ADC 值较低,为 $0.830×10^{-3} mm^2/s$。研究表明,乳腺正常增生性淋巴结及转移性淋巴结由于其细胞密度较高,DWI 多呈高信号,水分子扩散受限,ADC 值均较低。该患者的位置及影像特点提示该肿块为淋巴组织来源病灶,乳腺淋巴瘤或 Castleman 可能,但术前正确诊断较为困难,确诊需穿刺活检。

(案例提供:上海交通大学医学院附属新华医院 王丽君)

(点评专家:上海交通大学医学院附属新华医院 汪登斌)

第十四节 脂 肪 坏 死

04章案例44

案例44

◆ 病例介绍

    女性,33 岁。发现左乳肿物 3 个月入院进一步诊治。

    专科检查:双侧乳房对称,发育良好。双侧乳房皮肤无红肿,无破溃,双侧乳头齐平,无溢液,左乳外下 4 点钟方向,距离乳头约 6cm 处可及直径约 2cm 肿物,质硬,边界尚清,活动度可。右乳未及明显肿物,双腋下未及肿大淋巴结。

    个人史:初潮于 14 岁,月经规律。月经持续 6~7 天。月经间隔 32 天,有痛经。

◆ 影像学检查

    乳腺 MRI 检查:MRI 检查设备为磁共振扫描仪,4 或 8 通道乳腺专用相控阵表面线圈。患者取俯卧位,双侧乳房自然下垂。常规矢状面、横轴面及冠状面三平面定位扫描后,平扫采用快速自旋回波(fast spin echo,FSE)T_1WI(TR 700 毫秒,TE 10 毫秒)、T_2WI 脂肪抑制(TR 4500 毫秒,TE 85 毫秒)横断面及患侧乳腺矢状面,层厚 5mm,层间距 0.5mm,矩阵 384×224,激励次数(NEX)2,扩散加权成像(diffusion weighted imaging,DWI)采用单次激发自旋平面回波序列,为消除各向异性对 DWI 信号和数值测量的影响,在频率编码、相位编码和层面选择方向分别施加扩散敏感梯度场,参数:TR 6300 毫秒,TE 64 毫秒,矩阵 128×128,层厚 5mm,层间距 0.5mm,NEX 4,扩散敏感度值扩散敏感因子(b 值)分别取 $0/500/1000s/mm^2$。多时相动态增强扫描应用双侧乳腺容积成像(volume imaging for breast assessment,VIBRANT)。参数:TR 6.1 毫秒,TE 2.9 毫秒,翻转角 15°,矩阵 256×128,层厚 3mm,视野(FOV)26cm×26cm,NEX 1。动态增强前先扫蒙片,然后由高压注射器经手背静脉以团注方式注入对比剂 Gd-DTPA(Magnevist,Schering),剂量 0.2mmol/kg,流率 2.0ml/s,并同时注射等量生理盐水,即刻进行扫描,连续采集 8 个时相,单期扫描时间 58 ~ 62 秒。

图 4-44-1a ~ c 乳腺 X 线摄影显示左乳外下脂肪层结合加压片见局限致密影。图 4-44-1d ~ f 左乳外下脂肪层见局限强回声反射区,形态欠规则,内部回声不均匀,可见小囊性回声区,未见明显血流信号;弹性:2 分。图 4-44-1g ~ k 左乳外下皮下脂肪层内局限异常信号,平扫 T_1WI 呈稍低信号,抑脂 T_2WI 呈较高信号,动态增强后呈明显强化,时间-信号强度曲线呈平台型,DWI 呈稍高信号,ADC 值较低。

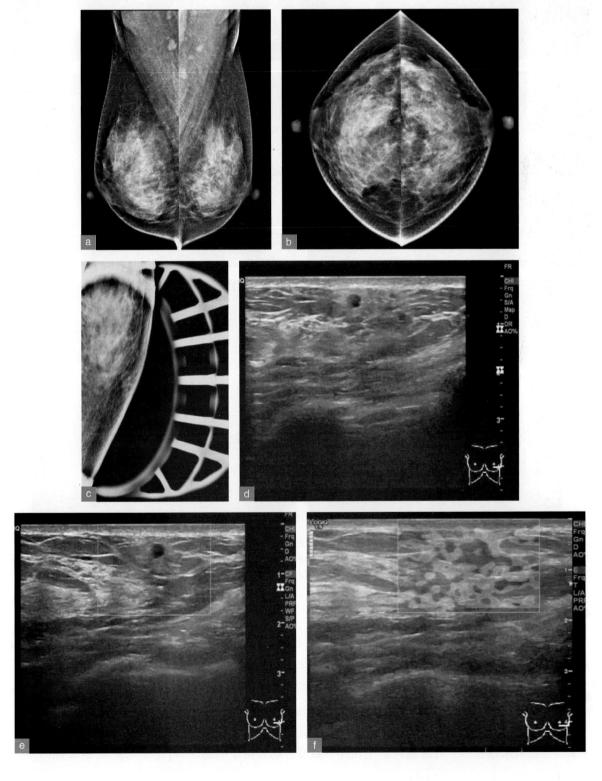

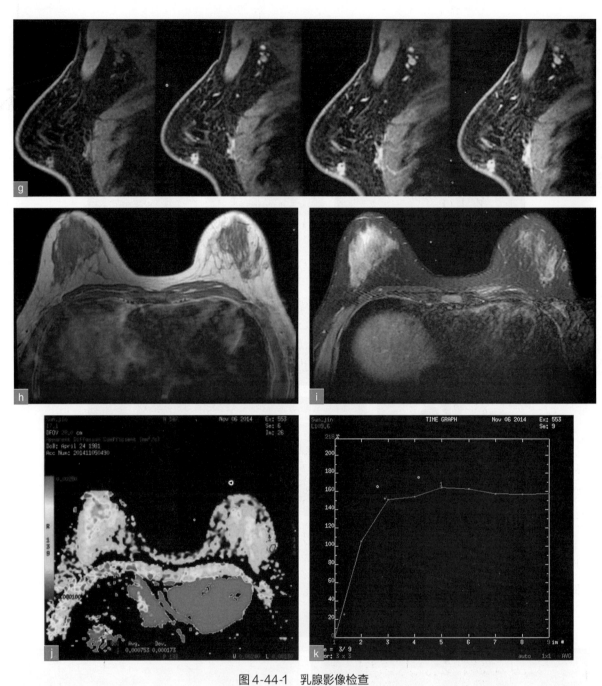

图4-44-1　乳腺影像检查

a. 双乳内外侧斜位片；b. 双乳头尾位片；c. 左乳局部放大图像；d. 超声二维图像；e. 超声血流图像；f. 超声弹性成像；g. MRI 动态增强图像；h. T_1WI；i. 脂肪抑制 T_2WI；j. ADC 图；k. 时间-信号强度曲线图

◆▶ **手术和病理结果**

（左乳）乳腺脂肪坏死。冷冻标本：2.5cm×1.8cm×1.2cm，其内可及质稍硬区 1.8cm×1.5cm×0.8cm，切面淡黄色，边界不清。

◆▶ **诊断要点与鉴别诊断**

1. 诊断要点　本病例为年轻女性，自己无意扪及无痛性乳腺肿物，乳腺 X 线结合加压片示位于皮下脂肪层局限致密影。乳腺超声示左乳外下触及肿物处位于脂肪层，可见 1.5cm×0.8cm 强回声反射区,界不清,形态欠规则,内部回声不均匀,内部可见小囊性回声区,未见明显血流信号。弹性:2分。乳腺 MRI 平扫及增强左乳外下皮下脂肪层内可见局限异常信号改变,范围约 1.6cm×0.9cm×1.0cm,于平扫 T_1WI 呈稍低信号,抑脂 T_2WI 呈较高信号,动态增强后呈明显强化,时间-信号强度曲线早期呈渐进性强化、中晚期呈平台型,相应 DWI 呈稍高信号,ADC 值较低。三种影像学表现综合分析可以考虑为脂肪坏死。

2. 鉴别诊断　本病例需与以下几种疾病进行鉴别诊断。

(1) 脂肪瘤:临床无明显症状,常发生于单侧乳腺,发生于双侧者约3%,质地柔软。可发生于乳腺或胸肌内,X 线表现为脂肪密度样影,周围以较纤细而致密的包膜,内可见纤细的纤维分隔,可见肿块对周围组织的占位效应。在超声上表现为均匀的低到稍高回声肿块,常为卵圆形,边界清晰,后方无回声增强效应及侧方声影,具可压缩性。MRI 上呈边界较清楚肿块,在平扫 T_1WI 及 T_2WI 上均呈高信号,脂肪抑制序列呈低信号,内无正常导管、腺体及血管结构,增强后无强化。

(2) 脂性囊肿:由脂肪组织液化形成,尚不清楚是否均来自脂肪坏死,在多发性脂囊患者,部分无明确的外伤和手术史。一般质硬,在 X 线上呈低密度透亮影,边界清楚或表现为脂-液平面,部分可见薄壁钙化(呈蛋壳样),也可呈粗糙的曲线样钙化。超声为无回声肿块,部分可表现为无回声肿块内伴强回声囊内软组织成分。

(3) 乳腺癌:一般表现为边缘模糊的肿块并有肿块周围纤维条索样改变。脂肪坏死如伴有乳头内陷、皮肤增厚及淋巴结增大时,容易误诊为乳腺癌。乳腺癌的肿块呈进行性增大,而脂肪坏死大多呈缩小趋势,乳腺癌质硬,边界不清,表现凹凸不平,而脂肪坏死的边界相对清楚。乳腺癌位置多较深,脂肪坏死位置多表浅。乳腺癌可与深部组织粘连,并可有淋巴结肿大、变硬、融合,而脂肪坏死与深部组织无关,淋巴结多较软、孤立。

专家点评　● ● ● ●

　　该病例的难点在于患者没有提供明确的外伤、手术等病史,为无意间发现。本病例超声及 MRI 检查发现乳腺内病变较为容易,但如不结合患者查体进行局部加压照射,常规乳腺 X 线检查内外侧斜位及头尾位图像上容易遗漏病灶。三种影像学检查方法,包括 X 线、超声及磁共振均显示病变位于皮下脂肪层,是脂肪坏死的最常发生部位。超声显示病变为强回声,未见明显血流,弹性成像 2 分;动态增强 MRI 呈明显渐进性强化。综合病变发生部位及上述多种影像检查方法的特点,能够提示脂肪坏死的诊断。

　　脂肪坏死典型病例多有外伤、手术、炎症史,病变常发生在乳腺表浅部位的脂肪层内,病变初期较大,随着时间的推移,病灶逐渐变小,呈斑片状或星芒状。乳腺脂肪坏死依靠临床病史及多种影像学检查方法有可能作出正确诊断。但通常影像学表现缺乏特异性,最后确诊需依靠病理学检查。

(案例提供:天津医科大学总医院　刘　静)

(点评专家:天津医科大学总医院　曹　阳)

案例 45 • • •

◆▶ **病例介绍**

女性,52 岁。发现右乳肿物半月余。

专科查体:右乳 10 点钟,乳头边缘旁 5cm 处可触及一大小约 1.5cm×1.5cm 的肿物,质硬,边界尚清,活动度尚可。左乳未触及明确肿物。

乳腺超声:右乳腺体外上象限近腋窝处可见大小约 2.9cm×2.2cm×1.0cm 中强回声结节,边界不清,形态不规则,CDFI 可见血流信号,内可见一大小约 0.4cm×0.4cm 的类圆形低回声结节。

◆▶ **影像学检查**

乳腺 MRI 检查:MRI 检查设备为 1.5T 磁共振,8 通道专用相控阵表面线圈。患者采用俯卧位,双侧乳房自然下垂。先行横轴位 T_2WI(加脂肪抑制)平扫 FSE FS T_2WI:TR/TE = 2900/60ms,层厚 4mm,层间距 1.0mm,矩阵 640×640;横轴位 T_1WI 3D non fat sat:TR/TE = 4650/85 毫秒,层厚 1.1mm,层间距 0mm,TR/TE = 8.7/4.7 毫秒,矩阵 896×896;双侧乳腺矢状位 T_2WI(加脂肪抑制)平扫 FSE FS T_2WI:TR/TE = 3800/85 毫秒,矩阵 512×512;后行横轴位 VIBE 多时相增强 GD-DTPA 0.1mmol/kg 以 2.0ml/s 静脉团注前扫描 1 次,静脉团注后开始连续无间隔扫描 6 次,TR 4.53 毫秒、TE 1.66 毫秒,矩阵 384×384。DWI 序列,b 值 0,800。

右乳近腋窝处皮下脂肪层内的病变,邻近皮肤表面,边界不清,磁共振内可见明确的脂肪成分,增强扫描轻度强化(图 4-45-1)。

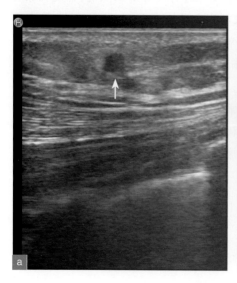

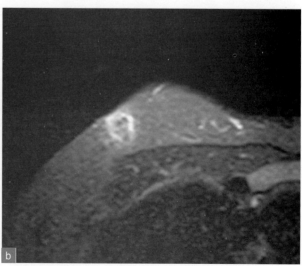

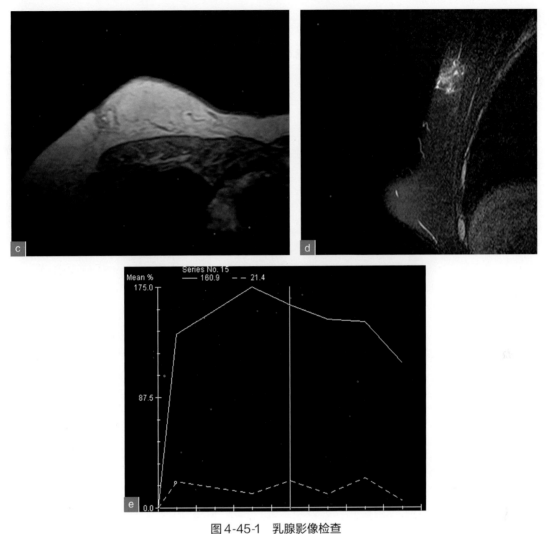

图 4-45-1　乳腺影像检查
a. 超声图像；b. 去脂 T_2WI 图像；c. T_1WI 图像；d. 矢状位去脂 T_2WI 图像；e. 病灶 TIC 曲线

◆▶ **手术和病理结果**

（右乳肿物）镜下纤维结缔组织增生，纤维及脂肪组织间组织细胞、淋巴细胞浸润，小血管增生，符合炎性改变。

◆▶ **诊断要点与鉴别诊断**

1. 诊断要点　本病例的特点为皮下脂肪层内的病变，邻近皮肤表面，边界不清，磁共振内可见明确的脂肪成分，增强扫描轻度强化。

2. 鉴别诊断　本病例需与以下几种疾病进行鉴别诊断。

（1）乳腺癌：发生部位不在脂肪层内。

（2）乳腺囊性增生病：多见于中年妇女，特点乳房胀痛，肿块可呈周期性大小变化。

专家点评

　　该病例的诊断较容易,病变内可见明确的脂肪成分,且位于皮下脂肪层,磁共振的表现不具有恶性征象。

（案例提供:军事医学科学院附属医院　周　娟）
（点评专家:军事医学科学院附属医院　李功杰）

第五章

乳腺高危病变

第一节 硬化性腺病

案例 1

◆ **病例介绍**

女性,35 岁。体检时 B 超发现右乳肿物 1 天。患者 1 日前查体时乳腺 B 超发现右乳上象限有 1.0cm×1.1cm 肿物,可见血流信号。乳房有时胀痛,无乳头溢液,无局部皮肤疼痛、红肿、溃烂等皮肤改变;无畏寒发热等全身症状。

既往史:无特殊。

实验室检查:无异常。

查体:右乳上象限可触及直径约 2.5cm 质韧肿物,边界不清,活动可;双腋下未及肿大淋巴结。

◆ **影像学检查**

乳腺 MRI 检查:3.0T 超导 MRI 扫描仪,乳腺表面相控阵专用线圈。嘱患者取俯卧位,双乳自然悬垂于线圈洞穴内。行 T$_2$WI 脂肪抑制轴位,扫描参数如下:TR 5620 毫秒,TE 90.22 毫秒,矩阵 512×512,NEX 2 次,层厚 5mm,层间隔 1mm。后行 VIBRANT 3D 多期动态增强行轴位扫描,参数如下:TR 5.45 毫秒,TE 2.69 毫秒,翻转角 10°,矩阵 512×512,NEX 1 次,层厚 3.4mm,无间隔,以高压注射器经肘静脉注入对比剂 Gd-DTPA,剂量 0.1mmol/kg,流率为 2.0ml/s,注射后用 20ml 生理盐水冲洗。矢状位延迟扫描参数如下:TR 4.30 毫秒,TE 1.79 毫秒,矩阵 512×512,NEX 0.75 次,层厚 34mm,无间隔。

此患者的乳腺 X 线摄影及 MR 检查图像见图 5-1-1。

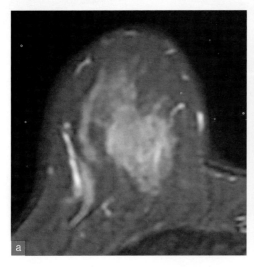
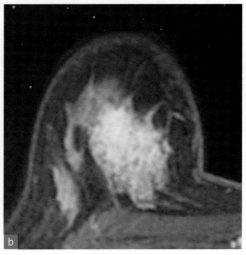

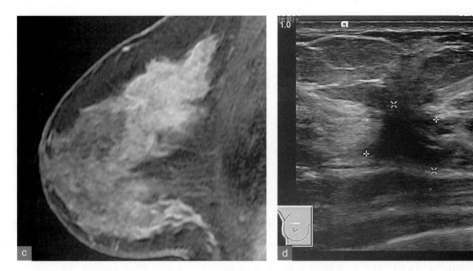

图 5-1-1 乳腺影像检查
a. T$_2$WI 脂肪抑制轴位;b. T$_1$WI 增强图像轴位;c. T$_1$WI 增强图像矢状位;d. 超声图像

◆◆ 手术和病理结果

核芯针穿刺:形态首选提示硬化性腺病,伴导管上皮及肌上皮增生。

◆◆ 诊断要点与鉴别诊断

1. 诊断要点 本例在 MRI 上呈区域性分布,可见于良性病变,也可见于恶性病变,但强化方式为均匀强化,因此多为见于良性病变。再加之超声检查中病变后方并无明显的回声衰减,因此,综合考虑为良性病变的可能性大,如腺病、炎症。在实际的临床工作中,本病例诊断为 BI-RADS 4 类,建议穿刺活检即可。

2. 鉴别诊断 本例呈区域性强化,需要与炎症、导管内乳头状瘤、导管原位癌、浸润性导管癌鉴别。

本例强化比较均匀,周围没有明显的腺体纠集,加之超声图像中病变后方无回声衰减,因此可以诊断为导管原位癌、浸润性导管癌的可能性较小。单纯通过 MRI 很难与炎症、导管内乳头状瘤鉴别,在 MRI 和超声检查中,病变无导管扩张,没有典型的导管内充盈缺损的特征,因此诊断为单纯的导管内乳头状瘤的可能性也较小,但在实际工作中,腺病伴导管内乳头状瘤有时很难通过 MRI 和超声检查发现,需要组织病理学的证实。而炎症也很难与硬化性腺病鉴别,但炎症一般多有红、肿、热、痛的病史,MRI 增强扫描中常表现为环形强化,但实际工作中通过影像学有时很难区分二者,本病例诊断为 BI-RADS 4 类即可给予临床医生重要的指导价值。

专家点评 ● ● ● ●

本病例需要重点观察且给予强有力的指导价值的是 MRI 上的强化特点,表现为很均匀地强化,局部腺体没有纠集,再加之超声图像上低回声病变后方的回声并未衰减,因此,病变应该是偏良性的。至于具体区分是腺病,还是增生、炎症或腺病伴导管内乳头状瘤,通过影像学检查则较为困难,需要组织病理学证实。

(案例提供:中国医学科学院肿瘤医院 赵莉芸)

(点评专家:中国医学科学院肿瘤医院 周纯武 李 静)

案例2 ••••

◆ 病例介绍

女性,37岁,患者于2月前发现左乳内上方肿物入院进一步诊治。

专科检查:左乳内上方一肿物,大小约1.5cm,无疼痛,皮肤无红肿,乳头无溢液、溢血。患者发病以来,精神状态佳,食欲尚可;无进行性消瘦、乏力等。饮食、二便正常,睡眠良好。

实验室检查:RBC $5.5 \times 10^{12}/L$[正常值:$(3.5 \sim 5.0) \times 10^{12}/L$];APTT 52s(正常值:28~45s)。

◆ 影像学检查

乳腺X线摄影:检查设备为全数字化乳腺机,双乳采用CC位、MLO位摄片。

乳腺MRI:MRI检查设备为超导磁共振,8通道专用相控阵表面线圈。平扫序列为横断位脂肪抑制 T_2WI 和 T_1WI,层厚3mm,层间距1mm。增强扫描序列为增强前抑脂 T_1WI 横断位平扫后注射造影剂,采集3个横断位 T_1WI 时相及一个矢状位 T_1WI 时相,层厚3mm,层间距1mm。

X线摄影示左乳内上方后带见等密度不规则肿块,肿块边缘毛刺,未见异常钙化(图5-2-1a、b);乳腺MRI示左乳内上椭圆形肿块、边缘不规则,T_1WI 呈等信号、T_2WI 略低信号,增强后呈早期不均匀强化,并呈持续型强化(图5-2-1c~g)。

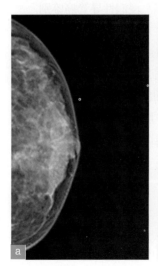
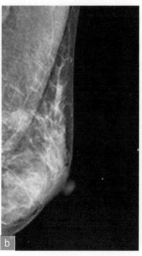
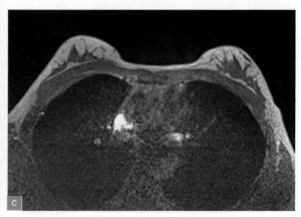

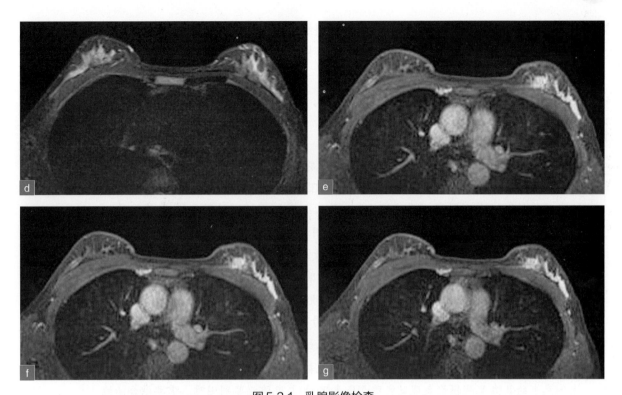

图 5-2-1 乳腺影像检查
a. 左乳腺 X 线摄影 CC 位；b. 左乳 X 线摄影 MLO 位；c. T₁WI 平扫图像；d. 抑脂 T₂WI 图像；e. 增强后第一期图像；f. 增强后第二期图像；g. 增强后第二期图像

◆▶ 病理结果

（左乳）复杂型硬化性伴导管上皮旺炽型增生，病变范围 1.2cm×1.0cm×0.7cm，标本内、外、上、下表面及基底切面边缘均未见病变累及。

◆▶ 诊断与鉴别诊断

1. 诊断要点　硬化性乳腺病多见于 20～50 岁女性，特别是 30 岁左右，临床以无症状肿块为症状。本例病变为 37 岁女性患者，无意中发现乳腺肿物，符合其发病年龄及临床特点。乳腺 X 线特征：硬化性乳腺病分局限性和弥漫性两种，局限型特点为边界模糊的致密结节，边缘可呈星芒状改变，该病例中病灶符合硬化性乳腺病局限型特征。乳腺 MR：T₁ 多无明显异常，部分病灶 T₂ 可呈局灶性稍高信号，增强后可呈不均匀强化，边缘毛糙，部分边缘见星芒状改变，这些征象很难与浸润性乳腺癌相鉴别。确诊常需要结合活检。

2. 鉴别诊断

（1）浸润性导管癌：当硬化性乳腺病表现为边缘毛糙的肿块时，表现与浸润性导管癌相类似。浸润性导管在乳腺 X 线片上多为高密度肿块，而硬化性腺病一般为等密度肿块。MR 方面，浸润性导管癌肿块边缘的毛刺以粗短毛刺较多见，肿块多为环状强化，呈"流出型"强化，多伴有腋窝淋巴结的肿大；而硬化性乳腺病肿块的毛刺多为细长毛刺，肿块多呈持续性强化，多不伴腋窝淋巴结肿大。

（2）纤维腺瘤：作为一种常见的良性纤维上皮肿瘤，可见于各个年龄段的女性。乳腺 X 线上一般为等密度肿块，边界清晰，边缘光整，部分非典型病变可边缘模糊伴毛刺，此时需要与本病例鉴别。乳腺 MRI 上，纤维腺瘤的信号较为复杂，根据病变内部成分而不同，腺瘤样 T₂ 呈高信号，增强后多为明显持续性强化。

（3）脂肪坏死：由于脂肪液化坏死并为纤维组织包绕，腺体局部收缩行程瘢痕，X线表现与硬化性乳腺病相似。但脂肪坏死多见于老年女性，且多半有外伤或脂肪隆胸病史，在MR图像上可以发现脂肪信号，故容易鉴别。

专家点评 • • • •

硬化性乳腺病（sclerosing adenosis），是乳腺腺病的一种类型。多见于20~50岁的妇女。尤以30岁左右多见，多在绝经后可自行消退。病理学表现为乳腺小叶内管泡呈腺瘤样增生，伴有小叶间纤维组织的增生，且增生的纤维组织伸入小叶内，使小叶境界不清，间质纤维组织增生伴有玻璃样变性；因导管上皮和间质成分相互作用和影响，致病变弥散，纤维组织呈放射状增生，腺体扭曲变形，使其无论在大体标本上或者显微镜下均酷似浸润性癌表现。其X线表现病变分为局限型和弥漫型两种。局限型X线多表现为单一或数个边缘不清高密度肿块影，部分呈星芒状改变，也可表现为结构扭曲，部分病灶内可出现斑点状或泥沙样细钙化影，肿块形态及钙化均与乳腺癌相仿。MRI表现T_1WI图像常呈等信号，T_2WI图像呈等或稍高信号影，增强后病变多表现为不规则肿块，边界不清楚，伴或不伴腺体结构扭曲改变，部分病灶甚至表现为星芒状肿块，也有病灶表现为段样或区域样强化，边界毛糙，与正常腺体分界不清，延迟后多持续强化。本例患者的乳腺X线摄影表现及乳腺MR表现，均与乳腺癌鉴别困难。需要结合活检。

（案例提供：复旦大学附属肿瘤医院　张盛箭）
（点评专家：复旦大学附属肿瘤医院　彭卫军）

05章案例03

案例3 • • • •

◆ **病例介绍**

女性，35岁。发现右乳肿物1周余。

专科检查：右乳内侧可触及一范围约2cm肿物，质韧，边界欠清，活动度差。左乳未触及肿物，双侧腋窝及双锁骨上区淋巴结均未触及肿大。

实验室检查：无特殊。

彩超检查：双乳腺未见具体占位。

◆ **影像学检查**

乳腺X线摄影：采用钼铑双靶数字乳腺X线机，全数字化平板探测器19.2cm×23cm，像素1920×2300。行常规乳腺头尾位（CC）和内外斜位（MLO）摄影。应用自动参数选择技术根据乳腺厚度、密度自动确定阳极靶面（钼或铑）、滤波片、电压（kV）和电流量（mAs）

乳腺MRI检查：MRI检查设备为1.5T EXCITE HD超导磁共振，8通道专用相控阵表面线圈。患者俯卧位，双侧乳房自然下垂。先行双侧乳腺矢状位 T_2WI（加脂肪抑制）平扫 FSE FS T_2WI：TR/TE = 4650/85ms，层厚 4mm，层间距 1.0mm，矩阵 320×224，NEX = 4，FOV 20cm×20cm。后行横轴位 VIBRANT 多时相增强 MRIDCE DTPA 0.1mmol/kg 以 2.0ml/s 静脉团注前扫描 1 次，静脉团注后开始连续无间隔扫描 8 次，TR 6.1 毫秒、TE 2.9 毫秒、TI 13 毫秒、FOV = 36cm×36cm，扫描块厚度 52 层，矩阵 350×350，NEX 0.8。DWI 序列，b 值 0,800。

右乳内侧似可见结构扭曲，但 MLO 位定位不清，未见具体肿块影，未见明显异常钙化灶（图 5-3-1a~d）。右乳内上象限非肿块性病变，呈区域性分布，不均匀强化，TIC 呈平台型，ADC 值约为 0.93× $10^{-3}mm^2/s$（b=1000）（图 5-3-1e~h）。

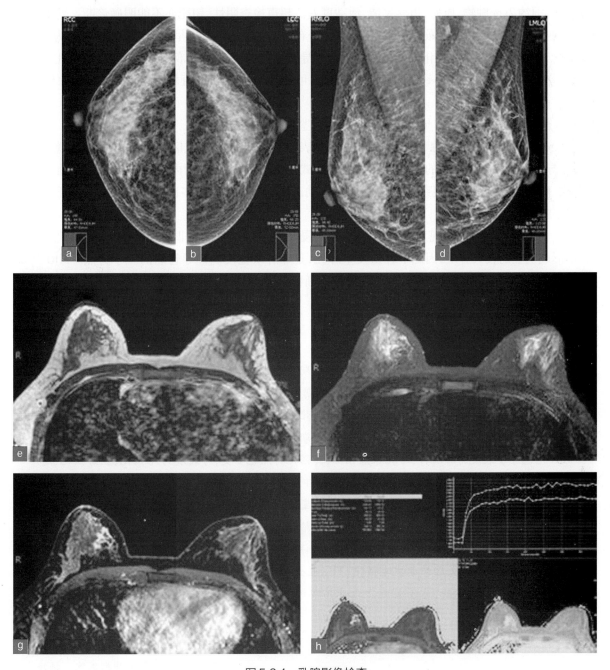

图 5-3-1　乳腺影像检查
a. 右乳 CC 位；b. 左乳 CC 位；c. 右乳 MLO 位；d. 左乳 MLO 位；e. T_1WI；f. T_2WI；g. T_1WI 增强图像；h. TIC 曲线分析、iDWI 和 ADC 图

◆ 手术和病理结果

肉眼所见:送检右乳象限切除标本,附皮肤的乳腺组织一块,总体积 6cm×5cm×2cm,范围 4cm×0.5cm,沿最大径打开,切面可触及一质韧区,范围 2cm×1.5cm,灰白灰黄相间,与周围组织不清。

病理诊断:右乳:硬化性腺病,部分导管上皮柱状增生,管腔内可见钙盐沉积。

◆ 诊断要点与鉴别诊断

1. 诊断要点 本病例特点为临床上 35 岁青年女性,以无意中发现右乳肿物来就诊,右乳内侧可触及一范围约 2cm 肿物,质韧,边界欠清,活动度差。超声检查阴性,钼靶亦不能明确诊断。乳腺 MRI 表现为右乳内上象限非肿块强化病变,呈区域性分布,强化不均匀,TIC 呈平台型,ADC 值约为 $0.93×10^{-3}$(b=1000)。非肿块样强化最多见于腺病以及导管原位癌等病变,本例患者年龄较轻,而且钼靶未见导管原位癌特征性的细小钙化,因此考虑腺病可能性大,但 ADC 值较低,亦不能完全除外恶性可能。

2. 鉴别诊断 本病例需与以下几种疾病进行鉴别诊断。

(1)导管内原位癌:乳腺 DCIS 则以非肿块型表现为主,以节段性或区域性分布为特征,增强扫描表现为导管样强化,是 DCIS 的 MRI 特征性表现形式。早期 DCIS 在导管内生长,较小病灶的血供无明显增加,病灶与正常组织常混杂存在,因此,DCIS 动态增强曲线会有更多比例的良性曲线特征或更多平台型曲线出现。

(2)浸润性导管癌:表现为不规则肿块,部分浸润性导管癌表现为非肿块样强化,癌组织生长广泛,不形成明显的较大肿块,因此不容易发生坏死,是非肿块性浸润性导管癌的一个特点。MRI 特征以节段性分布、较低的 ADC 值及Ⅲ型 TIC 曲线诊断价值最大。

> **专家点评** ●●●●
>
> 乳腺腺病临床表现多样,可能与腺病的分期及各期间的转归有关。多数文献将其分为三期:早期为小叶增生型,中期为纤维腺病型,晚期为硬化性腺病型。早期小叶增生,小叶内导管或腺泡增生,数目增多,但小叶内间质增生轻。此期 MRI 表现多较典型,表现为弥漫性、区域性或局灶性的非肿块样强化,诊断较容易。中、后期病变内则有明显的纤维组织增生及硬化,此时 MRI 形态学多表现为肿块样,与乳腺癌相似,其强化特点也多变,可表现为无强化、显著强化、延时强化、快速强化等,易造成诊断不明或误诊。同时,各期腺病不是孤立静止的,而是移行或混合出现,更增加了影像诊断的难度,若仅依靠病变的形态学和强化特点,容易导致术前误诊。
>
> 本例病变在乳腺超声及 X 线摄影均未能给出明确诊断,因此 MRI 检查显得尤为重要。对于非肿块样强化病变的良恶性判定,形态学评价的权重应该大于血流动力学及功能成像表现,本例病变虽然增强后早期快速强化,TIC 呈平台型,ADC 值较低,但其区域型分布特征还是更倾向于腺病的诊断,结合 X 线上未见异常钙化更有信心做出正确诊断。

(案例提供:山西省肿瘤医院　张俊杰)

(点评专家:山西省肿瘤医院　杨晓棠)

05章案例04

案例4 • • •

◆ 病例介绍

女性,44岁。体检发现左乳内上象限肿块1天来医院进一步诊治。

专科检查:左乳内上象限可扪及一肿物,大小约2cm×2.5cm,质硬,边界不清,固定,局部皮肤未见明显异常,乳头无凹陷。

个人史:月经初潮年龄13岁。未绝经。

实验室检查:WBC $3.9×10^9$/L。

◆ 影像学检查

乳腺超声检查:所有患者均采用IU22型彩色多普勒超声诊断仪,探头频率为4~13Hz。

乳腺X线摄影检查:所有患者均采用数字化乳腺钼靶机检查。所有患者行头尾位(eraniocaudal,CC)和内外斜位(mediolateral oblique,MLO)摄影,必要时点加压摄影。

乳腺MRI检查:所有患者均采用1.5T磁共振和乳腺专用相控阵列表面线圈进行双侧乳腺横断面扫描,扫描序列包括:短时间反转恢复序列(short time inversion recovery,STIR)、扩散加权成像(diffusion weighted imaging,DWI),扩散敏感系数b值取0和800s/mm²;乳腺VIBRANT动态增强扫描:使用频率选择脂肪抑制技术,在注射对比剂前先采集一期平扫图像,注射对比剂后连续无间隔重复扫描5个时相,每一时相扫描时间均为54秒,每期层数各116层,层厚1.2mm。对比剂采用Gd-DTPA,注射剂量为0.2mmol/kg,使用高压注射器经手背静脉团注,流率控制在2.0ml/s,随后以同样方法注入15ml 0.9%生理盐水。在GE ADW4.3图像专用工作站进行图像后处理。

此患者乳腺X线摄影、超声及MR检查图像见图5-4-1。

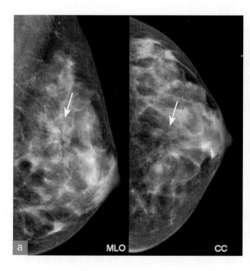
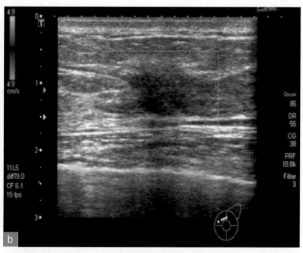

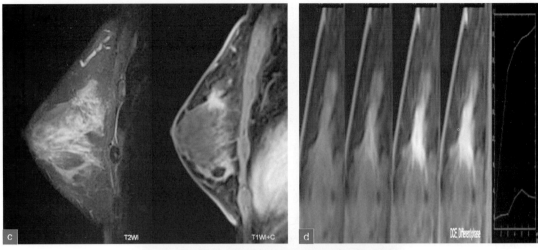

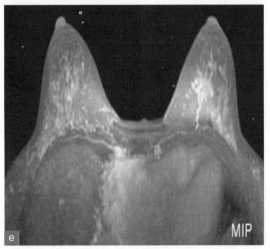

图 5-4-1 乳腺影像检查

a. 乳腺 X 线摄影显示左乳内上象限见一"星芒状"病灶:"黑星";b. 超声图像显示病灶为肿块型,形态不规则,边界不清晰,乏血供;c. 去脂 T_2WI 图像及 T_1WI 增强图像,病灶为稍长 T_2 信号肿物,边界不清,DCE-MRI 见病变明显强化;d. 病灶 T_1WI 增强图像及 TIC 曲线,时间-信号强度曲线呈持续型;e. MIP 图像

◆▶ **手术和病理结果**

(左乳肿物)镜下:乳腺组织中见纤维组织及导管增生,部分导管呈实体性、管状或条索状排列,部分导管扩张,伴大汗腺化生;结合免疫组化结果,病变符合(左侧乳腺)腺病(硬化性腺病及纤维囊性乳腺病并存)伴导管非典型增生。建议临床密切随诊观察及复查。

免疫组化结果:SMA、P63、CK5/6、S100、Calponin 显示肌上皮(+)、ER(60%+)、PR(80%+)、Her-2(1+)、Ki-67(5%)。

病理诊断:(左侧乳腺)腺病(硬化性腺病及纤维囊性乳腺病并存)伴导管不典型增生。

◆▶ **诊断要点与鉴别诊断**

1. 诊断要点 本病例的特点为中年女性患者,体检发现的病变,无其他相关临床症状,但临床查体考虑恶性可能。钼靶上表现为典型的"黑星",提示有可能是个良性病灶,同时,超声多普勒检查提示为乏血供病灶,与其恶性的形态学不匹配,再次提示该病灶并不是一个非常典型的恶性病灶,磁共振病灶的功能学特征再次提示病灶是个良性病变的可能。尽管如此,病灶所表现的恶性形态学特征太明显,本病例术前还是考虑为恶性病变,诊断为"左乳乳腺癌可能性大"。如开阔诊断思维,注意细节观察,应该想到需要鉴别良性上皮增生中的特殊病理类型如硬化性腺病及放射性瘢痕(WHO 2012版)。

2. 鉴别诊断 本病例需与以下几种疾病进行鉴别诊断。

(1) 乳腺放射状瘢痕(radial scar,RS):RS 是由于硬化性病变导致小叶结构扭曲变形,导致影像学表现、肉眼观及低倍镜观察都与浸润性癌类似的一种良性病变。病因不明,属乳腺增生异常性疾病,与之前是否进行过手术或者是否有过创伤无关。RS 高发年龄为 40~60 岁,且 30 岁前发病者罕见。乳腺 RS 是由纤维化及弹性组织变性区域席卷扭曲的导管区所组成的中央带和由腺病及导管内增生组成的周边区构成中央区,作为一个纤维瘢痕区使小叶内结缔组织回缩,小叶结构扭曲变形与脂肪组织交错,周围有呈放射状排列的不同状态的导管和小叶。在乳腺 X 线片上看到 RS 的典型影像学表现为纤细长而不透明的放射状针样结构,中央无实性肿瘤,可有镶嵌的脂肪组织密度影,病变也可以包括钙化,通常是灶性的腺病,影像学上与硬化性腺病难以鉴别。

(2) 浸润性导管癌:多表现为边缘毛刺状的不规则肿块,可有囊变坏死,伴恶性钙化灶,部分病灶也可以表现为非肿块型,增强扫描其实性成分明显强化,TIC 多为呈流出型,DWI 上呈高信号且 ADC 值减低。

专家点评 ● ● ●

中年女性患者,体检发现无痛性病灶。高危年龄,初诊印象为恶性病灶可能性大,但是,仔细观察及分析细节,尤其注意钼靶的"黑星"征象,开阔思路,应该想到需要鉴别良性上皮增生中的特殊病理类型如硬化性腺病及放射性瘢痕。

(案例提供:中山大学肿瘤防治中心　何　妮)
(点评专家:中山大学肿瘤防治中心　何　妮)

第二节　导管内乳头状瘤

案例 5

◆▷ **病例介绍**

女性,50 岁。发现左乳头溢液及左乳腺肿物 9 天入院。

专科检查:双侧乳房对称,双侧乳头无内陷、偏斜,左乳头可挤压出单孔暗红色溢液,左乳 7 点钟方向距乳晕 1cm 处扪及一肿物,约 1cm×1cm 大小,质韧,无压痛,边界清,表面光滑,活动度佳,右乳腺 9 点距乳头 3.0cm 处可及一大小 2.0cm×2.0cm 质韧肿物,界不清,活动度差,表面粗糙,双侧腋窝及锁骨上、颈部未扪及肿大淋巴结。

实验室检查:无特殊。

◆▶ **影像学检查**

X 线钼靶检查:X 线钼靶检查设备为乳腺 X 射线摄影系统。包括双乳内外侧斜位(MLO)及头尾位(CC)。

乳腺超声检查:超声检查设备为彩色多普勒超声诊断仪,频率 3 ~ 13MHz,患者取仰卧位,暴露双侧乳房及腋窝,对每侧乳腺采取扇形扫描,充分检查每一区域。

乳腺 MRI 检查:MRI 检查设备为 3.0T 超导型 MRI 扫描机,专用乳腺 8 通道相控阵线圈。患者俯卧位,双乳自然悬垂。先行横轴位梯度回波 T_1WI 序列(TR/TE = 5.15/2.59 毫秒),横轴位快速自旋回波脂肪抑制 T_2WI 序列(TR/TE = 7989.15/70.00 毫秒)平扫,FOV = 35cm×16cm,层厚 4mm,层间距 0.4mm。后行横轴位、矢状位及冠状位 DCE-MRI 扫描,采用三维容积梯度回波成像技术脂肪抑制序列(TR/TE = 5.4/2.7 毫秒),造影剂使用钆喷酸葡胺(Gd-DTPA),用量 14ml,速率 2ml/s,设定 8 个时相,无间断扫描,每个时相扫描时间为 111 秒,总动态增强时间约 14.8 分钟,FOV 35cm×16cm,层厚 4mm,层间距 0.4mm。DWI 序列,b 值 0,600。

X 线钼靶可见右乳外象限结节,边缘清晰、光滑,形态较规则;左乳中央区见结节影,边缘清晰(图 5-5-1a)。超声图像:右乳 9 点低回声结节,边缘清晰,结节后外缘见局限扩张导管,CDFI 示结节周边点状血流信号;左乳中央区导管囊实性结构,周围为低回声液性暗区,中心为低回声实性结节(图 5-5-1b、c)。MRI 图像:右乳外象限、左乳中央区稍长 T_2 信号结节,右乳结节周围半环状长 T_2 信号,左乳结节周围环形长 T_2 信号;DWI 双乳结节稍高信号;双乳结节明显均匀强化,周围见环形无强化带,时间-信号曲线为平台型(图 5-5-1d ~ h)。

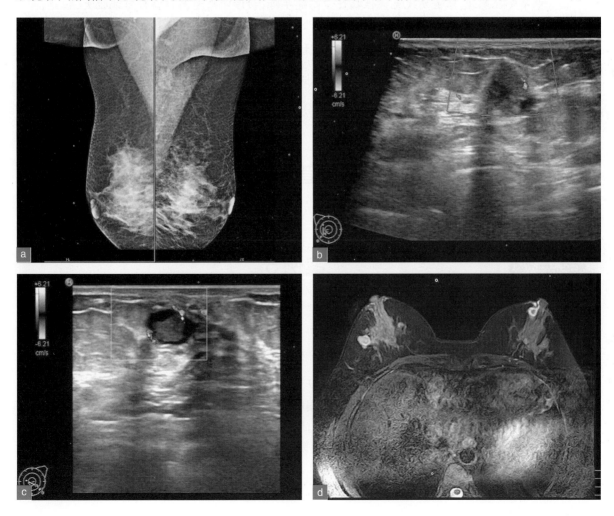

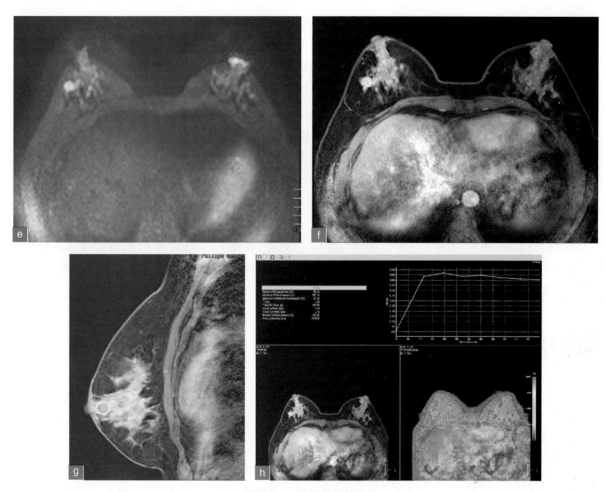

图5-5-1　乳腺影像检查
a. X线钼靶;b. 超声图像;c. 超声图像;d~h. MRI图像

◆▶ **手术和病理结果**

（双乳）导管内乳头状瘤。双乳结节,质韧、半透明。病理所见:导管扩张,腔内大量复杂的乳头增生,乳头可见双层腺上皮及肌上皮;免疫组化:左乳 SMA+;CD10+;CK5/6+;EMA+;ER+30%~40%;PR+50%~60%;C-erbB-2 1+;Ki-67 阳性率约1%~2%;右乳 SMA+;CD10+;P63+;CK5/6+;EMA+;CK+;ER+30%~40%;PR+50%~60%;C-erbB-2 1+;Ki-67 阳性率约1%~2%。

◆▶ **诊断与鉴别诊断**

1. **诊断要点**　本病例为50岁女性,因发现乳头溢液及肿块而就诊,乳头溢液是乳腺导管扩张、导管内乳头状瘤等疾病较为常见的原因;钼靶片上右乳外象限、左乳中央区可见软组织密度结节影,边缘清晰。超声对于该病的诊断具有重要意义,本例患者右乳结节后外缘见扩张导管,左乳病灶呈囊实性;MRI 表现类似超声,结节显示为稍 T₂ 信号,周围扩张导管呈半环状、环状围绕结节,呈长 T₂ 信号,增强扫描结节强化,周围扩张导管不强化,征象表现较为典型,故诊断需考虑为导管内乳头状瘤。

2. **鉴别诊断**　本病例需与以下几种疾病进行鉴别诊断。

（1）乳腺纤维腺瘤:好发于18~25岁左右妇女,与体内雌激素水平增高有关,月经来潮前或绝经后很少发生。临床上常表现为乳腺肿物,呈圆形或椭圆形,有时呈分叶状,边界清楚,表面光滑,质坚韧,活动度好,生长缓慢。病灶在影像图像上通常表现为圆形或者椭圆形的、境界清晰的占位,超声显示为实性低回声占位,有包膜;MRI显示多数肿瘤信号均匀,增强扫描均匀强化,时间-信号曲线多呈流入型;较大的纤维腺瘤内部可坏死,表现为肿瘤内部长 T_2 信号,而非位于肿瘤周边。

(2)乳腺囊性增生症:多见于中年女性,病程较长,进展缓解,临床特点是乳房胀痛,与月经周期有关,经前加重;乳头可出现溢液,多为淡黄色透明液体。临床扪诊乳腺腺体局限增厚感或整个乳腺弥漫结节感,质韧;较大的囊肿常表现结节或者肿块,表面光滑,边界清楚;活动明显,无压痛。X线钼靶片囊肿表现为边缘清晰光滑的肿块;超声检查可显示乳腺导管扩张,部分呈囊状,囊内无实性病灶;MRI显示扩张导管呈长 T_1、长 T_2 信号,增强扫描无强化。

(3)导管内乳头状癌:表现类似导管内乳头状瘤,但肿瘤实性成分往往更大,形态不规则,有时单纯影像鉴别困难,需病理确诊。

(4)乳腺癌:单发、无痛并进行性生长的肿块,质地硬,表面不光滑,边界不清,活动度差。影像上通常表现为乳腺肿块,呈浸润生长,边界不清,有毛刺、分叶,MRI对于病灶浸润范围的显示清晰,动态增强扫描时间-信号曲线通常为流出型或平台型。

专家点评

2003年WHO分类中,将乳腺导管内乳头状瘤定义为被覆于纤维血管茎上的上皮细胞和肌上皮细胞增生的树突状结构。根据发病部位不同及是否有浸润性,导管内乳头状瘤分为中央型(源自乳晕下大导管内)和周围型(源自TDLU),不典型乳头状瘤、导管内乳头状癌及囊内型乳头状癌。肿瘤由多个细小分支的乳头状新生物构成,常为孤立、单发,少数亦可累及几个大导管。临床症状多为无痛性乳头溢液,溢液性状可为淡黄色水样、淡血性或血性溢液。

乳腺导管造影对于该病具有诊断意义,可显示导管截断、中断或充盈缺损。超声可显示局限扩张的导管内有实质肿瘤呈结节状、条索状生长;部分仅表现为导管扩张。MRI对诊断本病具有重要意义,平扫可显示部分扩张导管,导管内液体性质不同则MRI信号不同。增强扫描表现多样,可为结节肿块型强化、非肿块强化或无明显强化。时间-信号强度曲线多呈Ⅱ或Ⅲ型,容易与乳腺癌混淆。乳腺癌病灶 T_2 信号通常不太高,结合X线摄影,X线摄影片上易出现微小钙化。

(案例提供:贵州医科大学附属医院 陈 静)

(点评专家:昆明医科大学第一附属医院 李 俊)

案例6 ● ● ●

◆ 病例介绍

女性,43岁。发现左乳肿块2年余,近2年内无明显诱因出现双乳刺痛、胀痛,不随月经周期改变。2个月前发现左乳头溢液,近1周加重进一步来医院诊治。

专科检查:左乳5点钟位置,距乳头2cm处触及一绿豆大小肿块,质地韧,边界清楚,活动度佳,局部无红肿、发热。双侧腋窝及锁骨上下未触及肿大淋巴结。

个人史:月经初潮年龄14岁。

实验室检查:血、尿、便检查无异常。

◆ 影像学检查

乳腺MRI检查:MRI检查设备为3.0T超导磁共振成像仪,8通道专用相控阵表面线圈。患者俯卧位,双侧乳房自然下垂。扫描序列包括:T_1WI轴位,T_2WI压脂轴位,T_2WI压脂矢状位,DWI,DCE-MRI。动态增强扫描时行横轴位VIBRANT多时相增强MRIDCE DTPA 0.1mmol/kg以2.0ml/s静脉团注前扫描1次,静脉团注后开始连续无间隔扫描5个期相。DWI序列,b值0,1000。

X线摄影显示左乳内下象限成簇状分布的沙砾样钙化灶(图5-6-1a)。磁共振是左乳内下象限局部导管扩张,其内可见小结节影,压脂T_2呈高信号,DWI呈高信号(图5-6-1b、c)。DCE-MRI可见病变明显强化,强化均匀,TIC呈平台型曲线(图5-6-1e、f)。

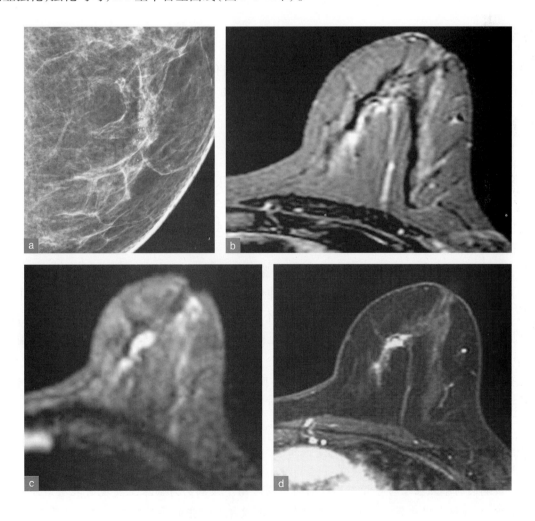

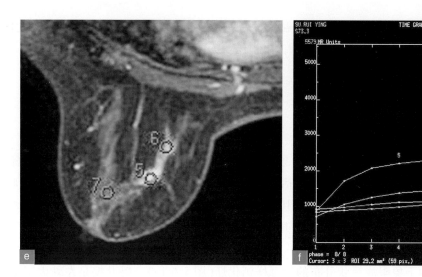

图 5-6-1　乳腺影像检查
a. 乳腺 X 线摄影；b. 压脂 T_2WI 图像；c. DWI 图像；d 和 e. T_1WI 增强图像；f. 病灶 TIC 曲线

◆▶ **手术和病理结果**

（左乳）导管内乳头状瘤，局灶上皮增生明显。免疫组化：CK5/6（+）、CK14（+）、P63（肌上皮+）、CP（肌上皮+）、Ki67（约 2%+）、ER（约 20%+）、PR（约 90%+）、HER-2（0）4B5、CgA（-）、SYN（-）。

◆▶ **诊断要点与鉴别诊断**

1. 诊断要点　该病例为中年女性，发现左乳肿块 2 年，乳头溢液 2 个月，病程较长，X 线显示左乳内下象限簇状分布的沙粒状钙化灶，MRI 检查左乳导管扩张，内下象限扩张的导管内可见结节状异常信号，肿块边缘光滑，DCE-MRI 示肿块强化明显，且比较均匀，TIC 呈 Ⅱ 型平台型曲线，具有此征象可以是导管内乳头状瘤或导管内原位癌，结合病灶形态学特点及 TIC 类型，我们倾向导管内乳头状瘤，两者鉴别最终需依赖病理。

2. 鉴别诊断　本病例需与以下几种疾病进行鉴别诊断。

（1）不典型增生：不典型增生被认为是一种肿瘤性的病变，在 X 线上主要特征是钙化、非对称型致密影、局部结构扭曲、结节或肿块。微钙化伴或不伴肿块是不典型增生最常见的 X 线表现，部分病灶内可见杆状钙化。导管内乳头状瘤 X 线上常见微钙化，常伴有乳导管扩张，临床上乳头溢液比较常见。

（2）导管内原位癌：多表现为导管样、小叶节段状强化，一些学者认为原位癌较少见导管扩张。但是对于肿块样强化的导管内原位癌与不伴导管扩张的导管内乳头状瘤较难鉴别。

专家点评 ● ● ● ●

　　该病例的难点在于与导管内原位癌的鉴别诊断。该病例为临床上发现有乳头溢液的中年女性，X 线仅表现为簇状分布的沙粒样钙化，磁共振见扩张的导管及导管内小结节影，边缘光滑，强化均匀，增强 MR 检查时动态增强曲线呈平台型，导管内乳头状瘤时间-信号强度曲线多呈平台型或流出型,其原因是乳头状瘤内有丰富的纤维血管间质。导管内原位癌 X 线多表现为微钙化灶,磁共振增强扫描强化方式多样,但是导管扩张少见,少部分肿块样强化的导管内原位癌与导管内乳头状瘤鉴别诊断比较困难,最后诊断需依赖病理。

（案例提供:河南省人民医院　付芳芳）

（点评专家:河南省人民医院　付芳芳）

05章案例07

案例 7 · · ·

◆▶ **病例介绍**

女性,34 岁。左乳头溢液两周。

专科检查:双侧乳房外形正常,左乳头可见清亮溢液,量少,无味,双侧乳房未触及肿块,双侧乳房无触痛。

个人史:月经初潮年龄 13 岁。月经周期基本正常。

实验室检查:无特殊。

◆▶ **影像学检查**

乳腺 X 线导管造影:X 线检查设备为乳腺钼靶机。经溢液导管注入造影剂后摄片。

乳腺 X 线摄影左侧乳腺未见明显异常密度结节影(图 5-6-1a、b),乳腺导管造影显示左侧乳腺中央区距乳头约 2.0cm 处可见大小约 5mm×3mm 充盈缺损,形态不规则,边缘光整(图 5-6-1c、d)。

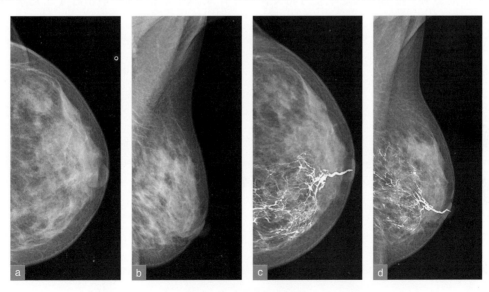

图 5-7-1　乳腺影像检查

a. 乳腺 X 线摄影头尾位(CC 位);b. 乳腺 X 线摄影内外斜位(MLO 位);c. 乳腺 X 线导管造影头尾位(CC 位);d. 乳腺 X 线导管造影内外斜位(MLO 位)

◆▶ **手术和病理结果**

左乳导管内乳头状瘤,免疫组化:导管内乳头状瘤区域 CK5/6(+),P63(+)。

◆▶ **诊断要点与鉴别诊断**

1. 诊断要点 本病例的特点为乳头溢液的青年女性。乳腺 X 线片上未见明确病变,无明显钙化,乳腺 X 线导管造影显示左侧乳腺导管内充盈缺损,故可诊断为导管内乳头状瘤。

2. 鉴别诊断 本病例需与以下几种疾病进行鉴别诊断。

(1) 导管内乳头状癌:X 线片显示的乳头状癌的病变多位于乳晕区以外,密度高,轮廓不光整,病变区可见簇状细沙粒状钙化,肿块一般大于 10mm;乳腺导管造影可显示为导管粗细不等,导管内壁不规则浸润,管壁僵硬,管腔狭窄、中断,导管走行僵直,分支减少,排列紊乱,或病变导管突然中断,断端呈鼠尾状或刀切状。当导管内乳头状瘤和乳头状癌鉴别困难时,需进行活检后病理诊断。

(2) 乳腺导管扩张症:X 线片乳腺导管扩张症主要表现为乳晕及后方中央区范围较大、境界模糊的块状密度增高影,其内可见管状和串珠状钙化,可合并乳头凹陷和静脉增粗;乳腺导管造影上表现为Ⅰ级乳腺导管扩张迂曲,扩张形态有柱状及囊状两型,但导管内无充盈缺损及杯口截断。

专家点评 • • • •

该病例的难点在于常规 X 线检查常难以发现病变,必须行导管造影,周围型导管内乳头状瘤最常表现为圆形、卵圆形边界清晰肿块,少数表现为边缘模糊或部分边界被遮蔽,可伴有钙化,偶伴簇状钙化,导管内乳头状瘤周围多可见扩张的导管,增强 MR 检查时动态增强曲线多呈平台型及流出型,原因是乳头状瘤丰富的纤维血管间质。临床上需与导管内乳头状癌和导管扩张症鉴别。鉴别要点是导管内乳头状瘤可伴或不伴导管扩张,导管内可见充盈缺损,导管壁一般光滑连续。

(案例提供:华中科技大学协和医院 彭舒怡)

(点评专家:武汉大学中南医院 徐丽莹)

05章案例08

案例 8 • • •

◆▶ **病例介绍**

女性,61 岁。体检发现右乳肿物 10 天。

专科检查:两乳发育正常,无橘皮样变,无皮肤发红,右乳外上象限 10 点位可触及一大小约

3.0cm×1.8cm 的肿物,穿刺部位愈合良好,肿物质硬,界欠清,活动度尚可,双侧腋窝未触及肿大淋巴结。

实验室检查:CEA 癌胚抗原 0.75(0～6.5ng/ml),CA-199 16.3(0～35U/ml),CA-125 18.8(0～35U/ml)。

◆▶ 影像学检查

乳腺 MRI 检查:MRI 检查设备为 1.5T 磁共振,8 通道专用相控阵表面线圈。患者俯卧位,双侧乳房自然下垂。先行双侧乳腺横轴位 T_2WI FS:TR/TE = 4840/56 毫秒,层厚 4mm、层间距 1mm、矩阵 448×336、Averages = 2、FOV = 34cm×34cm。横轴位 T_1WI:TR/TE = 8/4.77ms,层厚 1.5mm、层间距 0.3mm、矩阵 384×368、Averages = 1、FOV = 36cm×36cm。DWI 序列,b 值 50,900。后行横轴位多时相增强 MRI DCE DTPA 0.1mmol/kg 以 2.5ml/s 静脉团注前扫描 1 次,静脉团注后开始连续无间隔扫描 5 次,TR 4.46 毫秒、TE 1.79 毫秒、FOV = 36cm×36cm,扫描块厚度 104 层,矩阵 384×384,Averages = 1。

此患者的乳腺 MR 检查图像见图 5-8-1。

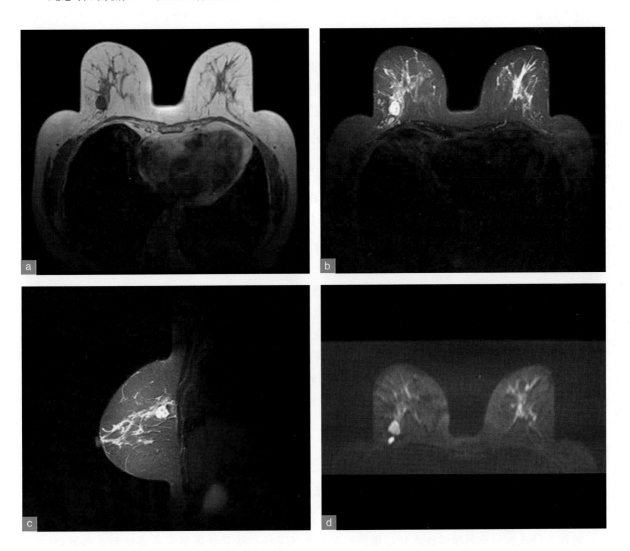

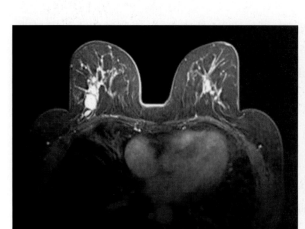
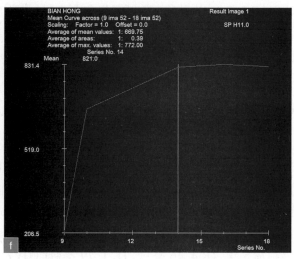

图 5-8-1　乳腺影像检查

a. T₁WI 平扫轴位;b. T₂WI 压脂平扫轴位;c. T₂WI 压脂平扫矢状位;d. DWI;e. T₁WI 压脂增强后轴位;f. 病灶 TIC 曲线

◆◆ **手术和病理结果**

手术所见:探查肿物所在部位,切除肿物及周围组织,大小约 6.0cm×6.0cm,质韧。术中冷冻回报:右乳腺腺病,导管内乳头状瘤病伴导管上皮不典型增生。病理诊断:(右乳肿物)乳腺腺病,部分导管上皮增生,局灶见导管内乳头状瘤,个别腺体扩张,小灶见结晶及含铁血黄素沉着。

◆◆ **诊断要点与鉴别诊断**

1. **诊断要点**　老年女性,体检发现右乳肿物 10 天。查体:两乳发育正常,无橘皮样变,无皮肤发红,右乳外上象限 10 点位可触及一大小约 3.0cm×1.8cm 的肿物,穿刺部位愈合良好,肿物质硬,界欠清,活动度尚可,双侧腋窝未触及肿大淋巴结。乳腺彩超示:右乳 10 点位,距乳头 6.0cm,可见 1.3cm×1.4cm 低回声结节。右乳肿物穿刺活检示:右乳腺病伴部分导管上皮增生呈实性或筛状。

2. **鉴别诊断**　本病例需与以下几种疾病进行鉴别诊断。

(1) 乳腺纤维腺瘤:肿块多位于乳腺外上象限,圆形或扁圆形,单发或多发,质中,表面光滑或结节状,分界清楚,一般不伴有疼痛。纤维腺瘤多能观察到病灶内的低信号分隔,TIC 上升型多见。

(2) 乳腺增生症:周期性疼痛为该病的主要特征,可在一侧或双侧,当月经来潮后充血、水肿消失,疼痛减轻甚至消失。乳腺增生的肿块可以呈颗粒状,结节状或片状,大小不一,质韧而不硬,增厚区与周围乳腺组织分界不清。

专家点评 ● ● ●

导管内乳头状瘤 MRI 平扫病灶多表现为长 T₁、等或长 T₂ 信号,病灶周边导管扩张情况能清楚观察,表现为线样、导管样的长 T₁ 长 T₂ 信号、短 T₁ 长 T₂ 信号或混杂信号,扩张导管的信号特点能初步判断溢液成分。增强后形态表现多样。结节肿块型强化病灶形态以圆形或卵圆型、边界清晰为主,大部分伴有导管扩张,伴上皮典型增生较少。周围型的多发乳头状瘤伴有瘤内及瘤周的不典型增生比例高,癌变率也较孤立性病变高。导管内乳头状瘤可以表现为早期强化及延迟期边缘强化,与乳腺癌有时不易鉴别。

(案例提供:内蒙古自治区肿瘤医院 高岩峰)

(点评专家:内蒙古自治区肿瘤医院 高岩峰)

05章案例09

案例 9 ● ● ● ●

◆》 病例介绍

女性,59 岁。发现左乳无痛性包块 7⁺年。

专科检查:左侧乳房中央区偏内侧可扪及包块,单个,大小约 3.5cm×3.0cm,质硬,边界欠清楚。包块表面皮肤正常,乳头未见凹陷及溢液。右侧乳房未扪及明显包块。区域淋巴结未扪及肿大。患侧上肢活动自如。

实验室检查:无特殊。

◆》 影像学检查

乳腺 X 线摄片:采用数字乳腺 X 线机,患者取立位,常规头尾位、内外斜位摄片,全自动曝光条件。

乳腺 MRI 检查:MRI 检查设备为 3.0T MR 扫描仪及乳腺专用表面线圈。患者取俯卧位,双侧乳房自然下垂于线圈内,乳头居中,使用加压器,使胸壁及乳腺紧贴线圈,同时嘱患者制动并保持平静呼吸。扫描参数:横断位 T_1WI 压脂序列,TR 4.1 毫秒,TE 1.7 毫秒,层厚 1.8mm,间隔 0.5mm,Fov 34cm×34cm;横断位 T_2WI STIR 压脂序列,TR 6800 毫秒,TE 102 毫秒,层厚 3.0mm,间隔 0.5mm,NEX 2,Fov 34cm×34cm;双侧乳房矢状位 T_2WI FSE 压脂序列,TR 5000 毫秒,TE 102 毫秒,层厚 3mm,间隔 0.5mm,NEX 2,FOV 22cm×22cm。经肘静脉团注造影剂后运用三维快速梯度回波序列(VIBRANT 3D)加脂肪抑制行 T_1WI 动态增强扫描。对比剂采用钆喷酸葡胺注射液(GD-DT-PA),用量为 0.1mmol/kg,注射速度为 2.5ml/s,注射完毕后用 20ml 等渗生理盐水静脉冲洗。扫描参数:TR 4.5 毫秒,TE 2.1 毫秒,层厚 1.2mm,间隔 0mm,Filp 10°,Matrix 384×256,NEX 1,Fov 34cm×34cm。

左侧乳腺 X 线头尾位、内外斜位显示左乳内下象限类圆形肿块,边缘清楚,密度均匀,其内未见钙化灶(图 5-9-1a、b)。MRI 平扫显示左乳内下象限可见类圆形肿块,部分与邻近腺体组织分界不清,其内信号欠均匀,T_1WI 以等信号为主,T_2WI 以高信号为主,其内见稍低信号结节;增强扫描动脉期病灶边缘呈环状强化,其内见结节样、斑片状强化灶,静脉期强化程度有所减低,强化方式为流出型,邻近腺体组织呈不规则斑片状强化,局部皮肤增厚、凹陷,乳头无内陷,乳后间隙清晰(图 5-9-1c～g)。

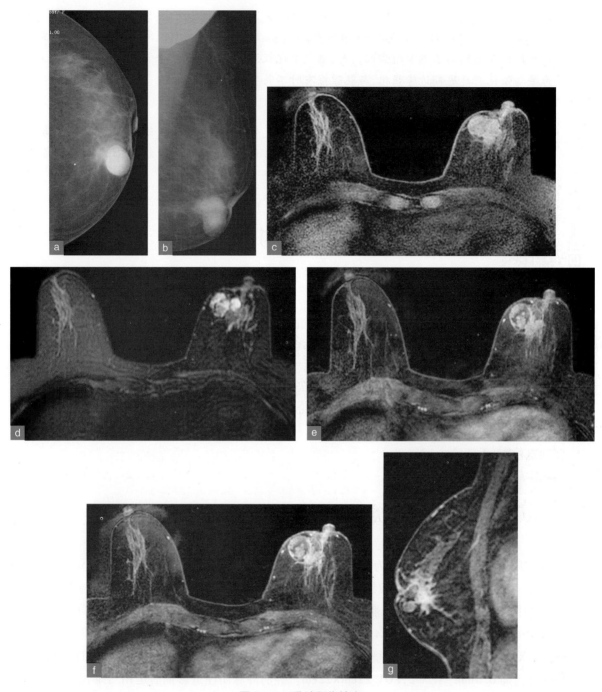

图 5-9-1 乳腺影像检查
a. 左侧乳腺 X 线头尾位；b. 左侧乳腺 X 线内外斜位；图 c ~ g. MR 横断位 T_1WI、T_2WI、T_1WI 增强扫描动脉期、静脉期及矢状位静脉期图像

◆》 **手术和病理结果**

（左乳）硬化性腺病伴导管内乳头状肿瘤。免疫组化：CK5/6 镶嵌状阳性、P63 肌上皮阳性、PR（－）、ER（＋）、SMA 导管周（＋）、ki-67 阳性表达约 5% ~ 10%。

◆》 **诊断要点与鉴别诊断**

1. 诊断要点 左乳 X 线摄影显示左乳内下象限肿块，边界清楚，密度均匀，其内未见簇状钙化，周围无毛刺征、蟹足征等恶性征象。但 MRI 图像显示肿块动脉期病灶边缘呈环状强化,其内见结节样、斑片状强化灶,囊中有结节样改变,具有此征象的病变多为导管内乳头状瘤,病灶边缘环状强化的囊样病变应为扩张的乳腺导管;且该例病灶中结节强化方式为流出型,亦是导管内乳头状瘤常见的强化方式。但病灶邻近腺体组织呈不规则斑片状强化,局部皮肤增厚、凹陷等改变,非导管内乳头状瘤的表现。

2. 鉴别诊断 本病例需与以下几种疾病进行鉴别诊断。

(1) 导管内乳头状癌:X 线片显示导管内乳头状癌的肿块多位于乳晕区以外,密度高,轮廓不规整,病变区可见簇状沙粒样钙化,周围有增粗的血管,易与皮肤粘连。乳腺导管造影显示导管走行僵硬,粗细不等,内壁不规整浸润,管腔狭窄、中断,呈鼠尾状、刀切状等。本例位于乳晕区外,MRI 显示其与周围腺体组织分界欠清,易误诊为导管内乳头状瘤恶变。

(2) 乳腺癌:乳腺癌多表现为分叶状、不规则形或毛刺样肿块,可有皮肤增厚、乳头内陷、淋巴结转移等合并征象。而导管内乳头状瘤多表现为中央区结节,边界清楚光滑,密度均匀,钙化少见,若发现肿瘤位于扩张的导管内则容易鉴别。

(3) 纤维腺瘤:单从 X 线摄影上来说,二者鉴别困难,但结合导管造影及 MRI 检查,纤维腺瘤信号一般较均匀,形态规则,无扩张的乳腺导管。

专家点评 ● ● ●

　　该病例最终病理诊断:"左乳硬化性腺病伴导管内乳头状肿瘤"。回顾本例临床与影像学表现,X 线摄影未见增粗的导管影像,且病灶较大,位于乳晕外,难以与纤维腺瘤等鉴别,但 MRI表现还是具备提示导管内乳头状瘤的诊断要点,如病灶外围呈环状强化,中央区见结节影,呈囊中有结节改变,病灶外围环状强化的囊即为扩张的导管,据此即可诊断。病灶邻近腺体组织呈不规则斑片状强化,局部皮肤增厚、凹陷等改变,可为乳腺腺病的表现。但乳腺硬化性腺病少见,其在临床、影像学以及病理学的表现均与乳腺癌有重叠,术前定性诊断常较困难。

(案例提供:川北医学院附属医院　周海鹰)

(点评专家:川北医学院附属医院　周海鹰)

● ● ● 第三节　乳腺叶状肿瘤 ● ● ●

05章案例10

案例 10　● ● ●

◆▶ **病例介绍**

女性,50 岁。发现右乳无痛性包块 7[+] 年,伴皮肤破溃、出血 1 周。

专科检查:右乳头无内陷,右乳内下象限皮肤破溃,大小约 3cm×3cm,有溢血。右乳腺可扪及肿块,大小约 12cm×10cm,边界不清,形态不规则,呈分叶状,活动度差,有压痛,与皮肤粘连,未侵犯胸壁。左侧乳房未见异常。右侧腋下扪及 2cm×1cm 的肿块,活动度可,无压痛;左侧腋窝及双侧锁骨上下窝未扪及肿大淋巴结。患侧上肢无水肿、无压痛、运动可。

月经及生育史:既往月经周期规律,血量中等,颜色正常,无血块、无痛经。G_6P_5。

实验室检查:无特殊。

◆▶ 影像学检查

乳腺 X 线摄片:采用数字乳腺 X 线机,患者取立位,常规头尾位、内外斜位摄片,全自动曝光条件。

乳腺 MRI 检查:MRI 检查设备为 3.0T MR 扫描仪及乳腺专用表面线圈。患者取俯卧位,双侧乳房自然下垂于线圈内,乳头居中,使用加压器,使胸壁及乳腺紧贴线圈,同时嘱患者制动并保持平静呼吸。扫描参数:横断位 T_1WI 压脂序列,TR 4.1 毫秒,TE 1.7 毫秒,层厚 1.8mm,间隔 0.5mm,Fov 34cm×34cm;横断位 T_2WI STIR 压脂序列,TR 6800 毫秒,TE 102 毫秒,层厚 3.0mm,间隔 0.5mm,NEX 2,FOV 34cm×34cm;双侧乳房矢状位 T_2WI FSE 压脂序列,TR 5000 毫秒,TE 102 毫秒,层厚 3mm,间隔 0.5mm,NEX 2,FOV 22cm×22cm。经肘静脉团注造影剂后运用三维快速梯度回波序列(VIBRANT 3D)加脂肪抑制行 T_1WI 动态增强扫描。对比剂采用钆喷酸葡胺注射液(GD-DTPA),用量为 0.1mmol/kg,注射速度为 2.5ml/s,注射完毕后用 20ml 等渗生理盐水静脉冲洗。扫描参数:TR 4.5 毫秒,TE 2.1 毫秒,层厚 1.2mm,间隔 0mm,Filp 10°,Matrix 384×256,NEX 1,FOV 34cm×34cm。

右侧乳腺 X 线头尾位(图 5-10-1a)及内外斜位(图 5-10-1b)图像显示右乳巨大肿块,占据右乳外象限及中央区,边缘清楚,略呈分叶状,密度均匀,其内未见钙化灶。乳腺 MRI 平扫显示右乳可见巨大肿块,边界清楚,占据右乳大部分区域,以外象限及中央区为主;病灶形态欠规则,略呈分叶状,信号不均匀,T_1WI 以等信号为主,其内见多发小圆形高信号(图 5-10-1c),T_2WI 以高信号为主,其内见小圆形低信号(出血灶)(图 5-10-1d,e);增强扫描呈明显持续强化,其内可见少许不强化区(图 5-10-1f,g),3DMIP 图像(图 5-10-1h)显示病灶周围可见粗大的肿瘤血管。邻近皮肤未见增厚,乳头无内陷,乳后间隙清晰。

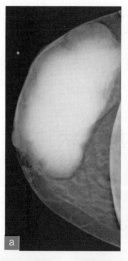
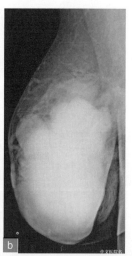
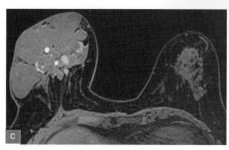
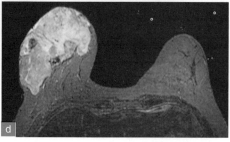
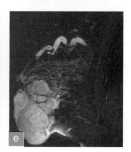

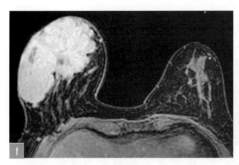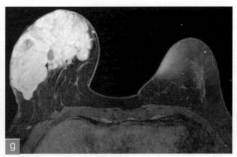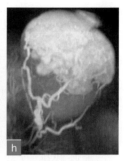

图 5-10-1　乳腺影像检查

a. 右侧乳腺 X 线头尾位；b. 右侧乳腺 X 线内外斜位；c ～ h. MR 横断位 T_1WI，横断位 T_2WI，矢状位 T_2WI，T_1WI
增强扫描动脉期、静脉期及 3DMIP 图像

◆▶ 手术和病理结果

（右乳）良性叶状肿瘤。CD34（+）、Bcl-2（+）、Vimentin（+）、SMA（+）、Ki-67 低表达。

◆▶ 诊断要点与鉴别诊断

1. 诊断要点　本病例的特点为老年女性患者，病史较长，无明显临床症状。乳腺 X 线摄影及 MRI 图像均提示右乳巨大肿块，占据右乳大部分，以外象限及中央区为主，边缘清楚，呈分叶状，信号欠均匀，其内可见线样分隔及小斑片状出血灶，无钙化，增强扫描呈明显持续强化，并可见粗大的肿瘤血管，提示肿瘤血供丰富。肿瘤虽然体积巨大、血供丰富，但病史长，与周围组织分解清晰，无周围浸润的征象，因此考虑为叶状肿瘤，倾向于良性。

2. 鉴别诊断　本病例需与以下几种疾病进行鉴别诊断。

（1）乳腺癌：本病例与乳腺癌发病高峰年龄相似，平均 45 岁左右，均表现为乳腺肿块，多不伴有疼痛；但本病例肿瘤生长缓慢，病程较长，可在短期内突然长大，肿块边界清楚，可活动，缺乏边缘浸润、毛刺及邻近皮肤增厚、回缩等类似乳腺癌的征象。

（2）乳腺肉瘤：本病例与其他乳腺肉瘤可有相似的表现，如边缘光滑、锐利，但其他乳腺肉瘤分叶状表现及血供增加不如本病例显著。

（3）纤维腺瘤：小的叶状肿瘤与纤维腺瘤难以区别，但叶状肿瘤的密度通常较纤维腺瘤高。大的叶状肿瘤可根据肿瘤明显的分叶状外形，血供明显增加，肿瘤内分隔及囊腔等与纤维腺瘤鉴别。

专家点评　●●●●

该病例最终病理诊断："右乳良性叶状肿瘤"。回顾本例临床与影像学表现，还是具备提示叶状肿瘤诊断的要点，如病灶巨大，呈分叶状，边界清楚，无边缘浸润，其内可见分隔及囊腔（出血），增强扫描呈明显持续强化，肿瘤血管丰富等。但本病例的难点就在于判断病灶的良恶性。有文献报道,叶状肿瘤随着病灶的增大,恶性可能性增大,可能为高级别叶状肿瘤高度增殖行为所致。但也有研究认为叶状肿瘤的大小和组织学分级之间没有相关性。因此,本例术前准确判断肿瘤的良恶性就变得尤为困难。

乳腺叶状肿瘤(phyllodes tumor of the breast)是一种由间质细胞和上皮两种成分共同组成的肿瘤,临床少见,发生率占乳腺肿瘤性病变的1%左右。可发生于任何年龄的女性,但以中年妇女居多,发病高峰年龄为45岁左右,与乳腺癌类似。临床表现为乳腺无痛性肿块,少数伴局部轻度疼痛。肿瘤生长缓慢,病程较长,短期内突然增大高度提示病灶为恶性。肿瘤边界多清楚,活动。根据其内间质细胞密度、细胞异型性及核分裂多少分为良性、交界性及恶性。主要经血行转移,腋窝淋巴结转移者甚少。肿瘤较小时,多表现为边缘光滑的结节,呈圆形或卵圆形,密度/信号均匀,与纤维腺瘤难以区别。肿瘤较大时,表现为分叶状、边缘光滑锐利的肿块,在X线上显示为高密度,MR T_1WI上多为不均匀低信号,T_2WI多为不均匀高信号,其内可有低信号间隔及出血、坏死等形成的囊腔;患侧乳腺血供明显增加,可出现粗大血管影;DWI上其ADC值偏低,MRS多可见明显增高的胆碱峰。

(案例提供:川北医学院附属医院　周海鹰)
(点评专家:川北医学院附属医院　周海鹰)

案例 11 • • •

◆▶ 病例介绍

女性,14岁。右乳肿物半年余,来医院进一步诊治。

专科查体:双乳对称,肿块位于右侧乳腺,无溢液及乳头凹陷,无皮肤、乳头破溃受侵,腋下及锁骨上区淋巴结未及明显增大。无乳腺癌家族史。

此患者的乳MR及超声检查图像见图5-11-1。

◆ **影像学检查**

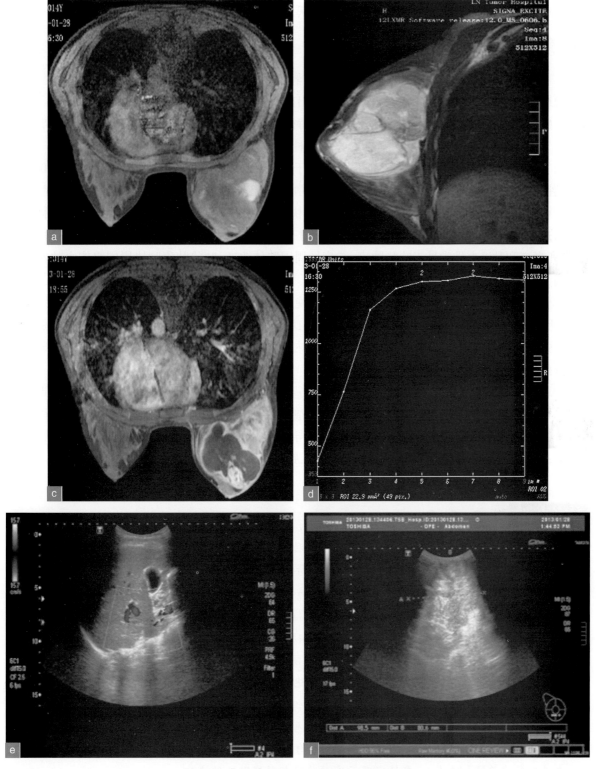

图 5-11-1　乳腺增强 MR 检查及乳腺超声检查
a. T_1WI 平扫；b. T_2WI 平扫；c. T_1WI 增强；d. 动态增强曲线；e、f. 乳腺超声检查

◆ **手术和病理结果**

右乳肿物 12cm×9cm×5cm,分叶状部分已剖开,粉白质韧,局部有出血。病理结果为右乳纤维上皮性肿瘤,符合交界性叶状肿瘤,间质细胞增生活跃,局部伴出血及坏死。

◆ **诊断要点与鉴别诊断**

1. 诊断要点 本病例患者 MRI 及超声显示右乳巨大肿块,边缘光整,内部出血及坏死囊变,临床病史短期内迅速增大,是典型叶状肿瘤表现,内部出血及坏死囊变提示交界性或恶性可能性大。本例患者年龄 14 岁,不符合叶状肿瘤中年女性好发的特征,但也有文献报道,叶状肿瘤有年轻化趋势。

2. 鉴别诊断 本病例鉴别诊断上需与以下几种疾病进行鉴别诊断。

(1) 纤维腺瘤:①好发年龄:纤维腺瘤最常见于 15～35 岁女性,发病年龄较叶状肿瘤小 10 岁左右;②肿块大小:纤维腺瘤直径多小于 3cm,而叶状肿瘤直径多在 4～5cm 以上;③边缘分叶程度不同:二者均可出现边缘分叶改变,叶状肿瘤因生长速度快、肿块大多呈深分叶,且病灶越大分叶越明显,纤维腺瘤边缘多呈浅分叶;④信号均匀程度:无论平扫或增强,叶状肿瘤信号较纤维腺瘤更不均匀,出血、坏死囊变和黏液变性常见于叶状肿瘤;⑤病灶周围腺体改变:叶状肿瘤肿块周围腺体水肿发生率明显高于纤维腺瘤。

(2) 黏液癌:①好发年龄:黏液癌发病年龄较晚,一般相差 10～20 岁;②信号强度:黏液癌因富含黏液,所以 T_2 信号普遍高于叶状肿瘤;③强化方式:增强后周边向中心渗透的强化方式及环形强化或无明显强化有助于提示黏液癌;④ADC 值:黏液癌内富含黏液而无明显强化区域的 ADC 值明显高于叶状肿瘤实质成分区域的 ADC 值。

(3) 浸润性导管癌:①临床表现:浸润性导管癌多表现为边界不清,质硬肿块,活动度差,邻近皮肤常因受累而增厚,腋下常可见肿大淋巴结;而叶状肿瘤活动度较浸润性导管癌好,邻近的皮肤通常因受压而变薄,腋下肿大淋巴结少见。②影像表现:浸润性导管癌多表现为形态不规则,边缘不光整肿块,常伴有钙化;而叶状肿瘤多表现为卵圆形,边缘光整肿块,钙化少见,出血、坏死囊变及黏液样变更常见。

专家点评 ● ● ●

乳腺叶状肿瘤(phyllodes tumor,PT)是一种少见的乳腺肿瘤,具有上皮细胞及间叶细胞双向分化的特点,属于纤维上皮性肿瘤,约占所有乳腺肿瘤的 0.3%～0.5%,纤维上皮性肿瘤的 2%～3%。PT 好发于中年妇女,平均发病年龄为 40.4 岁,另有研究认为其发病年龄有年轻化趋势(≤35 岁者占 44%)。PT 根据肿瘤基质细胞数量、有丝分裂和基质细胞异型程度分为良性、交界性和恶性 3 个亚型。良性 PT 细胞密度较低,分布均匀,无间质过度增生,细胞少量异型性,核分裂象<4 个/10HPF,肿瘤边界清晰;恶性 PT 具有明显的间质过度增生,具有明显的增殖活性,核分裂象>10 个/10HPF,细胞异型性明显,肿瘤边界不清,浸润周边组织;交界性 PT 的特征介于良性与恶性之间。交界性和恶性 PT 具有经血液循环系统向远处转移的倾向,主要转移至肺,其次是软组织、骨和胸壁;仅有<1% 的高度恶性 PT 可发生腋窝淋巴结转移。所有 PT(包括良性、交界性和恶性)均行扩大范围(非肿瘤区 1cm)局部切除,较大者需行乳腺单纯切除术,一般情况下没有必要进行区域淋巴结清扫。

  叶状肿瘤的 X 线检查表现因肿瘤的大小不同而各异，小的叶状肿瘤与纤维腺瘤不易区别，多呈边界清楚光滑、密度均匀的圆形或椭圆形结节。肿瘤较大时常有叶状肿瘤的特征性表现即表现为分叶状、高密度、边缘光滑锐利的肿块。患侧乳腺血供可增加，表现为粗大的静脉。叶状肿瘤生长较大者通常对邻近组织呈挤压改变，皮肤变薄。一般无微小钙化、毛刺征、局部皮肤增厚、乳头回缩、周围结构扭曲等类似乳腺癌的恶性征象。叶状肿瘤在超声中常表现为边界清楚的中等或偏低回声，肿瘤呈圆形或分叶状。肿块内若出现回声减低区或大小不等的囊腔，则为叶状肿瘤的特征性表现。部分病变可见后方回声增强。肿瘤内伴囊性间隙者更倾向于恶性。彩色多普勒检查叶状肿瘤大多血供丰富。PT 在 MRI 上多表现为边缘光整的圆形或卵圆形肿块。T_2WI 上多呈不均匀高信号，PT 因常伴出血、坏死囊变和黏液样变性，可导致内部信号不均匀，病灶内出血在 T_1WI 可呈条片状高信号，坏死囊变和黏液变性区于 T_2WI 呈明显高信号，病灶越大，内部越易出现囊变，PT 的囊变率约为 33.3%，交界性和恶性多见，囊变主要与肿瘤生长较迅速、体积增大，出现血供障碍有关，肿瘤实质成分呈相对等或低信号区。不规则形囊壁、T_2WI 等或低信号区的出现提示肿瘤恶性程度高。T_2WI 部分 PT 周围乳腺组织信号增高，可能是由于肿瘤快速增长压迫乳腺导管或淋巴管导致的。PT 增强后绝大多数呈明显不均匀强化，时间-信号强度曲线早期多为快速强化，延迟期可以表现为三型中的任意一型，恶性 PT 更易呈流出型曲线。

  PT 主要需与常见的纤维腺瘤鉴别。与纤维腺瘤对比，PT 发病年龄稍大，肿块大小较大，边缘深分叶常见。纤维腺瘤内部钙化常见，PT 内部出血、坏死囊变、黏液样变常见。流出型曲线常提示 PT 的可能。另外叶状肿瘤生长较纤维腺瘤迅速，有长期稳定的乳腺肿块短时间内迅速增大者或有多次手术复发的"纤维腺瘤"也应考虑到叶状肿瘤。

  PT 应与一些特殊类型的乳腺癌相鉴别，如黏液癌、髓样癌、化生癌。这类乳腺癌的发病年龄较 PT 大。单纯型黏液癌因其含有大量黏液且继发性改变少见，T_2WI 呈均匀明显高信号，不同于 PT 不均匀高信号表现。PT 主要表现为不均匀强化，单纯型黏液癌既可以表现为不均匀强化也可以表现为环形强化。即使同为不均匀强化表现的 PT 和单纯型黏液癌，其表现也有细微差别，局部小环形强化更常见于单纯型黏液癌。当混合型黏液癌内黏液成分与非黏液成分独立存在时，黏液成分表现与单纯型黏液癌一致，T_2WI 明显高新号，高 ADC 值及流入型曲线，而非黏液成分表现与浸润性导管癌一致，T_2WI 信号低于黏液成分，低 ADC 值及平台或流出型曲线，当混合型黏液癌出现这一特征性表现时，与 PT 的鉴别诊断比较容易。髓样癌和化生癌多呈环形强化，最常见的时间-信号强度曲线类型是平台型和流出型。

  穿刺活检用于 PT 的诊断价值有限，最终诊断依赖于手术后病理组织学检查。

（案例提供：辽宁省肿瘤医院 杨 宇 曲 宁）

（点评专家：辽宁省肿瘤医院 于 韬）

案例 12 • • •

◆▶ 病例介绍

女性,45 岁。发现左乳肿块 14 个月,快速增大 1 月余。

专科检查:双乳不对称,左乳较右乳大。左乳皮肤菲薄及青紫,浅静脉显现。左乳触及一大小约 15cm×10cm 大小肿块,质硬,边界不清,活动欠佳。双侧腋窝未触及肿大淋巴结。

实验室检查:无特殊。

◆▶ 影像学检查

X 线检查采用全视野数字乳腺机。患者常规行双乳 CC 位、MLO 位摄片。MRI 检查采用 1.5T Avanto 超导型磁共振扫描仪,患者采取俯卧位头先进,身体及双肩放平,双侧乳房自然悬垂于专用乳腺相控阵表面线圈内。扫描序列包括:①平扫 T$_1$WI 横断位:采用快速小角度激发三维动态成像序列(fast low angle shot 3D,FLASH 3D)扫描,主要参数 TR 8.6 毫秒,TE 4.7 毫秒。②平扫 T$_2$WI 脂肪抑制横断位及矢状位:横断位采用短翻转时间反转恢复序列(short TI inversion recovery,STIR)扫描。主要参数 TR 5600 毫秒,TE 56 毫秒。矢状位采用快速自旋回波(fast spin echo,FSE)扫描。主要参数 TR 3400 毫秒,TE 65 毫秒。③扩散加权成像(DWI):采用单次激发自旋回波平面序列(single shot echo planar imaging,SS-EPI),DWI 主要参数:TR 4800 毫秒、TE 81 毫秒、b 值为 0s/mm^2、800s/mm^2,层厚 4.0mm,层间距 2mm,激励次数 3,视野 340mm×172.72mm。④动态增强扫描(DCE-MRI):采用 FLASH 3D 技术,其主要参数同平扫 T$_1$WI。DCE-MRI 共进行包括蒙片在内的 8 次重复扫描,每次扫描时间 60 秒。除蒙片与第一期增强扫描(即第二次重复扫描)间隔 24 秒为注药时间外,其余第 3~8 次扫描为连续无间隔。对比剂选用钆喷酸葡胺注射液(Gd-DTPA,每支 15ml),使用高压注射器经手背静脉团注,剂量 0.2mmol/kg,速率为 2.5ml/s,对比剂注射于蒙片扫描结束后立即开始,完毕后以相同流速注射 30ml 生理盐水冲管。

左乳外份巨大肿块,分叶状,多个融合而成,边缘清楚,X 线密度增高且不均匀,其内未见钙化(图 5-12-1a)。MRI 表现 T$_1$WI 呈不均匀低信号,T$_2$WI 呈混杂信号,其内见线样分隔及裂状间隙,病灶边缘见条片状出血(图 5-12-1b、c)。DWI 呈不均匀高信号,ADC 值最低约 0.95×10^{-3} mm^2/s(图 5-12-1d)。增强后病灶不均匀强化,其内见不强化分隔及裂状间隙。时间-信号强度曲线呈快速流入-廓清型(图 5-12-1e)。

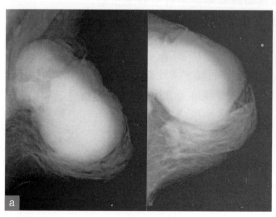

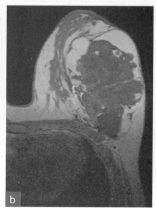

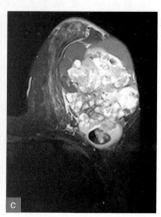

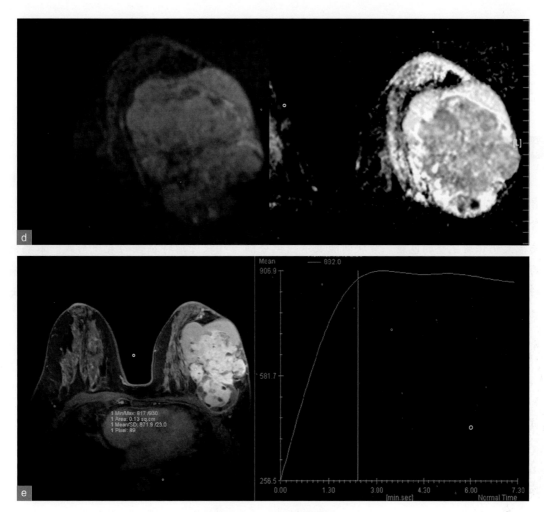

图 5-12-1　乳腺影像检查

a. 乳腺 X 线 CC 位、MLO 位;b. 平扫 T_1WI 横断位;c. 平扫压脂 T_2WI 横断位;d. b 值为 800 时的 DWI 及 ADC 图;e. 病灶增强 T_1WI 压脂横断位及时间-信号强度曲线

◆▶ **手术和病理结果**

病理诊断:乳腺良性叶状肿瘤。病变由良性上皮成分和间质细胞构成,内衬连续腺上皮细胞和不连续肌上皮细胞的导管覆盖于叶状结构上,其内可见梭形细胞。

◆▶ **诊断要点与鉴别诊断**

1. 诊断要点　本病例患者 45 岁,为中年女性。患者发现左乳肿块数月,并在短期内迅速增大。查体肿块巨大质硬,边界不清,活动欠佳,皮肤菲薄及青紫,无破溃,浅静脉显现。影像表现病灶巨大,分叶状,边界清楚,密度或者信号不均,MRI 信号混杂,其内见不强化的分隔及高低不均信号的囊状间隙,DWI 信号不均匀增高,增强后低信号分隔及囊状间隙无强化。动态增强时间-信号强化曲线呈快速流入-平台型及廓清型。

2. 鉴别诊断　本病例需与以下几种疾病进行鉴别诊断。

（1）乳腺巨纤维腺瘤:好发于青春期女性,归为青春期纤维腺瘤,肿块巨大,生长迅速,体积达一定程度可合并表面皮肤拉伸、浅表静脉曲张。影像表现为边界清楚的肿块,无强化分隔为其特征性表现。

（2）乳腺囊肿：多发常见,无皮肤改变,超声检查呈囊性回声。

（3）乳腺淋巴瘤：边缘不清常见,且无短期内迅速增大病史,皮肤可出现粘连。因其细胞密集,DWI弥散受限明显,因此ADC值较低为其特征表现。

（4）乳腺肉瘤：少见,病史较长,表现为边界清楚肿块。

专家点评 ● ● ●

　　本病好发于40～50岁的女性,多为单侧乳腺单侧病灶。临床肿块质硬,可推动,部分患者可有肿块短期内迅速增大的病史,肿块巨大者可见皮肤静脉显现、曲张,皮肤变薄或破溃。常表现为圆形或分叶状,分叶状多见,为其特征性表现。良性病变具有完整包膜,部分病灶即使很大仍保留完整的包膜。裂状间隙及不强化分隔为叶状肿瘤特征性的表现形式。本病例的难点在于与巨纤维腺瘤及其他间叶来源的恶性肿瘤鉴别。但巨纤维腺瘤好发于青春期前后,以不强化分隔常见,囊状间隙少见。间叶来源恶性肿瘤通常病史较长,无短期内迅速增大病史,且无不强化分隔及囊状间隙。

（案例提供:云南省肿瘤医院　吴建萍）

（点评专家:云南省肿瘤医院　丁莹莹）

05章案例13

案例13 ● ● ●

◆ 病例介绍

女性,32岁。发现左侧乳腺肿物2月余。

专科检查:2个月前体检时发现左侧乳腺内较大软组织肿块,边界清楚,无疼痛,无触痛,乳腺皮肤无红肿,乳腺表面无橘皮样改变,无乳头溢液,无乳头回缩。

既往史:既往体健,无乳腺癌家族史。

婚育史:已婚,无人工流产和自然流产史。

◆ 影像学检查

左侧乳腺内下象限较大软组织肿块,边界清楚(图5-13-1)。

乳腺MRI检查:采用3.0T超导全身磁共振扫描仪,使用乳腺专用线圈,患者采取俯卧位,乳腺悬垂于线圈内,胸壁紧贴线圈。先行常规平扫,使用轴位压脂T₂WI成像序列,增强扫描时先行轴位第1期蒙片扫描,注射造影剂后5秒开始5期Vibrant-Flex多期动态增强扫描,每期扫描持续时间为1分52秒。所使用造影剂为钆喷酸葡胺(Gd-DTPA),使用高压注射剂从手背静脉注入,剂量为15ml,速度2.5ml/s,然后用20ml生理盐水以同样的注射速度冲洗。

右侧乳腺多发增强病灶,边界不规则(图5-13-2)。

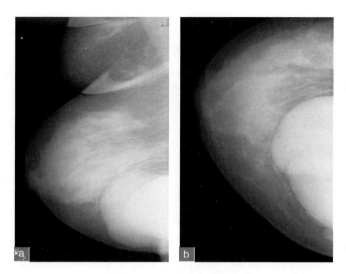

图 5-13-1　钼靶 X 线图像
a. MLO 位；b. CC 位

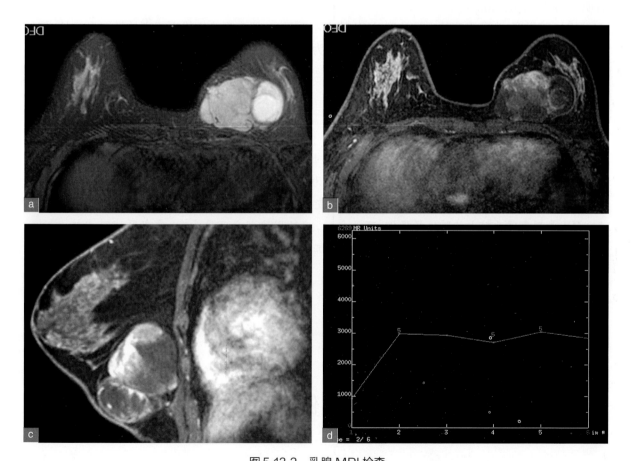

图 5-13-2　乳腺 MRI 检查
a. 轴位压脂 T₂WI 图像；b. 轴位压脂 T₁WI 增强图像；c. 矢状位 T₁WI 增强图像；d. 病灶 TIC 曲线

◆▶ 手术和病理结果

手术所见:左乳腺内下象限可扪及一椭圆形实性肿物,质硬,有包膜,呈分叶状,大小约 4cm×10cm,基底部与胸大肌筋膜有粘连。与乳腺组织无明显粘连。

病理所见:纤维上皮性肿瘤,腺上皮未见病变,间质细胞较丰富,核分裂象小于 5/10HPF。免疫组化:Ki-67(20%)、P53(-)、Ckpan/(上皮+)。诊断结果:叶状肿瘤。

◆▶ 诊断要点与鉴别诊断

1. 诊断要点

(1) 较大肿块,边界光滑锐利;

(2) 有分叶;

(3) 病变有囊变,囊变区域位于肿块的周边部分。

2. 鉴别诊断　本病例需与以下几种疾病进行鉴别诊断。

(1) 纤维腺瘤:与叶状瘤相比,腺瘤一般较小,多数信号均匀,即使有囊变,囊变区域也较小,分叶征象没有叶状瘤明显。

(2) 淋巴瘤:可以表现为较大肿块,也可有分叶,但是,病灶内信号一般比较均匀,囊变较少,多伴有明显的腋窝淋巴结肿大。

(3) 髓样癌:为乳腺癌的少见类型,MRI 特点不明显,一般表现为边缘不规则的类圆形病灶,信号不均匀,囊变没有叶状瘤明显,动态增强曲线一般为廓清型或平台型,肿瘤生长速度较快,主要经血行转移,很少发生腋窝淋巴结转移。

专家点评 ● ● ●

　　乳腺叶状瘤是一种双向分化的肿瘤,由良性的上皮成分和富于细胞的间叶成分组成。根据间质细胞的不典型程度和分裂象的多少分为良性、交界性和恶性。钼靶 X 线片多表现为有分叶的较大圆形或类圆形肿块,伴有囊性变可以密度不均匀,肿块内偶尔可见粗大钙化。MR 典型表现为较大的肿块样强化,可见分叶,病灶周边部分可见囊变,囊变区域可以较大,非囊变的实质性区域信号均匀。这些影像学征象是重要的诊断依据。

（案例提供:空军总医院　方　红）

（点评专家:空军总医院　李相生）

05章案例14

案例 14 ● ● ●

◆▶ 病例介绍

女性,46 岁。体检发现右乳肿物 4 年,肿块迅速增大伴右乳红肿 3 月余。

专科检查：右乳可触及一类圆形肿物，大小约 10cm×8cm，主要位于外下象限及中央区，肿物质硬，活动度差，表面欠光滑，边界欠清，表面皮肤红肿发亮，面积约 12cm×8cm，张力较大，中央区表面皮肤张力性水疱破裂后结黑色痂，直径约 4cm，挤压右侧乳头少量淡血性溢液。左乳未触及明显肿物。双侧腋窝、双侧锁骨上、颈部未触及明显肿大淋巴结。

个人史：月经初潮年龄 14 岁。未绝经。

实验室检查：WBC $10.5×10^9$/L。

◆▶ 影像学检查

乳腺 MRI 检查：MRI 检查设备为 3.0T 超导磁共振扫描仪及相应 EWS 后处理工作站。采用乳腺专用线圈，患者取俯卧位头先进，身体及双肩放平，乳房自然悬垂于线圈内。行双乳横断位 T_1WI 及 T_2WI 脂肪抑制扫描，T_1WI：TR 400 毫秒，TE 10 毫秒；T_2WI：TR 5000 毫秒，TE 60 毫秒；DWI：TR 3300 毫秒，TE 71 毫秒；层厚4mm，层间距1mm。动态增强：TR 4.1 毫秒，TE 1.2 毫秒，层厚4mm，无间隔。FOV 均为 350mm×350mm。分别于注药前、注药后连续扫描五期。检查前用 12G 静脉留置针建立静脉通道，对比剂采用 Gd-DTPA，0.2mmol/kg，注射流率 0.2ml/s，注射完毕后追加 15ml 生理盐水推注。DWI 序列，b 值 0，800。

超声图像显示右乳内巨大肿块，呈囊实性，血供丰富（图 5-14-1a、b）。MRI 示：肿块实性部分呈明显分叶状，呈等 T_1 稍长 T_2 信号，DWI 呈明显高信号，增强明显强化；囊性部分则信号明显不均匀，呈长/短 T_2、稍短/等 T_1 混杂信号，提示病灶内含出血（图 5-14-1c～h）。

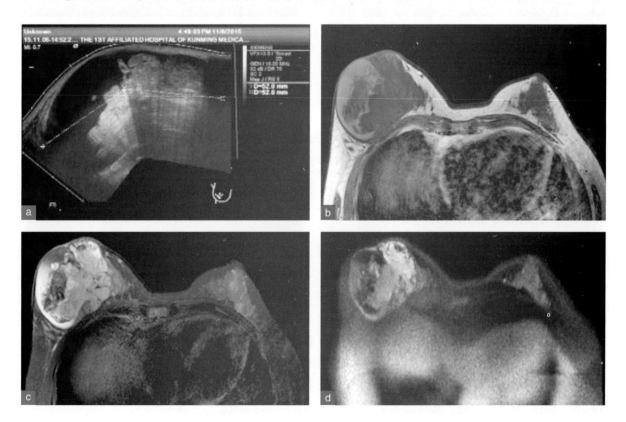

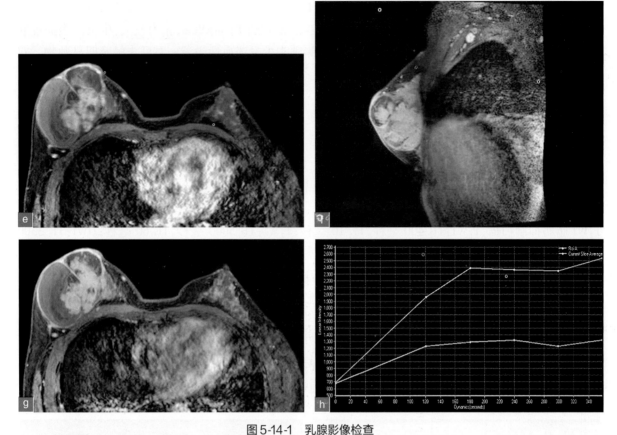

图 5-14-1　乳腺影像检查

a. 超声图像；b. T₁WI 平扫图像；c. 压脂 T₂WI 图像；d. DWI 图像；e. T₁WI 增强图像；f. T₁WI 增强矢状位图像；g、h. 病灶 TIC 曲线

a. 超声图像；b. T_1WI 平扫图像；c. 压脂 T_2WI 图像；d. DWI 图像；e. T_1WI 增强图像；f. T_1WI 增强矢状位图像；
g、h. 病灶 TIC 曲线

◆▶ **手术和病理结果**

（右乳）交界性叶状肿瘤，小部分区域呈恶性改变。免疫组化结果：CK14（-）、P63（+）、PR（+）、ER（+）、EMA（+）、CK5/6（-）、CK（+）上皮、CK7（+）上皮、Vim（+）间质、SMA（+）间质、DES（-）、Ki-67（+）约15%间质。

◆▶ **诊断要点与鉴别诊断**

1. 诊断要点　本病例的特点为中年女性患者，早期无临床症状，由体检发现肿块。近期肿块明显长大伴皮肤受累才就诊。影像表现为右乳内巨大囊实性肿块，实性部分呈分叶状，血供丰富，囊性部分含不同时相出血。从影像学特征应倾向于诊断恶性病变，结合病史中有肿块近期成倍长大，可提示分叶状肿瘤可能。

2. 鉴别诊断　本病例需与以下几种疾病进行鉴别诊断。

（1）炎性乳癌：本病例临床表现与炎性乳癌相似。但炎性乳癌多见于老年女性，患侧乳房红肿热痛，影像表现：患侧乳房增大，普遍密度/信号增高，腺体结构紊乱、增粗，皮下脂肪层浑浊，皮肤广泛增厚，乳头回缩，但钙化少见。MRI 增强呈弥漫性斑片样不均匀强化。

（2）巨大纤维腺瘤：多见于青春期女性，临床特点为乳房无痛性肿块，生长迅速，瘤体较大者可占满整个乳房，使乳房皮肤高度紧张、发红发亮、浅表静脉曲张；影像表现为乳房内均匀致密的肿块，类圆形或略呈分叶状，密度/信号均匀，边界清晰，与皮肤无明显粘连。增强明显均匀强化。

专家点评 ● ● ● ●

　　该病例为中年女性,临床有肿瘤短期迅速长大病史,影像表现为乳腺巨大囊实性肿块,肿块实性部分形态不规则,呈分叶状,内部无钙化,CDFI 血供丰富,MRI 提示病灶内合并出血,增强扫描明显强化,诊断考虑为乳腺叶状肿瘤,具有恶性征象。本病例主要与乳腺癌、乳腺巨大纤维腺瘤及淋巴瘤鉴别。乳腺癌表现为逐渐长大肿块,质硬,边界不清,有分叶、毛刺,可伴钙化,TIC 多呈Ⅱ型或Ⅲ型。乳腺巨大纤维腺瘤多发生于青春期,肿块边缘清晰,内部回声/信号较均匀,T_2WI 上肿块内低信号纤维分隔显示对鉴别有较大意义。乳腺淋巴瘤少见,多表现为较大肿块,边缘较清晰,不伴钙化,肿瘤内部出血、坏死少见,DWI 呈显著高信号,MRI 增强扫描明显强化,TIC 多为Ⅱ型。

(案例提供:昆明医科大学第一附属医院　李　俊)
(点评专家:贵州医科大学第一附属医院　陈　静)

05章案例15

案例 15 ● ● ●

◆▶ 病例介绍

　　女性,33 岁。发现左乳肿物 3 年,近期无明显增大,来进一步诊治。
　　个人史:月经初潮年龄 12 岁。未绝经。
　　专科检查:左乳外象限可扪及一肿物,大小约 4cm×2cm,质中,边界清,活动,局部皮肤未见明显异常,乳头无凹陷。
　　实验室检查:无异常。

◆▶ 影像学检查

　　乳腺超声检查:采用 IU22 型彩色多普勒超声诊断仪,探头频率为 4~13Hz。
　　乳腺 MRI 检查:采用 1.5T 磁共振和乳腺专用相控阵列表面线圈进行双侧乳腺横断面扫描,扫描序列包括:短时间反转恢复序列(short time inversion recovery,STIR)、扩散加权成像(diffusion weighted imaging,DWI),扩散敏感系数 b 值取 0 和 800s/mm^2;乳腺 VIBRANT 动态增强扫描:使用频率选择脂肪抑制技术,在注射对比剂前先采集一期平扫图像,注射对比剂后连续无间隔重复扫描 5 个时相,每一时相扫描时间均为 54 秒,每期层数各 116 层,层厚 1.2mm。对比剂采用 Gd-DTPA,注射剂量为 0.2mmol/kg,使用高压注射器经手背静脉团注,流率控制在 2.0ml/s,随后以同样方法注入 15ml 0.9% 生理盐水。在 GE ADW4.3 图像专用工作站进行图像后处理。
　　此患者的乳腺超声及 MR 检查图像见图 5-15-1。

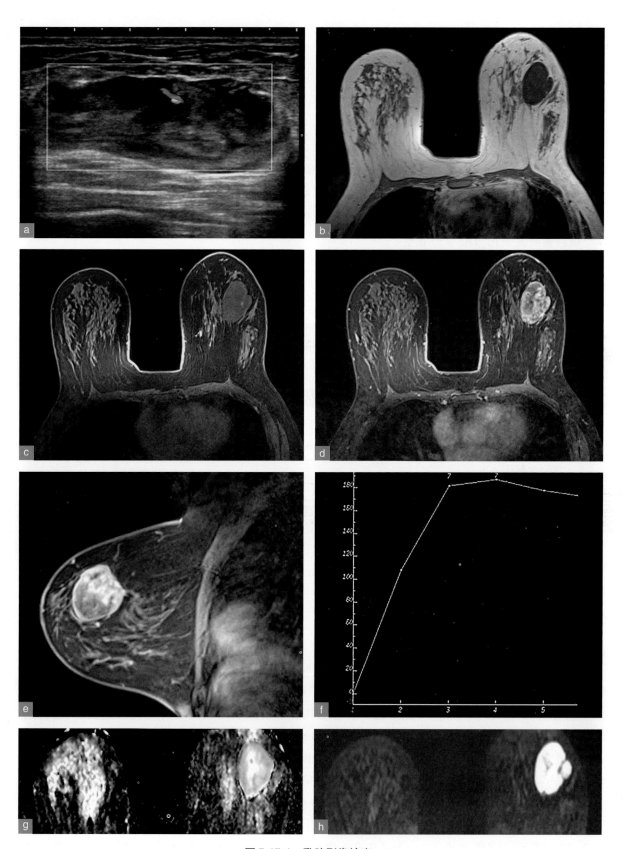

图 5-15-1　乳腺影像检查
a. 超声图像；b. AX 不压脂 T$_1$WI 图像；c. AX T$_1$WI 图像增强早期；d. AX T$_1$WI 增强图像早期；e. SAG T$_1$WI 增强图像；f. 病灶 TIC 曲线；g. ADC 图像；h. DWI 图像

◆▶ **手术和病理结果**

穿刺病理结果：(左乳肿物)叶状肿瘤(良性)，部分区域细胞增生活跃。

免疫组化结果：VEGF 弱(+)，EGFR(+)，TOPIIa(2%+)，P53 弱(+)，CK5/6 肌上皮(+)，Her2(0)，ER 上皮成分(60%+)，PR 上皮成分(80%+)；Ki67(5%+)，E-Ca 上皮成分(+)。

病理诊断：(左侧乳腺)叶状肿瘤(良性)。

◆▶ **诊断要点与鉴别诊断**

1. 诊断要点 中青年女性患者，发现左乳无痛肿块，3 年增大不明显，查体边界清，活动度好，从病史考虑，该病灶为良性病灶可能性，该年龄段常见的良性肿瘤多为纤维腺瘤，也可见叶状肿瘤，需要进一步鉴别。超声检查显示该病灶具有良性肿瘤的形态学特征，但是病灶较大，分叶较明显，病灶内见粗大的肿瘤血管，考虑叶状肿瘤可能性大，由于叶状肿瘤分为良性、交界性及恶性，于是进一步行 MRI 检查，希望获得更多的提示。MRI 检查见深分叶，增强扫描不均匀明显强化，ADC 部分区域呈稍低信号，均提示叶状肿瘤可能性大，良性可能性大，符合 BI-RADS 4a 类，建议穿刺活检。

2. 鉴别诊断 本病例需与以下几种疾病进行鉴别诊断。

(1) 纤维腺瘤：纤维腺瘤是常见的乳腺良性肿瘤，多发生于 15~35 岁青年女性。纤维腺瘤由乳腺小叶内纤维组织和腺上皮增生而形成，增生的纤维组织围绕在腺管周围，可发生黏液样变性，或伴胶原化和玻璃样变性。当纤维组织增生显著时，可压迫其中的腺管，并使其伸长、弯曲而呈狭长的分支状裂隙，呈交错排列，似乎将肿瘤分隔成许多个小叶。这些小叶"结节"生长速度不一而形成分叶状的外缘。MRI 显示的无强化分隔被证实为病灶内部的胶原纤维带，并有相似的厚度。是基于以上的组织学基础，纤维腺瘤的 MRI 显示了特征性表现：内部分隔及分叶状边缘。内部分隔 T_2WI 上表现为低信号且强化不明显，亦证实了其中胶原的成分，而且厚度上也与组织学相近。这些均可作为纤维腺瘤的特征性 MRI 表现，以此提高乳腺肿瘤诊断的准确性。纤维腺瘤的 MRI 表现多样，与其内部的间质黏液变性或硬化程度及细胞丰富度有关。在 T_1WI 上纤维腺瘤呈低或等信号；而在 T_2WI 上则表现多样，可呈等或略高信号，部分信号强度极高，少数呈极低信号。病理对照发现，T_2WI 高信号的瘤体内间质黏液变性明显，间质细胞丰富且分布密集。T_2WI 呈低信号的瘤体内则间质几乎呈均一的硬化，间质细胞分布稀疏。因此，T_2WI 上的信号强度由高到低反映了纤维腺瘤内部的胶原化程度，即间质的广泛硬化。部分瘤体内可见 T_1WI、T_2WI 上无强化的极低信号影，为粗颗粒状钙化，是因肿块生长过程中由于血运障碍，组织变性坏死形成钙化颗粒。动态增强 MRI 鉴别乳腺良恶性病变常有部分重叠。其中部分是由于纤维腺瘤强化程度多样，增强后可以表现为无强化、轻度到显著强化不等，探究其病理基础，是因为纤维腺瘤的病理构成多样化，而且随着年龄而变化。纤维腺瘤的动态强化曲线中 I、IV 型占多数，II、III 型较少。研究中发现 T_2WI 高信号的病例，增强后均呈显著强化，而 T_2WI 低信号者，大多呈无或轻度强化，显著强化者年龄较轻。因此，认为纤维腺瘤的强化程度与年龄构成相关，推断可能是由于发生在绝经后妇女的纤维腺瘤倾向于更致密地胶原化、钙化或硬化，内部细胞减少的缘故。

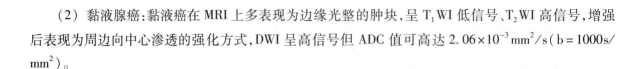

（2）黏液腺癌：黏液癌在 MRI 上多表现为边缘光整的肿块，呈 T_1WI 低信号、T_2WI 高信号，增强后表现为周边向中心渗透的强化方式，DWI 呈高信号但 ADC 值可高达 $2.06×10^{-3}\,mm^2/s$（b=1000s/mm^2）。

专家点评

　　青年女性患者发现无痛性肿块 3 年。纤维腺瘤、叶状肿瘤及黏液腺癌均可表现为边缘清晰，分叶状肿块。但是，纤维腺瘤的典型特征为 T_2WI 为低信号且强化不明显的内部分隔，叶状肿瘤通常伴随恶性程度增高，血供更丰富且信号更混杂，黏液腺癌边缘仍可测出流出型时间信号曲线，此时，临床病史尤为重要，肿瘤增大的速度及临床查体印象，对明确诊断具有十分重要的作用。

（案例提供：中山大学肿瘤医院　何　妮）

（点评专家：中山大学肿瘤医院　何　妮）

第四节　侵袭性纤维瘤病

05章案例16

案例 16

◆ 病例介绍

　　女性，27 岁。发现左乳肿物半年余。

　　专科检查：左乳内下皮肤轻度凹陷，表面无红肿、橘皮征、乳头溢液，局部可触及约 3cm×3cm 肿物，质硬，边界不清，无压痛，活动可；双侧腋窝及锁骨上、下淋巴结未触及明显异常。

　　实验室检查：无异常。

◆ 影像学检查

　　乳腺 MRI 检查：应用 3.0T MRI 扫描仪，8 通道乳腺专用线控阵线圈，患者取俯卧位，双乳自然悬垂于线圈内。行双侧乳腺轴位 TSE-T_1WI、轴位及矢状位 TSE-T_2WI SPAIR、轴位 DWI、轴位动态增强扫描（DCE-MRI）以及轴位 FFE-T_1WI SPAIR 高分辨率扫描。DWI 采用 SE-EPI 序列对比剂用钆双胺，采用高压注射器经肘静脉团注，剂量 0.1mmol/kg，流率 2.0ml/s，总共 40 时相，单期 10.8 秒，DCE-MRI 扫描结束后，补充 1.0mm×1.0mm×1.0mm 的高分辨各向同性体素扫描。

　　左乳内下象限肿块样强化病灶，形态不规则，边缘可见毛刺，TIC 呈流入型，DWI 信号不高（图 5-16-1）。

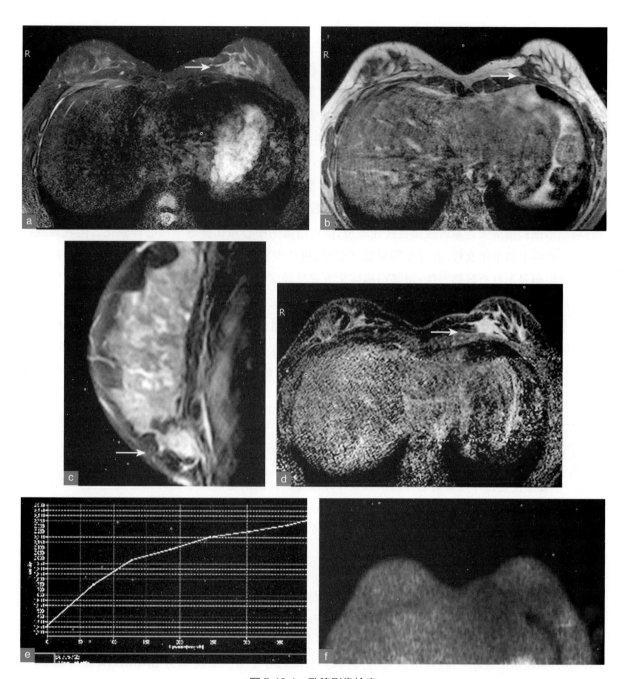

图 5-16-1　乳腺影像检查
a. T_2WI 轴位；b. T_1WI 轴位；c. T_2WI 矢状位；d. DCE-MRI；e. TIC；f. DWI

◆▶ **手术和病理结果**

　　送检左乳内下肿物直径约 2.3cm，送检"受侵组织"直径 2cm：梭形细胞肿瘤，核有轻度异型，边界浸润性生长；结合免疫组化结果：AE1/AE3（−），CK5/6（−），SMA（+），S-100（−），CD34（−），Calponin（−），A1K-1（−），β-catenin（+），Ki67（约 5%+），符合侵袭性纤维瘤病。

◆ 诊断要点与鉴别诊断

1. 诊断要点 本病例特点为 27 岁年轻女性,左乳肿物伴邻近皮肤凹陷,触诊边界不清,活动度差,因此临床上不能除外恶性病变的可能性。而且根据磁共振检查结果,从形态学上看病灶具备侵袭性,有恶性特征,但血流动力学及功能成像信息又提示其可能为良性肿块。可以推测其生物学行为偏良性,但具有侵袭性生长的特点,因此,本病例可能为一种交界性肿瘤。

2. 鉴别诊断 本病例需与以下几种疾病进行鉴别诊断。

(1)乳腺癌:本病例与乳腺癌的影像学表现较为相似,肿块形态不规则,呈蟹足样,边缘可见毛刺;动态增强扫描呈快速显著强化且快速廓清,或由边缘向中心强化渗透呈向心样强化。但乳腺癌好发于 40 岁以上的中年女性,亦可无明显临床症状;可伴发腋下淋巴结肿大。侵袭性纤维瘤病局部具有侵袭性,但是不具有转移潜能;增强扫描强化方式呈轻度强化或渐进性强化。两者单从形态学上难以区分。

(2)硬化性腺病:是乳腺增生性病变中的一种类型,形态表现复杂,无论影像学还是病理特征均易与浸润性导管癌相混淆,在影像学上多表现为边界不清的肿块或非肿块性病变,TIC 多呈流入型或平台型,弥散一般受限不明显,ADC 值偏高。该病不会侵及胸壁及皮肤,该点可与本病鉴别。

专家点评 ● ● ● ●

乳腺侵袭性纤维瘤病也称乳腺韧带样纤维瘤病。该病是起源于成纤维细胞或成肌纤维细胞的交界性肿瘤,具有局部侵袭性,但无转移潜能。可发生于乳腺实质内,但通常起源于胸肌筋膜而蔓延至乳腺。病变呈孤立性、无痛、质硬肿物。可见皮肤凹陷或乳头内陷,乳头溢液少见。

大体上,肿物边界不清,切面灰白,质硬。组织学表现为增生的成纤维细胞和成肌纤维细胞交织成束,病变周围呈典型的浸润性指状突陷入乳腺实质内。免疫组化染色:梭形细胞 vimentin、β-catenin、SMA 阳性,少部分细胞 actin 阳性,而 CK、S-100 蛋白、CD-34 均阴性。

影像学上边界不清、形态不规则,胸肌和肋间肌可受累。常提示为 BI-RADS 4 或 5 级。MRI 是评估肿物对胸壁浸润程度的最佳检查方法。但临床表现和影像学检查易误诊为乳腺恶性肿瘤,最终需要靠病理证实。

(案例提供:山西省肿瘤医院　张涛涛)

(点评专家:山西省肿瘤医院　杨晓棠)

第五节　炎性肌纤维母细胞瘤

案例 17

◆▶ **病例介绍**

女性,71 岁。发现左乳肿物 1 年,肿块表面皮肤红肿 3 个月。

专科检查:左乳尾叶区可触及一类椭圆形肿物,大小约 7.5cm×6.5cm,肿物质地坚硬,边界不清,活动度差,邻近皮肤增厚、红肿、被牵拉,可见橘皮征,无触痛。右乳未触及明显肿物。双侧腋窝、双侧锁骨上、颈部未触及明显肿大淋巴结。

个人史:月经初潮年龄 13 岁。已绝经。

实验室检查:无明显异常。

◆▶ **影像学检查**

乳腺 X 线检查:设备采用全数字化乳腺摄影机,自动曝光模式;摄片体位为双乳头尾位(CC 位)和侧斜位(MLO 位)。

乳腺 MRI 检查:MRI 检查设备为 1.5T 磁共振,采用乳腺专用线圈,患者取俯卧位头先进,身体及双肩放平,乳房自然悬垂于线圈内。行双乳横断位 T_1WI 及 T_2WI 脂肪抑制扫描,T_1WI:TR 400 毫秒,TE 10 毫秒;T_2WI:TR 5000 毫秒,TE 60 毫秒;DWI:TR 3300 毫秒,TE 71 毫秒;层厚 4mm,层间距 1mm。动态增强:TR 4.1 毫秒,TE 1.2 毫秒,层厚 4mm,无间隔。FOV 均为 350mm×350mm。分别于注药前、注药后连续扫描五期。检查前用 12G 静脉留置针建立静脉通道,对比剂采用 Gd-DTPA,0.2mmol/kg,注射流率 0.2ml/s,注射完毕后追加 15ml 生理盐水推注。DWI 序列,b 值 0,800。

左乳尾叶区肿块,高密度,边界不清,内无钙化,周围腺体结构紊乱,邻近皮肤增厚(图 5-17-1a)。MRI 示:肿块呈实性,呈等/稍长 T_1、稍长/长 T_2 信号,DWI 呈明显高信号,增强明显强化,TIC 呈 Ⅱ 型(图 5-17-1b ~ g)。邻近皮肤增厚并强化。

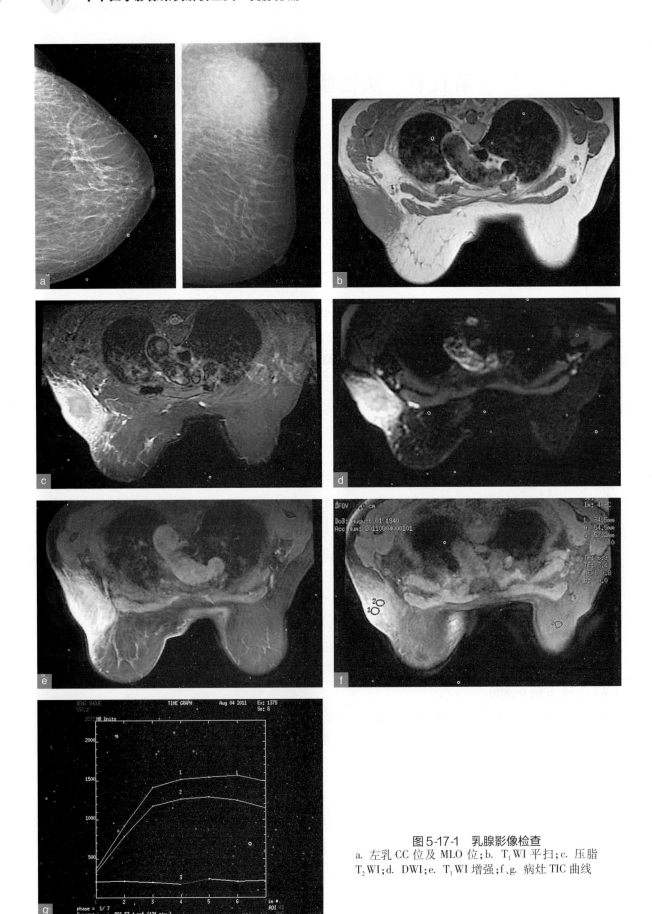

图 5-17-1　乳腺影像检查
a. 左乳 CC 位及 MLO 位；b. T_1WI 平扫；c. 压脂
T_2WI；d. DWI；e. T_1WI 增强；f、g. 病灶 TIC 曲线

◆▶ **手术和病理结果**

（左乳）炎性肌纤维母细胞瘤。

◆▶ **诊断要点与鉴别诊断**

1. **诊断要点** 本病例的特点为老年女性患者,左乳尾叶区巨大肿块就诊。影像表现为左乳尾叶区实性肿块,边界不清,内无钙化,周围结构紊乱,皮肤增厚;DWI 呈明显高信号,MRI 增强明显不均匀强化,邻近皮肤增厚并强化。临床症状结合影像表现,应考虑炎性肿块及恶性肿瘤可能,最终确诊依靠病理。

2. **鉴别诊断** 本病例需与以下几种疾病进行鉴别诊断。

（1）炎性乳癌:本病例临床表现与炎性乳癌相似。但炎性乳癌多见于老年女性,患侧乳房红肿热痛,影像表现:患侧乳房增大,普遍密度/信号增高,腺体结构紊乱、增粗,皮下脂肪层浑浊,皮肤广泛增厚,乳头回缩,但钙化少见。MRI 增强呈弥漫性斑片样不均匀强化。

（2）浸润性导管癌:多见于中老年女性,MRI 表现为不规则结节或肿块影,边缘多发毛刺,增强早期明显强化,后期廓清或持续强化,邻近皮肤增厚强化,靠近乳头病变可引起乳头回缩。钼靶 X 线片可见恶性钙化。

专家点评 ● ● ● ●

本病例诊断的难点在于与腋尾区乳腺癌相鉴别,乳腺癌多表现为乳腺肿块,有分叶、毛刺,边界模糊,可伴恶性钙化,累及皮肤时表现为皮肤增厚、回缩,伴腋窝淋巴结的肿大。本病例病理诊断为炎性肌纤维母细胞瘤,钼靶显示肿块边缘模糊,内部钙化灶,邻近皮肤增厚,MRI 显示肿块呈实性,DWI 呈高信号,明显强化,TIC 呈Ⅱ型曲线,具有恶性肿瘤的生长特点,与乳腺癌的影像表现类似,术前明确诊断困难,最终需要病理确诊。

（案例提供:昆明医科大学第一附属医院 李 俊）

（点评专家:贵州医科大学第一附属医院 陈 静）

第六章

乳腺恶性病变

第一节 乳腺原位癌

案例 1

◆▶ 病例介绍

女性,56 岁。发现左乳肿物 2 年。

专科检查:双乳头对称,双乳头平齐,双乳头无红肿,无凹陷,无破溃,无糜烂,无乳头溢液。双乳皮肤无颜色改变,皮肤无红肿,无破溃,无凹陷,无橘皮样改变。左乳外上可及一大小约 4.0cm×4.5cm×3.0cm 肿物,肿物距乳头中心的距离为 3cm,质实,界限不清,活动欠佳,与皮肤无粘连,与胸壁无粘连固定,与胸大肌无粘连固定。右乳未及明显肿物。双腋下未及肿大淋巴结,双锁骨上未及肿大淋巴结。初潮于 16 岁,月经规律。月经持续 7 天,月经间隔 30 天,不伴痛经。绝经年龄:54 岁。

◆▶ 影像学检查

乳腺 MRI 检查:采用磁共振扫描仪,4 或 8 通道乳腺专用相控阵表面线圈。患者取俯卧位,双侧乳房自然下垂。常规矢状面、横轴面及冠状面三平面定位扫描后,平扫采用快速自旋回波(fast spin echo,FSE)T_1WI(TR 700 毫秒,TE 10 毫秒)、T_2WI 脂肪抑制(TR 4500 毫秒,TE 85 毫秒)横断面及患侧乳腺矢状面,层厚 5mm,层间距 0.5mm,矩阵 384×224,激励次数(NEX)2,扩散加权成像(diffusion weighted imaging,DWI)采用单次激发自旋平面回波序列,为消除各向异性对 DWI 信号和数值测量的影响,在频率编码、相位编码和层面选择方向分别施加扩散敏感梯度场,参数:TR 6300 毫秒,TE 64 毫秒,矩阵 128×128,层厚 5mm,层间距 0.5mm,NEX 4,扩散敏感度值扩散敏感因子(b 值)分别取 0,500,1000s/mm^2。多时相动态增强扫描应用双侧乳腺容积成像(volume imaging for breast assessment,VIBRANT)。参数:TR 6.1 毫秒,TE 2.9 毫秒,翻转角 15°,矩阵 256×128,层厚 3mm,视野(FOV)26cm×26cm,NEX 1。动态增强前先扫蒙片,然后由高压注射器经手背静脉以团注方式注入对比剂 Gd-DTPA,剂量 0.2mmol/kg,流率 2.0ml/s,并同时注射等量生理盐水,即刻进行扫描,连续采集 8 个时相,单期扫描时间 58～62 秒。

左乳外上至内上见段性分布多形性钙化,皮肤、乳头未见异常(图 6-1-1a、b)。左乳上方、外上腺体增厚,结构紊乱,回声不均匀减低,可见多发强回声钙化,血流信号不明显(图 6-1-1c、d)。左乳内侧至外侧可见弥漫异常强化病变,以上方为著,多点测量时间-信号强化曲线早期呈渐进性强化,中晚期呈平台型,病变部分区域于 DWI 呈较高信号,于平扫 T_1WI 呈较低信号,抑脂 T_2WI 显示不明显(图 6-1-1e、f)。

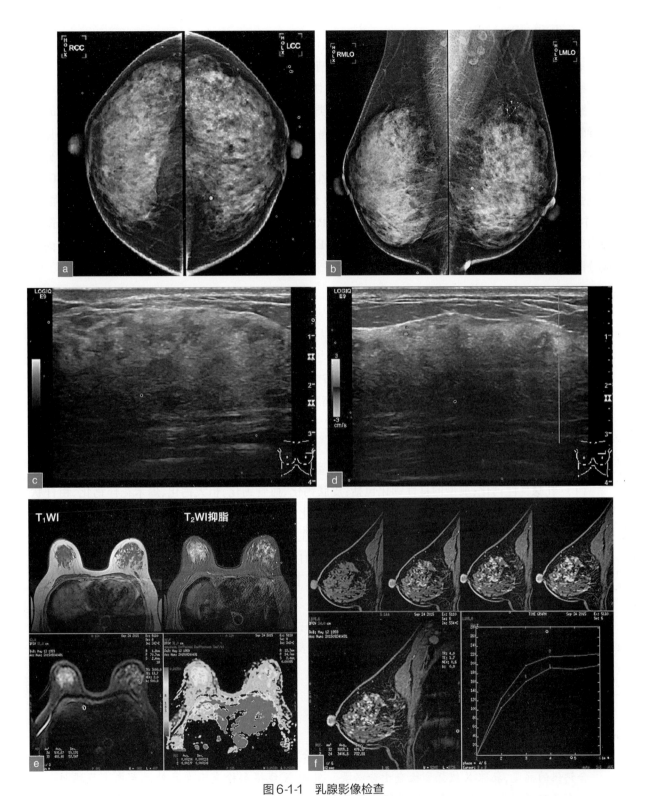

图6-1-1 乳腺影像检查

a. 双乳头尾位片；b. 双乳内外侧斜位片；c. 左乳超声二维图像；d. 彩色多普勒血流图像；e、f. 双乳MRI平扫及增强检查

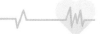

◆▶ **手术和病理结果**

患者行"左乳腺癌全乳切除+低位腋窝淋巴结清扫术"。

病理所见:冷冻标本大小7.5cm×6cm×4.5cm,切面灰黄色,质地软硬不均。

病理诊断:左乳腺外上浸润性导管癌,非特殊类型,组织学Ⅱ级(浸润灶镜下最大径约1.6mm),以导管内癌成分为主,未见明确脉管癌栓;导管内癌以实性型和粉刺型为主,核分级Ⅱ级;切口旁见导管内癌成分;乳头(−);外下(−);内上(−);内下(−);区域淋巴结:肌间0/0;腋下0/14;病理学分期Pt1An0Mx。免疫组化结果:ER-α浸润性癌成分阳性细胞约占1%,导管内癌成分阳性细胞约占80%,着色强度:弱、中、强;PR浸润性癌成分阳性细胞约占1%,导管内癌成分阳性细胞约占20%,着色强度:弱、中、强;HER2(1+);Ki-67阳性细胞约占25%;P53阳性细胞约占80%;CK5/6浸润性癌成分阳性细胞约占80%,导管内癌成分阳性细胞约占10%;EGFR浸润性癌成分阳性细胞约占80%,导管内癌成分阳性细胞约占20%。

◆▶ **诊断要点与鉴别诊断**

1. 诊断要点　本病例的特点为56岁女性,以"左乳肿物两年"来就诊,超声检查发现左乳上方、外上触及肿物处腺体增厚,结构紊乱,回声不均匀减低,可见多发强回声钙化,血流信号不明显。乳腺X线摄影检查示左乳外上至内上见段性分布多形性钙化,为非肿块型病变。双乳MRI平扫及增强检查示左乳内侧至外侧可见弥漫异常强化病变,以上方为著,多点测量时间-信号强化曲线早期呈渐进性强化,中晚期呈平台型,病变部分区域于DWI呈较高信号。结合各项检查,诊断乳腺癌比较明确。

2. 鉴别诊断　本病例需与以下几种疾病进行鉴别诊断。

(1)乳腺良性钙化:典型的良性钙化包括:皮肤钙化、血管钙化、粗大钙化、爆米花样钙化、粗杆状钙化、圆点样钙化、中心透亮的钙化、蛋壳样或边缘钙化、钙乳钙化、缝线钙化及营养不良性钙化,这些钙化从形态学上较具特征,当呈散在分布时提示为良性钙化。

(2)乳腺慢性炎症:慢性炎症X线多表现为乳腺内肿块或不对称致密,边缘模糊,可伴索条影,酷似乳腺癌;也可表现大片密度增高影,结构紊乱,皮下脂肪层浑浊,皮肤增厚。X线表现缺乏特征性,需密切结合临床,全面分析。如鉴别诊断困难时建议行穿刺活检。

(3)乳腺腺病:增生的乳腺组织多表现为弥漫性片状或结节状致密影,边界不清,如有细小钙化,其分布多比较广泛且散在,动态增强MRI检查病变多表现为缓慢渐进性强化,随时间的延长强化程度和强化范围逐渐增高和扩大。

专家点评 ●●●●

本病例超声检查发现病变较为容易,病变内含多发强回声钙化。超声发现病变后,对于含钙化的病变,乳腺X线摄影检查十分必要。乳腺X线摄影检查示左乳外上至内上见段性分布多形性钙化,段性分布多形性钙化提示恶性可能性大。对于X线摄影检查表现为非肿块型病变的患者,进一步行MRI检查能够更好显示病变范围,并且能够发现其他病灶。本病例的基本征象为段性分布的多形性钙化,MRI增强多点测量时间-信号强化曲线早期呈渐进性强化,中晚期呈平台型,病变部分区域于DWI呈较高信号。乳腺MRI检查对于DCIS的检出具有一定的优势,尽管 MRI 检查不能直接显示乳腺癌的微小钙化,但可显示肿瘤组织的情况,根据其形态学、内部信号特征、强化特点以及 DWI 表现,同样可作出正确的诊断,并不因为未能显示钙化而漏诊。DCIS 在动态增强 MRI 上多表现为沿导管走行方向不连续的点、线状或段样强化,伴周围结构紊乱。但相对而言 MRI 对 DCIS 的检测敏感性低于浸润性癌,部分导管原位癌增强表现与良性病变重叠,故确定诊断还需依靠病理。

(案例提供:天津医科大学总医院　赵　璐)
(点评专家:天津医科大学总医院　曹　阳)

06章案例02

案例 2 ● ● ●

◆ 病例介绍

女性,36 岁。3 个月前无意中发现左乳肿物来医院进一步诊治。
专科检查:该患乳腺无疼痛,皮肤无水肿,腋下无肿块,无乳晕或乳头糜烂。
个人史:月经初潮年龄 13 岁。
实验室检查:无异常。

◆ 影像学检查

乳腺 MRI 检查:检查前常规禁食 4~6 小时。采用 1.5T Espree 扫描仪,乳腺专用表面线圈。患者俯卧于乳腺表面线圈上,双乳自然下垂。先行双侧乳腺平扫,包括轴位 T_1WI、抑脂 T_2WI,然后行 VIBE 动态增强扫描,增强扫描时先行轴位第 1 期蒙片扫描,注射造影剂后立即开始 7 期 VIBE 动态增强扫描,每期扫描持续时间为 72 秒,每期之间无间隔,8 期扫描时间共计 9 分 41 秒。采用双筒高压注射器经肘前静脉注射 Gd-DTPA 0.1mmol/kg,流率 3.0ml/s,再注射生理盐水 15ml,流率 3.0ml/s。扫描范围:包括双侧乳腺组织、相应水平胸廓前部及腋窝。扫描同时进行数字减影。DWI 序列,b 值 0,400,800,1500。

乳腺 MRI:左乳外上象限与外下象限交汇处可见段性强化,边界尚清,T_1WI 呈等信号,T_2WI 呈等信号,ADC 值略有减低($0.994×10^{-3}s/mm^2$),增强后见段性强化,动态增强时间-信号强度曲线呈早期缓慢上升后渐增型。BI-RADS-MRI 4a 类(图 6-2-1a~i)。

乳腺超声:双乳无明显增厚,于左乳外象限腺体组织内可见范围约为 2.7cm×2.8cm×1.4cm 的融合性多结节低回声,边界欠清,其内未见明显钙化,余腺体回声不均。左腋下可见数个低回声,边界清,较大约 1.1cm×0.6cm(图 6-2-1j)。

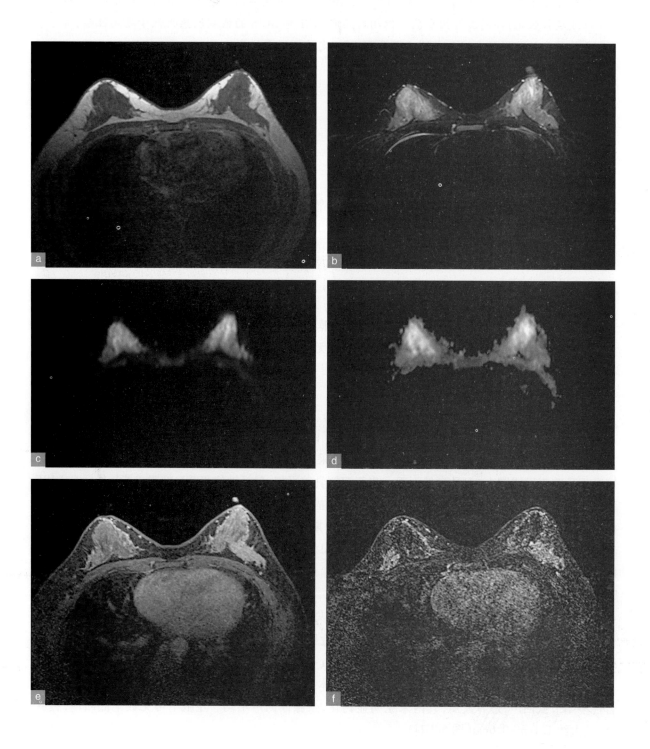

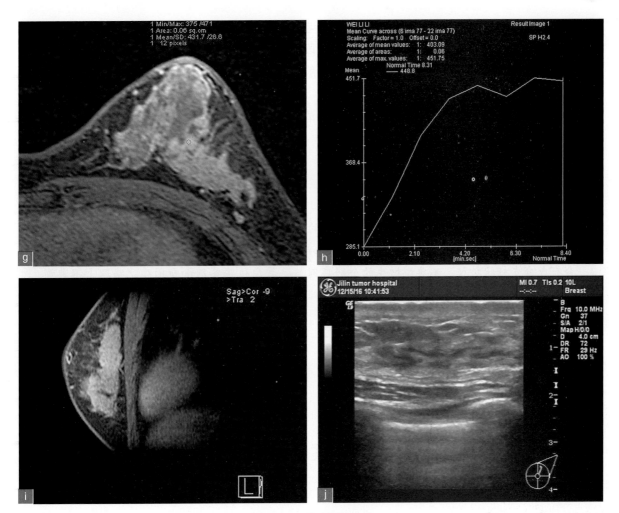

图6-2-1 乳腺影像检查

a. T_1WI；b. T_2WI 压脂；c. 动态增强注入对比剂约90秒图像；d. 增强后约90秒剪影图像；e. b=800 DWI 图像；f. ADCmap 图像；g. 感兴趣区设置位置；h. 动脉增强时间-信号强度曲线；i. 增强后约90秒矢状位重建图像；j. 超声图像

◆▶ **手术和病理结果**

（左乳肿物）：中级别导管内癌，肿瘤大小为：2.5cm×1.5cm×2.5cm，局部浸润呈多灶状，最大直径约0.15cm，未见明确累及神经、脉管，上、下、内、外、基底安全缘未见癌。

淋巴结：前哨10/1，腋窝10/1，腋窝20/1，腋窝30/1，未见癌转移。

免疫组化结果：-1，P63 少-，CK14 少-，-2，P63 少-，PR 阳性，中等强度，细胞数90%，CerbB-2（2+/不确定），P53-，Ki67+10%，CK5/6-，E-Cad+。

注：导管内癌及浸润成分表达一致。

◆▶ **诊断要点与鉴别诊断**

1. 诊断要点 左乳外上象限与外下象限交汇处可见段性强化，边界尚清，T_1WI 呈等信号，T_2WI 呈等信号，ADC 值略有减低（$0.994×10^{-3}s/mm^2$），增强后见段性强化，动态增强时间-信号强度曲线呈早期缓慢上升后渐增型。

2. 鉴别诊断 本病例需与以下几种疾病进行鉴别诊断。

（1）乳腺纤维腺瘤：本例呈非肿块样强化，呈段性分布，不支持纤维腺瘤。

（2）腺病：本例与腺病鉴别较为困难，腺病一般范围较小，导管原位癌多分布于乳腺外上象限，段性分布。

（3）浸润性导管癌：本例段性分布强化，边界清楚，无明显浸润征象，ADC 值略有降低，动态增强曲线呈 I 型，以上可鉴别浸润性导管癌。

专家点评 • • •

　　该病例的难点在于与腺病及不典型增生的鉴别诊断。腺病一般范围较小，位于腺体边缘多见，伴有乳腺增生的临床症状。而导管原位癌多位于外上象限，MRI 上表现为典型的段性分布或分支杆状特征。不典型增生的个别病例与导管原位癌鉴别诊断困难。病理上不典型增生与原位癌的鉴别有时困难。所以诊断依赖病理。

（案例提供：吉林省肿瘤医院　孙双燕）

（点评专家：吉林省肿瘤医院　赵继红）

案例 3 • • •

◆ **病例介绍**

女性，63 岁。外院体检发现乳腺内钙化来医院进一步诊治。

专科检查：该患乳腺无疼痛，皮肤无水肿，腋下无肿块，无乳晕或乳头糜烂。

个人史：月经初潮年龄 14 岁。已绝经。

实验室检查：E_2 120.00pg/ml（正常值：0~100）；FSH 16.38mIU/ml（正常值>40）。

◆ **影像学检查**

乳腺 MRI 检查：MRI 检查设备为 1.5T EXCITE HD 超导磁共振，8 通道专用相控阵表面线圈。患者俯卧位，双侧乳房自然下垂。先行双侧乳腺矢状位 T_2WI（加脂肪抑制）平扫 FSE FS T_2WI：TR/TE = 4650/85 毫秒，层厚4mm、层间距 1.0mm、矩阵 320×224、NEX = 4、FOV = 20cm×20cm。后行横轴位 VIBRANT 多时相增强 MRIDCE DTPA 0.1mmol/kg 以 2.0ml/s 静脉团注前扫描 1 次，静脉团注后开始连续无间隔扫描 8 次，TR 6.1 毫秒、TE 2.9 毫秒、TI 13 毫秒、FOV 36cm×36cm，扫描块厚度 52 层，矩阵 350×350，NEX 0.8。DWI 序列，b 值 0,800。

右侧乳腺外上象限病变表现为肿块型，形态不规则，边界不清晰，内未见明显血流信号（图 6-3-1a~c）。右侧乳腺中央区腺体深部稍长 T_2 信号结节；DCE-MRI 可见病变明显强化；时间-信号强度曲线呈持续型（图 6-3-1d~f）。

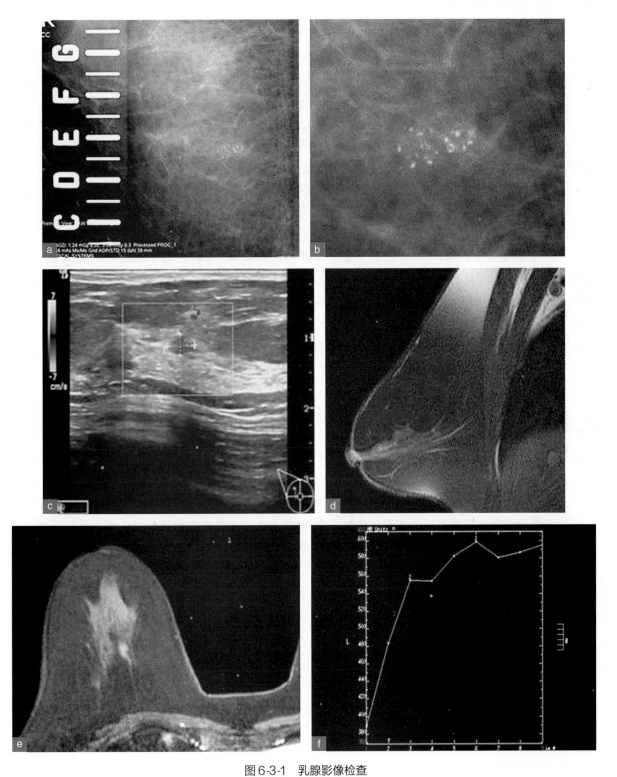

图6-3-1 乳腺影像检查

a. 二维 X 线定位图；b. 乳腺 X 线摄影显示成簇钙化；c. 超声图像；d. 去脂 T_2WI 图像；e. T_1WI 增强图像；f. 病灶 TIC 曲线

◆◆ **手术和病理结果**

（右乳）导管原位癌（中-高级别）ER 80%（+）；PR 50%（+）；C-erbB-2 导管内（1+）；Ki6715%（+）；SMA 大部（+），少数细胞（-），P63 局部不连续（+），CK5/6（+）。

◆◆ **诊断要点与鉴别诊断**

1. **诊断要点**　本病例的特点为体检检出簇状钙化的老年女性。X 线上为簇状分布的模糊无定型钙化，超声检查示不规则肿块，边缘不清，内未见明显血流信号。MR 表现为强化不均匀不规则形肿块，具有此征象的病变可以是导管原位癌，也可以是导管内乳头状瘤和不典型增生。但是，由于病变呈于动态增强曲线呈流入型，倾向导管原位癌和不典型增生，二者的鉴别诊断依赖病理诊断。

2. **鉴别诊断**　本病例需与以下几种疾病进行鉴别诊断。

（1）不典型增生：不典型增生被认为是一种肿瘤性的病变，细胞相当于低级别的导管原位癌。乳腺导管不典型增生在 X 线上主要特征是钙化、非对称型致密影、局部结构扭曲、结节或肿块。微钙化伴或不伴肿块是不典型增生最常见的 X 线表现，部分病灶内可见杆状钙化，与恶性病变鉴别困难。

（2）导管内乳头状瘤：周围型导管内乳头状瘤最常表现为圆形、卵圆形边界清晰肿块，少数表现为边缘模糊或部分边界被遮蔽，可伴有钙化，偶伴簇状钙化。

专家点评 ●　●　●　●

　　该病例的难点在于与导管内乳头状瘤及不典型增生的鉴别诊断。周围型导管内乳头状瘤最常表现为圆形、卵圆形边界清晰肿块，少数表现为边缘模糊或部分边界被遮蔽，可伴有钙化，偶伴簇状钙化，该病例为 X 线表现为内部伴簇状钙化的边缘清晰肿块，需要进行鉴别诊断。导管内乳头状瘤周围多可见扩张的导管，增强 MR 检查时动态增强曲线多呈平台型及流出型，原因是乳头状瘤丰富的纤维血管间质。该病例的进一步超声检查肿块周围未看到扩张的导管，MR 增强检查显示动态增强曲线呈流入型，倾向于导管原位癌的诊断。

　　不典型增生的个别病例 X 线表现与导管原位癌鉴别诊断困难。病理上不典型增生与原位癌的鉴别有时困难。所以诊断依赖病理。

（案例提供：辽宁省肿瘤医院　何翠菊）

（点评专家：辽宁省肿瘤医院　罗娅红）

案例 4 · · ·

◆》 病例介绍

女性,37 岁。体检发现左乳钙化 10 天。患者 10 天前行乳腺 X 线摄影发现"左乳外上象限钙化灶"来院就诊。伴有左乳乳头溢液,无局部皮肤疼痛、红肿、溃烂等皮肤改变;无畏寒发热、胸闷腹痛等全身症状。

专科检查:双乳未及明确肿物,双腋下未及肿大淋巴结。

既往史:无特殊。

实验室检查:无异常

◆》 影像学检查

乳腺 MRI 检查:3.0T 超导 MRI 扫描仪,乳腺表面相控阵专用线圈。嘱患者取俯卧位,双乳自然悬垂于线圈洞穴内。行 T_2WI 脂肪抑制轴位,扫描参数如下:TR 5620 毫秒,TE 90.22 毫秒,矩阵 512×512,NEX 2 次,层厚 5mm,层间隔 1mm。后行 VIBRANT 3D 多期动态增强行轴位扫描,参数如下:TR 5.45 毫秒,TE 2.69 毫秒,翻转角 10°,矩阵 512×512,NEX 1 次,层厚 3.4mm,无间隔,以高压注射器经肘静脉注入对比剂 Gd-DTPA,剂量 0.1mmol/kg,流率为 2.0ml/s,注射后用 20ml 生理盐水冲洗。矢状位延迟扫描参数如下:TR 4.30 毫秒,TE 1.79 毫秒,矩阵 512×512,NEX 0.75 次,层厚 34mm,无间隔。

此患者的乳腺 X 线摄影及 MR 检查图像见图 6-4-1。

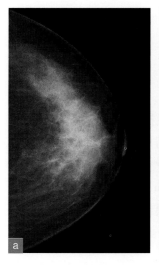
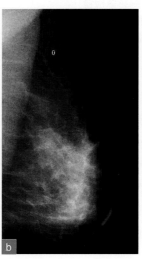
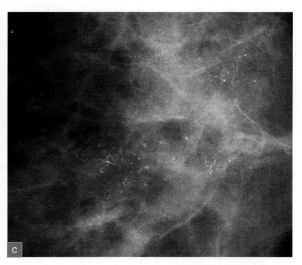

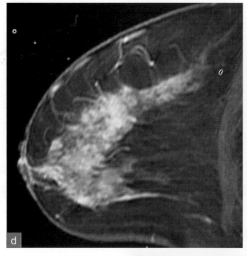
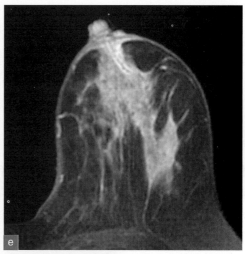
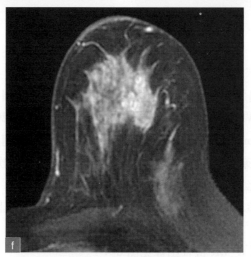

图6-4-1 乳腺影像检查

a. 乳腺 X 线摄影（轴位）；b. 乳腺 X 线摄影（内外斜位）；c. 乳腺 X 线摄影显示段样钙化；
d. T_1WI增强图像矢状位；e、f. T_1WI增强图像轴位

◆▶ **手术和病理结果**

手术所见：沿钙化定位针做弧行切口，沿定位针切除钙化送至乳腺 X 线摄影室照相，提示钙化集中处完整切除，送冷冻示：高级别导管内癌。遂改全麻，做左胸部梭形斜行切口，切缘距原切口边缘约3cm，连同胸肌筋膜将左乳腺体切除至左腋。

病理所见：左乳单纯切除，大小23cm×16cm×5.5cm，梭皮10.5cm×7.5cm，乳头皮肤未见异常。距乳头4.7cm 可见一长3cm 手术缝合口，其下见组织缺损，缺损区距胸肌筋膜最近2cm，周围乳腺灰红质韧。免疫组化：ER(－)，PR(－)，HER2(3＋)，S100(＋)，P63(＋)，CK5/6(＋)。

病理诊断：左乳高级别导管原位癌。

◆▶ **诊断要点与鉴别诊断**

1. 诊断要点 左乳病变呈段样分布的细小不定形钙化，为恶性钙化的典型特征，再结合 MRI 检查，病变呈段样分布的簇状环形强化，因此较容易诊断。

2. 鉴别诊断　本例病变乳腺 X 线摄影呈段样分布、细小多形性钙化灶,需要与慢性炎症及硬化性腺病鉴别。慢性炎症引起的钙化多为营养不良性钙化,多表现为形态不规则,多大于 1mm,呈中空状,且患者没有典型的皮肤疼痛、红肿等炎症表现,因此可除外炎症。硬化性腺病中也可见到此类细小不定形钙化,但结合 MRI 检查,病变呈簇状环形强化,段样分布,亦提示导管内癌的诊断。

专家点评 ● ● ●

　　本病例影像表现较为典型,乳腺 X 线摄影呈段样分布的可疑钙化,钙化为细小不定形、细小分支状或细小线样,恶性的可能性比较大,可诊断到 BI-RADS 4C 或 BI-RADS 5 类,由于本病例是以钙化为主要特征,X 线对于钙化的显示较为敏感,因此建议 X 线引导下穿刺活检。有时与硬化性腺病不易鉴别时可结合 MRI 检查,MRI 检查中硬化性腺病强化较均匀,而本例呈典型的簇状环形强化,因此容易诊断。

（案例提供:中国医学科学院肿瘤医院　赵莉芸）

（点评专家:中国医学科学院肿瘤医院　李　静　周纯武）

06章案例05

案例 5 ● ● ●

◆◆ **病例介绍**

女性,53 岁。乳头血性溢液 1 个月,加重 1 周。

专科检查:患者 1 个月前洗澡时发现乳头溢液,液体颜色为咖啡色,1 周前上述症状加重。该患者发病以来,无乳腺疼痛病史,未触及肿块。

既往史:无。

◆◆ **影像学检查**

乳腺 MRI 检查:采用 3.0T 超导全身磁共振扫描仪,使用乳腺专用线圈,患者采取俯卧位,乳腺悬垂于线圈内,胸壁紧贴线圈。先行常规平扫,使用轴位压脂 T_2WI 成像序列,增强扫描时先行轴位第 1 期蒙片扫描,注射造影剂后 5 秒开始 5 期 Vibrant-Flex 多期动态增强扫描,每期扫描持续时间为 1 分 52 秒。所使用造影剂为钆喷酸葡胺(Gd-DTPA),使用高压注射剂从手背静脉注入,剂量为 15ml,速度 2.5ml/s,然后用 20ml 生理盐水以同样的注射速度冲洗。

右侧乳腺内上象限多个点状钙化,部分钙化呈簇集状(图 6-5-1a、b)。右侧乳腺可见条状强化,沿乳腺导管走行分布(图 6-5-1c、d、e)。

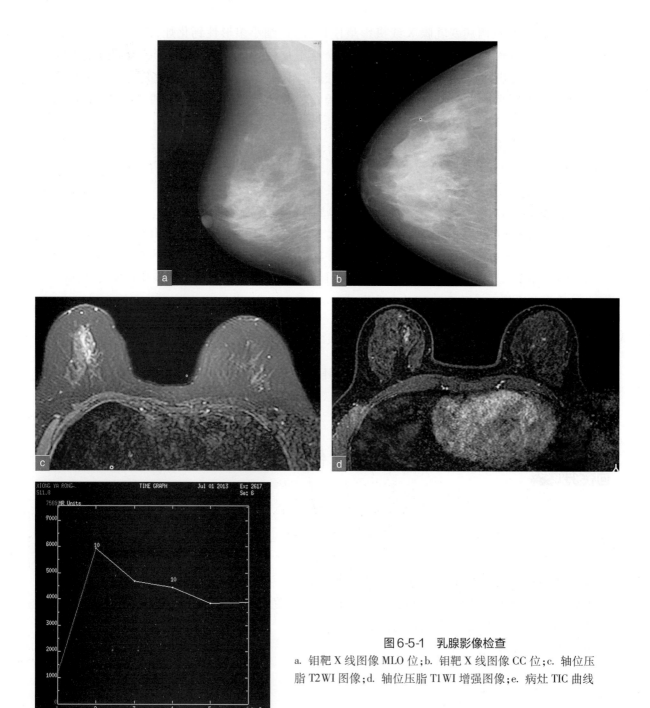

图 6-5-1 乳腺影像检查
a. 钼靶 X 线图像 MLO 位；b. 钼靶 X 线图像 CC 位；c. 轴位压脂 T2WI 图像；d. 轴位压脂 T1WI 增强图像；e. 病灶 TIC 曲线

◆ **手术和病理结果**

　　手术所见：(乳头溢液段切除)不整形乳腺组织一个，大小约 4.5cm×2.3cm×1.3cm，一侧可见缝线标记导管开口，垂直导管书页状切开，切面灰白，实性，质韧，未见明确肿物。

　　病理所见：导管内腺上皮中度异型增生伴坏死钙化，缺乏肌上皮，未见突破基底膜。病理诊断：乳腺导管原位癌。

◆▶ **诊断要点与鉴别诊断**

1. 诊断要点

(1) 沿导管走行分布的条样强化;

(2) 簇集的多形性颗粒样钙化;

(3) 动态增强曲线呈廓清型;

(4) 低弥散特点[ADC 值 $= 1.0 \times 10^{-3}$ mm^2/s, 良恶性的临界值为 $(1.21 \sim 1.34 \times 10^{-3})$ mm^2/s]。

2. 鉴别诊断　本病例需与以下几种疾病进行鉴别诊断。

(1) 腺病:导管原位癌常表现为非肿块样强化,主要与腺病鉴别,无论从 X 线片上的钙化特点还是 MRI 成像显示的强化方式,影像学表现均有重叠。一般而言,乳腺病的钙化较乳腺导管原位癌相对均质;乳腺腺病也可以表现为非肿块样强化,但是,很少表现为段样强化,如果病变表现为沿导管走行的条样强化,多没有分支。

(2) 浸润性导管癌:当病变表现为肿块样强化时,导管原位癌很难与浸润性导管癌鉴别,一般来说,浸润性导管癌的可能性远比导管原位癌高;当病变表现为非肿块样强化时,段样强化或沿导管走行的条样强化多见于导管原位癌。

专家点评 ●●●

导管原位癌是早期乳腺癌,病理上是指任何水平的导管细胞增生癌变,但仍在原位,基底膜完整。虽然是一种早期癌,但是,生物学行为并不一致,一般分为三组:VN1:中低核级无粉刺样坏死;VN2:中低核级伴粉刺样坏死。VN3:高核级伴或不伴粉刺样坏死。生物学行为逐渐变差。单纯性钙化是导管原位癌的特征性表现,钙化形态多表现为多形性的颗粒状或线样分支恶性钙化,分布形式以簇集样、段样及线样分布为主。MR 多表现为非肿块样强化,以早期非对称性的段样强化或沿导管走行的条样强化多见,内部信号不均匀。

(案例提供:空军总医院　祝红线)

(点评专家:空军总医院　李相生)

06章案例06

案例6 ●●●

◆▶ **病例介绍**

女性,52 岁。患者 14 年前无意中发现左侧乳房外下方一肿物,自诉约"花生米"大小(直径约1.0cm),无疼痛及红肿,乳头无溢液,未行治疗。14 年中肿物增大较缓慢,现有山楂大小(直径约2.0cm),肿物表面皮肤无破溃、红肿。今来医院诊治,门诊以"左侧乳腺癌?"收入院。

专科检查:双侧乳房形态正常,皮肤无红肿,无橘皮征,左侧乳房外下5点方位距乳头5cm处可扪及一质硬肿物,大小约2.5cm×2cm×2cm,边界欠清晰,活动度好,与皮肤及胸壁无粘连,右侧乳房未触及明显肿物,双侧腋窝及锁骨上区未触及肿大淋巴结。

个人史:出生于原籍,无疫水接触史,否认疫区居住史,无长期外地居住史。无烟酒等不良嗜好。无化学性、放射物及毒物接触史。

◆◆ 影像学检查

行双乳乳腺X线摄影检查示:双乳呈少量腺体型。左乳中央区外侧可见一类结节影,大小约1.0cm×1.4cm,其密度不均匀,边缘不规则。双乳皮肤无增厚,乳头略内陷,乳腺导管增粗。右乳未见异常。双侧腋窝未见肿大淋巴结影。影像学意见:①左乳结节灶(BI-RADS 4a级);②右乳未见异常(图6-6-1a、b)。

行双乳MRI检查示:左乳外下象限示团片状等T_1、等T_2、T_2压脂及DWI高信号,边界不清,增强扫描呈较明显强化,大小约1.6cm×2.0cm,时间-信号强度曲线呈平台型及流出型,左乳头略凹陷。右乳内未见明显异常强化灶。双乳皮肤未见增厚。双腋窝见小淋巴结,可见淋巴门。双乳MR提示:左乳病变(BI-RADS 4级)(图6-6-1e~h)。

行乳腺超声检查示:左侧乳腺腺体层内见数个低回声结节,边界欠清晰,大者2.0cm×1.2cm,位于外下象限,形态不规则,回声不均匀,CDFI:探及稀疏血流信号,右侧乳腺外侧腺体层内见一大小约0.3cm×0.3cm低回声结节,边界清晰,回声欠均匀,CDFI:未探及血流信号,双侧乳腺余区腺体层内部结构清晰、规则,导管未见扩张,未见占位性病变,CDFI:未见异常血流信号。双侧腋窝未见肿大淋巴结显像。超声提示:左侧乳腺低回声结节(大者BI-RADS 4级);右侧乳腺低回声结节(BI-RADS 3级)(图6-6-1c、d)。

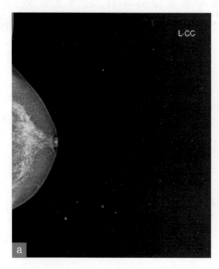
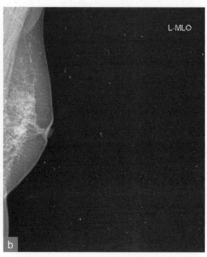

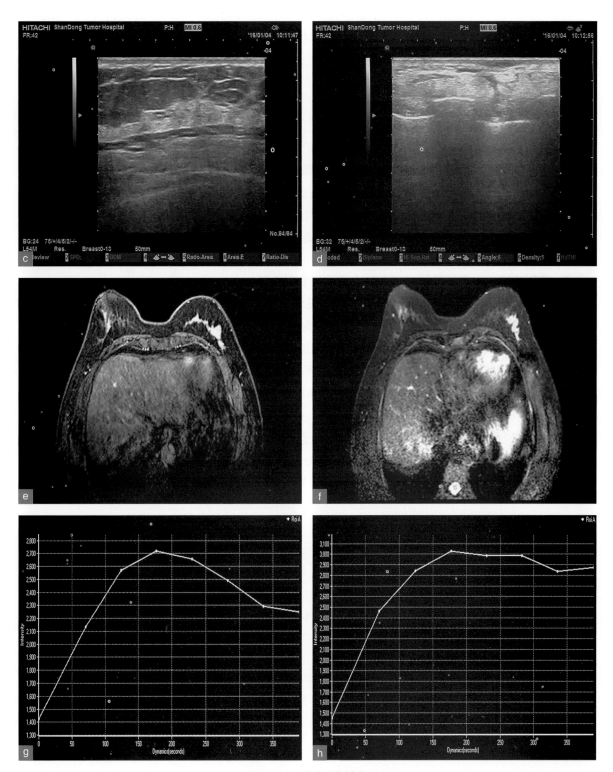

图6-6-1　乳腺影像检查

a. 乳腺X线摄影左侧CC位；b. 乳腺X线摄影左侧MLO位；c~d. 左乳超声；e. T₁WI横轴位压脂；f. T₁WI横轴位压脂增强；g,h. 时间-信号强度曲线

◆▶ **手术和病理结果**

（左侧）乳腺导管内乳头状瘤伴低级别导管原位癌。乳头未见癌。区域淋巴结状态："模拟哨位L1"（0/1）、"哨位周围"（0/6）。

免疫组化：切片1：P63、CD10、calponin、CK5/6均部分+。

切片2：P63、CD10、calponin、CK5/6均部分+。

◆▶ **诊断要点与鉴别诊断**

1. 诊断要点　钙化是DCIS最常见的X线影像学表现。除钙化外，DCIS在X线影像中还可以表现为密度模糊的结节、形态不整、乳腺结构不良、高密度片状影、导管扩张等其他征象；导管内瘤，要结合动态超声图像、导管造影及乳腺MR；流出型时间-信号强度曲线是大多数恶性肿瘤表现；部分患者因为检查时乳腺挤压，造成导管扩张不明显，诊断要考虑到挤压可能造成导管扩张或者导管积液排除的可能。

2. 鉴别诊断　本病例需与以下几种疾病进行鉴别诊断。

（1）乳腺囊性增生症：可表现为乳房腺体局限增厚或整个乳房腺体结节感，特别是局限性、硬化性腺病质地较韧、硬，多好发于40岁前的女性，多为双侧，多伴有不同程度的疼痛，月经来潮前明显。B超检查可有结构不良表现，钼靶检查表现为散在斑片状或高密度增高影，密度不均，边缘模糊，形似云团或棉花样。而乳腺癌一般无疼痛，即使有疼痛，也常为胀痛、刺痛，此患者左侧乳房扪及直径约2.5cm质硬肿物，边界欠清晰，B超左侧乳腺低回声结节，边界不清晰，此诊断可能性不大，需待病理明确诊断。

（2）乳腺纤维腺瘤：多见于青中年女性，肿物呈圆形或椭圆形，有时为分叶状，表面光滑，质地韧，边界清楚，活动度好。B超显示为边界清楚、回声均匀的实行占位性病变。此患者根据上述专科查体及B超和钼靶影像学特点与该病特征不符合，此诊断可能性不大，尚需待病理明确诊断。

专家点评 ● ● ●

　　钙化是DCIS最常见的X线影像学表现。除钙化外，DCIS在X线影像中还可以表现为密度模糊的结节、乳腺结构不良、高密度片状影、导管扩张等其他征象。在影像学表现上，粉刺型癌所表现的带微小钙化的高密度影或无钙化的双侧乳腺密度不对称等，并不一定是癌性浸润征象，而是一种围绕导管的炎性反应，它可以是水肿性、细胞性或纤维性的病理改变，但往往预示有较高的恶性度。

（案例提供：山东省肿瘤医院　常洪瑞）

（点评专家：山东省肿瘤医院　付　正）

06章案例07

案例 7 ● ● ●

◆▶ 病例介绍

女性,32 岁。发现双乳间断性胀痛 3 个月,左乳疼痛加重 1 周来医院就诊。

专科检查:左乳 4 点钟方向触及一大小约 1.0cm×1.0cm 肿块,质地韧,边界欠清楚,活动度欠佳,局部无红肿、发热。双侧腋窝及锁骨上下未触及肿大淋巴结。

个人史:月经初潮年龄 13 岁。

既往史:8 年前于当地医院行剖宫产。

实验室检查:血、尿、便检查无异常。

◆▶ 影像学检查

乳腺 MRI 检查:MRI 检查设备为 3.0T 超导磁共振成像仪,8 通道专用相控阵表面线圈。患者俯卧位,双侧乳房自然下垂。扫描序列包括:T_1WI 轴位,T_2WI 压脂轴位,T_2WI 压脂矢状位,DWI,DCE-MRI。动态增强扫描时行横轴位 VIBRANT 多时相增强 MRIDCE DTPA 0.1mmol/kg 以 2.0ml/s 静脉团注前扫描 1 次,静脉团注后开始连续无间隔扫描 5 个期相。DWI 序列,b 值 0,1000。

乳腺 X 线摄影 CC 位和 MLO 局部放大,显示散在分布的沙粒样钙化成簇钙化,局部呈簇状分布(图 6-7-1a、b)。左乳外上象限结节,压脂 T_2 呈稍高信号,DWI 呈高信号,形态不规则,边缘见毛刺,DCE-MRI 可见病变明显强化,TIC 为 Ⅲ 型(速升速降型)(图 6-7-1c～h)。

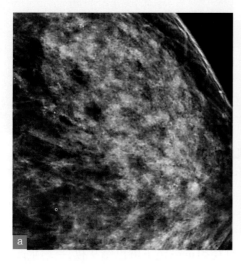
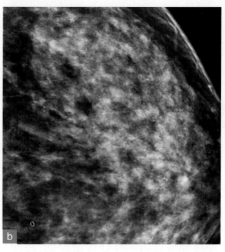
a   b

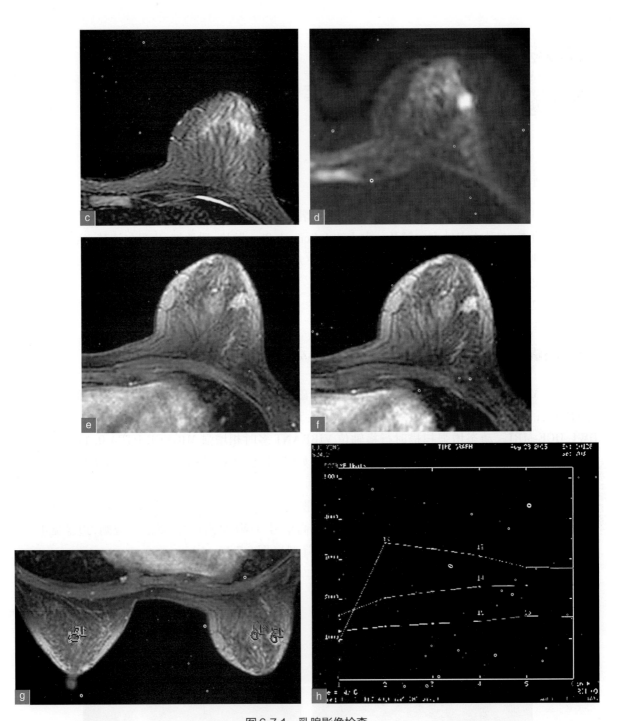

图6-7-1　乳腺影像检查

a、b. 乳腺 X 线摄影 CC 位和 MLO 位；c. 压脂 T₂WI 图像；d. DWI 图像；e、f、g. T₁WI 增强图像。h. 病灶 TIC 曲线

◆▶ 手术和病理结果

（左乳）中级别导管内癌伴灶性微浸润，浸润灶直径<1mm；镜下淋巴结 9 枚，呈增生改变。

免疫组化：P63（基底层+）、CP（肌上皮+）、CK5/6（+）、SMA（+）、ER（导管内癌约 80%+、微浸润灶约 80%+）、PR（导管内癌约 10%+、微浸润灶−）、HER-2（导管内癌 3+、微浸润灶 3+）克隆号 4B5、Ki67（导管内癌约 30%+、微浸润灶约 30%+）。

◆▶ **诊断要点与鉴别诊断**

1. 诊断要点 本病例特点为临床上青年女性,双乳腺胀痛,近1周加重,钼靶上仅显示多发沙粒样微钙化灶,局部呈簇状分布。MRI 检查显示左乳外上象限肿块,形态不规则,边缘见毛刺,压脂 T_2WI 呈稍高信号,DWI 呈高信号,动态增强扫描早期呈明显强化,强化不均匀,延迟时相强化程度下降,时间-信号强度曲线呈Ⅲ型,考虑病变的形态学、强化特点及时间-信号强度曲线,此征象可能是导管原位癌伴微浸润,也可能是浸润性导管癌,较难鉴别,最后我们评估 BIRADS 4C 级。

2. 鉴别诊断 本病例需与以下几种疾病进行鉴别诊断。

(1)导管内乳头状瘤:周围型导管内乳头状瘤多表现为圆形、卵圆形边界清晰较小的软组织肿块,可伴乳腺导管扩张,可伴有钙化,偶见簇状分布的钙化。T_1WI 多呈低或中等信号,T_2WI 呈中等或较高信号,DWI 呈高信号;边界较光整;动态增强明显强化,多强化均匀;时间-信号强度曲线表现多样,无特异性。

(2)浸润性导管癌:多表现为分叶状肿块,边缘不规则,可见毛刺,钼靶上可见钙化。MRI 扫描 T_1WI 显示呈低或等信号,T_2WI 呈等或高信号,DWI 呈高信号,增强扫描可呈典型的环形强化或自病灶周缘向中央的强化。而导管原位癌钼靶上90%见钙化。MRI 检出敏感性可达92%,动态增强 MRI 上多表现为沿导管走行方向不连续的导管样、线状或段样强化,伴周围结构紊乱,若导管原位癌伴微浸润则多见微钙化伴肿块影或单纯的肿块影,此时与浸润性导管癌较难鉴别。

专家点评 ● ● ● ●

　　该病例的难点在于,该病例是导管内原位癌伴微浸润,需要与浸润性导管癌及周围型导管内乳头状瘤鉴别。周围型导管内乳头状瘤最常表现为边界清晰的圆形或卵圆形软组织肿块,可伴有钙化,偶可伴簇状钙化,且肿块周围多见导管扩张。该病例为 X 线表现为散在分布的微钙化灶,局部呈簇状分布,动态增强扫描肿块强化明显,形态不规则,边缘见毛刺,未见扩张的导管,TIC 为Ⅲ型曲线,因此更倾向于导管原位癌伴微浸润的诊断。

　　该病例需要与浸润性导管癌进行鉴别,导管内原位癌伴微浸润时,若表现单纯肿块影时,形态学上、强化特点及 TIC 与部分浸润性导管癌鉴别诊断较困难,最后确诊依赖病理。

(案例提供:河南省人民医院　付芳芳)

(点评专家:河南省人民医院　付芳芳)

第二节　乳腺浸润性导管癌

06章案例08

案例8 ● ● ● ●

◆▶ **病例介绍**

女性,51岁。发现乳腺肿物1月余。

专科检查:1个月前患者无意间发现右侧乳腺肿物,直径大小约4cm,质硬,无皮肤发红、肿胀、无疼痛,无发热、盗汗,无肿物表面皮肤凹陷及乳头下陷,无皮肤破溃,左侧乳腺皮肤可见浅表静脉扩张。

既往史:既往体健,其姐姐有乳腺癌病史。

◆▷ 影像学检查

乳腺MRI检查:采用3.0T超导全身磁共振扫描仪,使用乳腺专用线圈,患者采取俯卧位,乳腺悬垂于线圈内,胸壁紧贴线圈。先行常规平扫,使用轴位压脂 T_2WI 成像序列,增强扫描时先行轴位第1期蒙片扫描,注射造影剂后5秒开始5期Vibrant-Flex多期动态增强扫描,每期扫描持续时间为1分52秒。所使用造影剂为钆喷酸葡胺(Gd-DTPA),使用高压注射剂从手背静脉注入,剂量为15ml,速度2.5ml/s,然后用20ml生理盐水以同样的注射速度冲洗。

右侧乳腺可见多发不规则性强化,TIC曲线呈廓清型(上方病灶)(图6-8-1)。

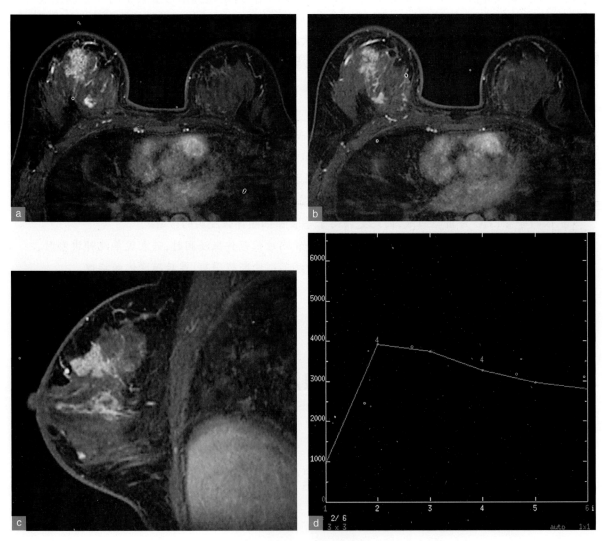

图6-8-1 乳腺影像检查
a. 轴位压脂 T_1WI 增强图像;b. 轴位压脂 T_1WI 增强图像;c. 矢状位压脂 T_1WI 增强图像;d. 病灶TIC曲线

◆▶ **手术和病理结果**

手术所见:右侧乳腺可见两处病变,一处病变为直径2.7cm的质硬肿物,与周围组织界限不清,活动度差。另外一处病变为不规则形条带状病变,质硬,与周围组织界限不清。

病理所见:一处病变病理诊断为浸润性导管癌(非特殊类型),Ⅲ级(3+2+3=8分),浸润灶最大径为1.5cm,未累及乳腺皮肤及胸肌筋膜。另一处病变为导管原位癌,可见微浸润。病理诊断:浸润性导管癌伴导管原位癌。

◆▶ **诊断要点与鉴别诊断**

1. 诊断要点 本病例为右侧乳腺多发病变,一处病变表现为右侧乳腺外上象限肿块样强化,有分叶,边界不规则,动态增强曲线呈廓清型,表现为低弥散特点(ADC值=$1.0×10^{-3}mm^2/s$);一处病变表现为乳头下方沿导管走行分布的段样强化,边界清楚但不规则,其内强化不均匀。

2. 鉴别诊断 本病例需与以下几种疾病进行鉴别诊断。

(1)腺病:表现为段样强化的导管原位癌一般需要与腺病鉴别,虽然腺病多表现为非肿块样强化,但是,段样强化并不常见,尤其沿导管走行的段样强化。

(2)导管原位癌与浸润性导管癌的鉴别:本病例为浸润性导管癌和导管原位癌并存,二者的鉴别比较困难,一般来说,肿块样强化多见于浸润性导管癌,而导管原位癌多表现为非肿块样强化。二者的影像学表现常有重叠,均有恶性病变的影像学征象。

(3)乳腺炎症:多见于产后哺乳的女性,临床表现为乳腺红、肿、热、痛及皮肤增厚,多表现为不规则或团块状异常信号,增强后病变可见明显强化,常伴有蜂窝样多囊腔改变,通常囊腔不强化。

专家点评 ● ● ●

该病例为乳腺内多发病变,既有浸润性导管癌,又有导管原位癌,当两种病变并存时,二者的鉴别常常比较困难。对表现为肿块样强化的病变,多见于浸润性导管癌,病变的征象包括:分叶、毛刺、边缘不规则或星芒状,内部强化多不均匀或呈不规则形环形强化。动态增强曲线多表现为廓清型(大约97%)。对表现为非肿块样强化的病变,导管原位癌所占比例较高,常表现为非对称性的段样强化或条状强化,但是,导管原位癌也可以表现为局灶性强化或肿块样强化,此时与浸润型导管的鉴别十分困难。

(案例提供:空军总医院 孟利民)

(点评专家:空军总医院 李相生)

06章案例09

案例 9 ● ● ●

◆▶ 病例介绍

女性,65 岁。发现右乳肿块 2 月余,压痛 2 天。患者 2 月余前无意间触及右乳中上部有一肿块,直径大小约 1cm,质中,界清,活动度可,无胀痛及触痛,乳头无溢液,表面皮肤无红肿,无破溃,未予治疗,近 2 天来发现肿块增大,并有压痛。

既往史:否认乳腺手术史、外伤史,否认输血史。

专科查体:双侧乳房对称,双乳头同一水平,右乳中上部可及一肿块,直径大小约 1.5cm,质中,界清,有触痛,活动度尚可。双乳头无溢液。双侧腋下及锁骨下淋巴结(-)。

乳腺 X 线摄影:左乳晕后内侧异常信号结节,拟 BI-RADS 4B 类;如图 6-9-1a、b 为双乳 MLO 位图像。

乳腺超声:右侧乳腺低回声肿块,BI-RADS 4A 类。

◆▶ 影像学检查

乳腺 MRI 检查:MRI 采用 3.0T MRI 机。患者取俯卧位,双乳下垂,行双侧乳腺区及双侧腋窝区 MR 平扫及动态增强扫描。扫描序列包括:①横断面 T_2WI:采用短时反转恢复(short time inversion recovery,STIR)序列,层厚 4mm,层间距 1mm;②横断面 DWI,层厚 4mm,层间距 1mm,b 值为 800s/mm^2;③动态增强扫描:采用乳腺容积成像(volume imaging for breast assessment,VIBRANT)序列:采用频率选择脂肪抑制技术,先获取平扫图像,注入对比剂后连续无间隔采集 5 个时相,增强扫描对比剂采用 Gd-DTPA,采用高压注射器经手背静脉以 2.0ml/s 的流率注射 0.2mmol/kg,然后再以相同流率注射 15ml 生理盐水。

此患者的乳腺 X 线摄影、超声及 MR 检查图像见图 6-9-1。

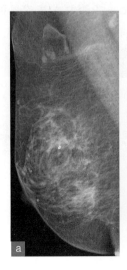
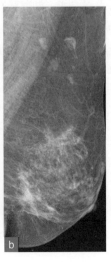

a   b

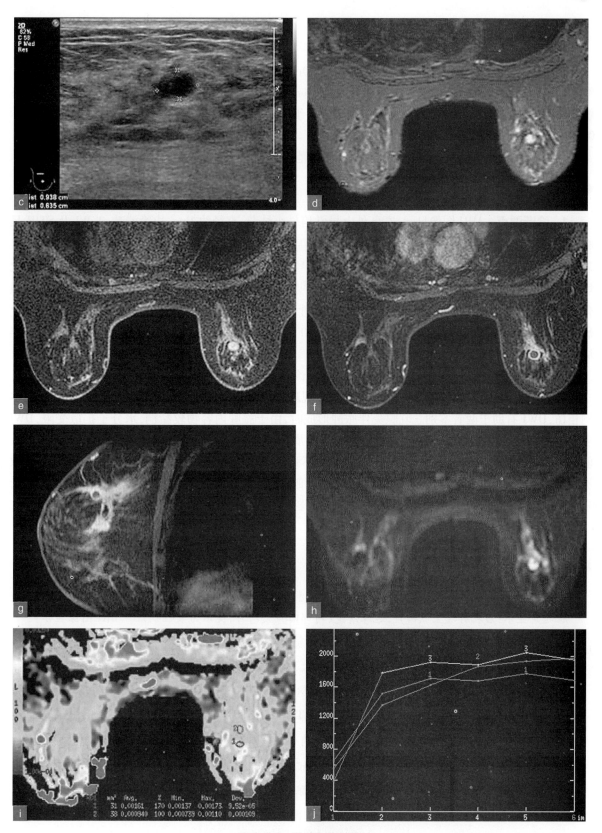

图6-9-1　乳腺影像检查

a、b. 双乳 MLO 位图像；c. 超声图像；d. 横断面 STIR；e. 横断面 T_1 平扫图像；f. 横断面 T_1WI 增强；g. 矢状面 T_1WI 增强 MIP 图像；h. 横断面 DWI；i. ADC 图像，ROI 1 处 ADC 值为 0.94×10^{-3} mm/s²，ROI 2 处 ADC 值为 1.61×10^{-3} mm/s²；j. 时间-信号强度曲线

◆▶ **手术和病理结果**

手术记录:取右侧乳腺上方环乳晕切口,约4.0cm,切开皮肤及皮下组织,发现肿块位于右乳上方约11~12点钟距乳晕1cm处,大小约3.5cm×2.5cm×1.0cm,边界尚清晰,稍活动,质韧,肿块上方可触及质硬的纤维组织,切除肿块及上方质硬条索状组织。剖开肿块见边缘处有一肿瘤,大小约0.8cm×0.5cm×0.3cm。

病理:"右乳肿块"导管内癌,中级别,伴浸润(范围约1mm)。

◆▶ **诊断要点与鉴别诊断**

1. 诊断要点 MRI图像显示:右乳外上异常信号小结节,直径约1cm,边缘清楚,T_1WI及STIR呈高信号,增强显示该结节呈明显环形强化,结节周围结构扭曲,增强可见大片状异常强化,时间-信号强度曲线呈上升型。DWI上显示右乳结节呈高信号,ADC值为$1.61×10^{-3}mm/s^2$,结节周围异常强化灶在DWI也呈高信号,ADC值为$0.94×10^{-3}mm/s^2$。右乳结节T_1WI及STIR呈高信号,增强环形强化,ADC值为$1.61×10^{-3}mm/s^2$,提示该结节为囊性病灶,内部可能伴有出血。该结节周围异常强化灶,在DWI呈高信号,扩散受限,ADC值为$0.94×10^{-3}mm/s^2$,提示为恶性病灶,该病例考虑恶性肿瘤伴局部囊变出血可能大。

2. 鉴别诊断 本病例需与乳腺脓肿进行鉴别诊断。

乳腺脓肿:乳腺炎伴脓肿形成时MRI上多表现环形强化脓肿,周围伴有异常强化的炎性灶,与本例相仿,DWI有助于两者鉴别。乳腺炎伴脓肿形成时,由于脓肿内容物较黏稠,水分子扩散受限,DWI多表现为脓腔高信号,脓腔ADC值较低;脓肿壁及周围异常强化灶在DWI上,多呈等或低信号,ADC值较高。乳腺癌伴坏死或出血时,DWI多表现为坏死区呈低信号,坏死区主要为自由水,水分子扩散不受限,ADC值较高;周围异常强化肿瘤组织由于细胞密度较高而在DWI上呈高信号,水分子扩散受限,ADC值较低。DWI及病灶ADC值有助于两者鉴别。

专家点评 ● ● ●

双侧乳腺X线摄影MLO片所示:右乳外上局部结构扭曲,局部可见稍高密度小结节影。乳腺超声显示:右乳肿块呈低回声,边缘清楚,内部回声欠均匀,提示为囊性病灶。MRI图像显示:右乳外上异常信号小结节,直径约1cm,边缘清楚,T_1WI及STIR呈高信号,增强显示该结节呈明显环形强化,结节周围结构扭曲,增强可见大片状异常强化,时间-信号强度曲线呈上升型。DWI上显示右乳结节呈高信号,ADC值为$1.61×10^{-3}mm^2/s$,结节周围异常强化灶在DWI也呈高信号,ADC值为$0.94×10^{-3}mm^2/s$。右乳结节T_1WI及STIR呈高信号,增强环形强化,ADC值为$1.61×10^{-3}mm^2/s$,提示该结节为囊性病灶,内部可能伴有出血。该结节周围异常强化灶,在DWI呈高信号,扩散受限,ADC值为$0.94×10^{-3}mm^2/s$,提示为恶性病灶。乳腺炎伴脓肿形成时,脓腔ADC值较低,约为$(1.05±0.44)×10^{-3}mm^2/s$,脓肿壁及周围炎性灶ADC值较高,约为$(1.42±0.20)×10^{-3}mm^2/s$,与本例相反。综上所述,该病例考虑恶性肿瘤伴局部囊变出血可能大。

(案例提供:上海交通大学医学院附属新华医院 王丽君)

(点评专家:上海交通大学医学院附属新华医院 汪登斌)

案例 10 ••••

◆▶ **病例介绍**

女性,63 岁。左腋下肿物发现 2 天来医院进一步诊治。

专科检查:双乳对称,发育正常,未触及明显肿物。左侧腋下可触及 2 个肿大淋巴结,直径约 1 ~ 2cm,活动度尚可,无触痛,右侧腋下及双侧锁骨上未触及肿大淋巴结。

◆▶ **影像学检查**

乳腺 X 线检查:X 线检查设备采用数字乳腺机,常规行头尾位(CC)和内外斜位(MLO)摄影。

乳腺超声检查:超声检查设备采用彩色多普勒超声诊断仪,探头频率为 7.5MHz ~ 13.0MHz。患者取仰卧位,双上臂上举以充分暴露双侧乳房。观察病变形态学、彩色多普勒血流等方面信息。

乳腺 MRI 检查:MRI 检查设备采用 1.5T MR 扫描仪,乳腺专用 8 通道相控表面线圈。患者取俯卧位,双侧乳房自然下垂,行双侧乳腺平扫和动态增强检查。平扫采用横断面 FSE T_1WI 序列(TR 700 毫秒,TE 10 毫秒)、横断面和患侧乳腺矢状面脂肪抑制 T_2WI 序列(TR 4500 毫秒,TE 85 毫秒),层厚 5.0mm,层间距 0.5mm,矩阵 384×224,激励次数(NEX)2。DWI 采用单次激发自旋平面回波序列,TR 6300 毫秒,TE 64 毫秒,矩阵 128×128,层厚 5.0mm,层间距 0.5mm,NEX 4,b = 0、500、1000s/mm²。动态增强检查采用 VIBRANT 序列,TR 6.1 毫秒,TE 2.9 毫秒,反转角 15°,矩阵 256×128,层厚 3.0mm,FOV 26cm×26cm,NEX 1。动态增强检查前先扫蒙片,然后采用高压注射器以 2.0ml/s 的流率先团注对比剂 Gd-DTPA,剂量为 0.1mmol/kg,随后注射等量生理盐水,注射完成后立即进行扫描,连续采集 8 时相图像,单期扫描时间为 58 ~ 62 秒。

X 线检查左乳外上方显示局限致密,其内可见沿导管走行方向分布的细小多形性钙化,皮肤、乳头正常;双腋下可见淋巴结,左侧较致密(图 6-10-1a ~ d)。超声检查左乳外侧可见低回声反射区,边界欠清,不规则,沿导管走行方向分布,内部回声不均匀,可见多发弥漫强回声钙化,CDFI:可见粗大丰富血流信号;左腋下可见多发肿大淋巴结,形态饱满,可见丰富血流信号(图 6-10-1e ~ g)。MRI 检查左乳头后方距离乳头 3cm 处可见异常强化病变,整体沿导管走行方向分布,于延迟时相病变部分以边缘强化为著,多点测量病变时间-信号强度曲线呈流出型和平台型,相应 DWI 呈较高信号,ADC 值较低,于平扫 T_1WI 显示不明显,脂肪抑制 T_2WI 呈稍高信号;左腋下可见多发肿大淋巴结(图 6-10-1h ~ p)。

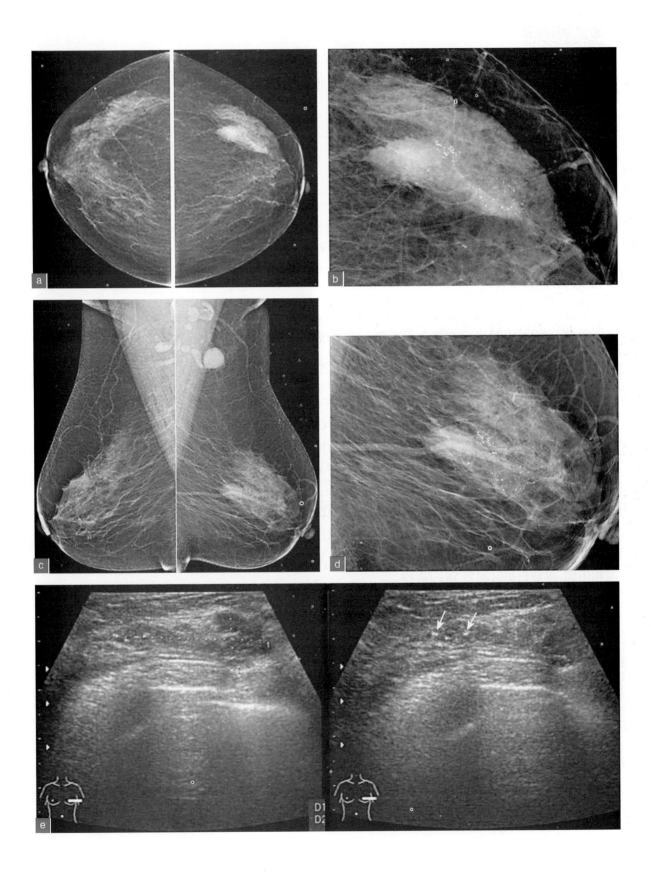

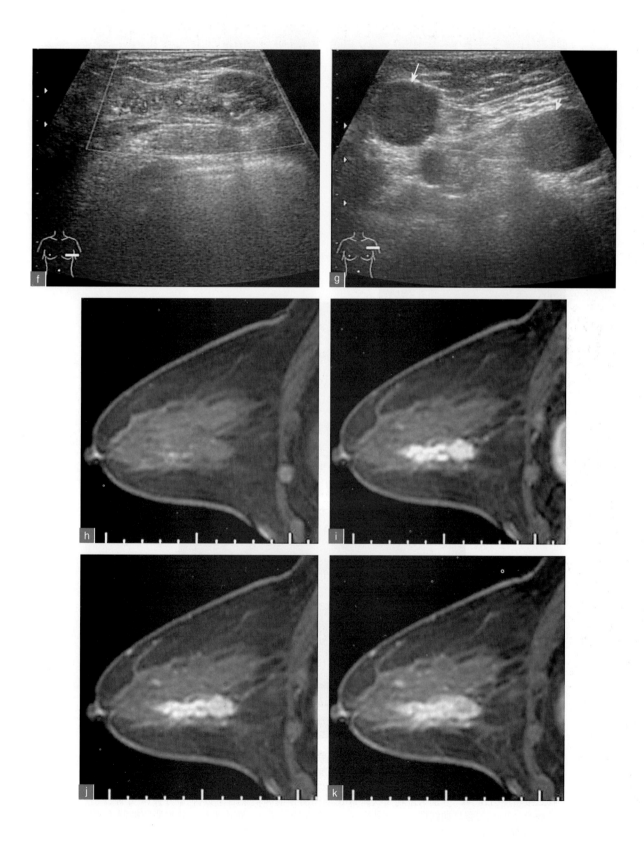

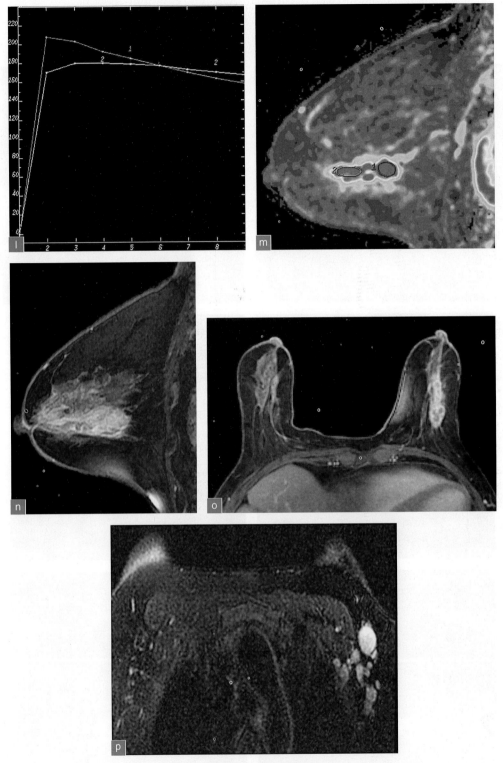

图 6-10-1　乳腺影像检查

a. 双乳 X 线头尾位；b. 左乳病变区头尾位局部放大；c. 双乳 X 线内外斜位；d. 左乳病变区内外斜位局部放大；e. 左乳病变二维超声图(不同切面)；f. 左乳病变彩色多普勒血流图；g. 左腋下肿物二维超声图；h~k. 分别为左乳矢状面 MRI 动态增强前和增强后 1 分钟、2 分钟、8 分钟；l. 左乳病变时间-信号强度曲线图；m. 左乳病变信号强度伪彩图；n. MRI 平扫矢状面脂肪抑制 T_2WI；o. MRI 横断面延迟强化 T_1WI；p. MRI 平扫横断面脂肪抑制 T_2WI

◆▶ **手术和病理结果**

（左乳腺外上）浸润性导管癌，非特殊型，组织学Ⅱ级，乳头（-），外下、内上、内下（-）；区域淋巴结：腋尖 0/1；肌间 0/0；腋下 8/30。免疫组化结果：ER（-）；PR（-）；HER2（++）；Ki-67（阳性细胞占60%）；P53：（阳性细胞占60%）。

◆▶ **诊断要点与鉴别诊断**

1. 诊断要点　本病例左乳外上方病变在 X 线表现为局限不对称致密及沿导管走行方向分布的细小多形性钙化表现；超声表现为沿导管走行方向分布的低回声区，内部可见点状强回声，病变区血流信号丰富，左腋下亦可见多发肿大淋巴结；MRI 表现为沿导管走行方向分布的强化病变，其强化方式及 DWI 均呈较为典型恶性病变表现，左腋下淋巴结肿大。该病变在三种影像学上均呈典型乳腺癌伴腋下淋巴结转移表现。

2. 鉴别诊断　本病例需与以下几种疾病进行鉴别诊断。

（1）表现为肿块型乳腺癌需与常见的纤维腺瘤鉴别：纤维腺瘤患者多无明显症状，为偶然发现；影像学表现为其形态学呈良性特征，即圆形、卵圆形肿块，边缘光滑、锐利；X 线上密度均匀且近似正常腺体密度，部分可见粗颗粒状钙化；超声上肿块内部为均匀或比较均匀的低回声，肿块后方回声正常或增强，常有侧方声影，弹性成像提示肿物质地通常较软；MRI 上，部分纤维腺瘤在 T_2WI 上其内部可见低信号分隔，动态增强检查，大多数纤维腺瘤表现为缓慢渐进性的均匀强化，或由中心向外围扩散的离心样强化，随时间延迟由不均匀到均匀，DWI 上 ADC 值较高。

（2）对于 X 线、超声或 MRI 上无明显肿块，仅表现为结构紊乱、扭曲的非肿块型乳腺癌（伴或不伴有钙化），通常需与局限性腺病等增生性病变、炎症、手术后瘢痕、放疗后改变等良性病变鉴别。如伴钙化，通常恶性钙化形态上常表现为细小沙砾状、线样或线样分支状，大小不等，浓淡不一，分布上常成簇或呈线性或段性沿导管走行；而良性钙化多表现为较粗大，形态可呈颗粒状、爆米花样、粗棒状、蛋壳样、新月形或环形，密度较高，分布比较分散。MRI 增强检查，恶性病变信号强度趋向于快速明显增高且快速减低，DWI 上 ADC 值较低。

专家点评 ● ● ● ●

乳腺浸润性导管癌是浸润性乳腺癌中最常见的类型，约占乳腺浸润性癌的 65%～80%，其影像学表现体现了大多数乳腺癌在影像学上的表现。

X 线表现：乳腺癌常见的 X 线表现包括肿块、钙化、肿块伴钙化、结构扭曲或结构扭曲伴钙化等。与乳腺癌相伴随的异常征象包括导管征、血供增加、皮肤增厚和局限凹陷、乳头内陷和淋巴结肿大等。

超声表现：肿块形态不规则，纵径通常大于横径，与周围正常组织分界不清，边缘可表现为模糊、成角、微分叶或毛刺，无包膜回声；肿块内部多为不均匀的低回声，如有钙化可出现强回声光点；肿块后方回声衰减，侧方声影少见；肿块周边可伴有强回声晕。

MRI 表现：乳腺癌 MRI 上可表现为肿块型和非肿块型。肿块型病变一般形态不规则，在平扫 T_1WI 上，乳腺癌表现为低信号，当病变周围有高信号脂肪组织围绕时，则轮廓清楚，若周围为与之信号强度类似的腺体组织，则轮廓不清，肿块形态常不规则，呈星芒状或蟹足样，边缘可见毛刺。在 T_2WI 上,肿瘤信号通常不均匀,信号强度取决于肿瘤内部成分。动态增强 MRI 检查时,乳腺癌信号强度趋于快速明显增高且快速减低的特点,且强化多不均匀或呈边缘强化;强化方式多由边缘强化向中心渗透而呈向心样强化。表现为非肿块型病变的乳腺癌,多呈沿导管或段性分布强化。在 DWI 上,大多数乳腺癌呈高信号,ADC 值较低。

本病例在 X 线、超声和 MRI 上均呈典型乳腺癌伴腋下淋巴结转移表现。

(案例提供:天津医科大学肿瘤医院　侯明丽)
(点评专家:天津医科大学肿瘤医院　刘佩芳)

案例 11 • • • •

◆▶ 病例介绍

女性,56 岁。发现右乳腺肿块 2 天来医院进一步诊治。

专科检查:右乳腺外上象限,距乳头 3cm 处触及一肿物,质地硬韧,边界不清,活动度欠佳,局部无压痛、红肿、发热等。该患乳腺皮肤无水肿,腋下无肿块,无乳晕或乳头糜烂。

个人史:月经初潮年龄 13 岁。已绝经。

既往史:既往体健,无其他疾病史。

实验室检查:无异常。

◆▶ 影像学检查

乳腺 MRI 检查:MRI 检查设备为 3.0T 超导磁共振成像仪,8 通道专用相控阵表面线圈。患者俯卧位,双侧乳房自然下垂。扫描序列包括:T_1WI 轴位,T_2WI 压脂轴位,T_2WI 压脂矢状位,DWI,DCE-MRI。动态增强扫描是行横轴位 VIBRANT 多时相增强 MRIDCE DTPA 0.1mmol/kg 以 2.0ml/s 静脉团注前扫描 1 次,静脉团注后开始连续无间隔扫描 5 个期相。DWI 序列,b 值 0,1000。

右乳外上象限肿块,T_1WI 呈低信号,T_2WI 压脂序列呈低信号,DWI 呈高信号;肿块形态不规则,边缘见“蟹足状”的毛刺,增强扫描病变呈早期边缘强化,逐渐向中心扩展的向心性强化,强化不均匀;TIC 为Ⅲ型曲线(图 6-11-1)。

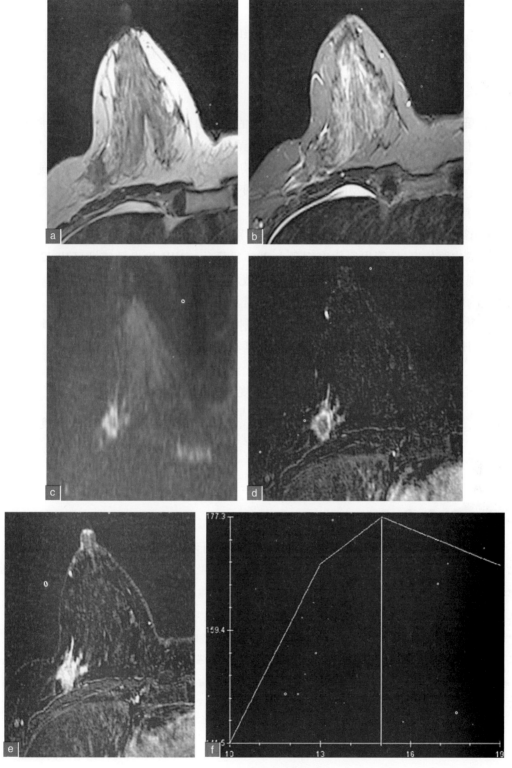

图6-11-1 乳腺影像检查
a. T₁WI;b. 去脂 T₂WI 图像;c. DWI 图像;d、e. T₁WI 增强图像;f. 病灶 TIC 曲线

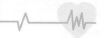

◆◆ **手术和病理结果**

取右乳腺外上象限切口,依次切开皮肤、皮下组织、浅筋膜至腺体表面,探及腺体中一肿块,肿块边缘不光滑,边界欠清,距离肿块边缘2cm将其完整切除,病理证实为浸润性导管癌。

◆◆ **诊断要点与鉴别诊断**

1. 诊断要点　该病例为老年女性,发生在乳腺的外上象限。临床上可扪及肿块,肿块的边界欠清,活动度欠佳。磁共振显示肿块形态不规则,边界多不清楚,边缘可见毛刺,毛刺呈"蟹足"状。T_1WI 呈低信号影,T_2WI 抑脂呈稍低信号,信号不均匀,增强扫描肿块呈明显不均匀强化、延迟环形强化,时间-信号曲线呈Ⅲ型流出型曲线。综合该病变的形态学、强化特点及 TIC 曲线类型,我们倾向为恶性病变,首先考虑浸润性导管癌。

2. 鉴别诊断　本病例需与以下几种疾病进行鉴别诊断。

(1) 导管内原位癌:导管内原位癌钼靶上90%见钙化。MRI 检出敏感性可达92%,动态增强 MRI 上多表现为沿导管走行方向不连续的导管样、线状或段样强化,伴周围结构紊乱,少部分导管内原位癌表现为肿块型,此时与浸润性导管癌较难鉴别。

(2) 叶状肿瘤:乳腺内类圆形或分叶状高密度肿块,密度均匀,内无钙化,边缘清晰,一般直径>3cm。而浸润性导管癌一般较叶状肿瘤密度低,且不均匀,边缘多见毛刺,边界与周围腺体分界不清。

(3) 纤维腺瘤:浸润性导管癌 MRI 常表现为不规则肿块,边缘伴毛刺,强化明显且不均匀,时间-信号强度曲线以Ⅱ、Ⅲ型为主。此外,乳腺癌的瘤体早期呈向心性边缘强化,而中心可伴无明显强化的出血、囊变、坏死和纤维化区,其内可见强化内部分隔;纤维腺瘤则多呈整体性较均匀强化,边缘强化形式极少见,肿块内部可见无强化的低信号分隔。

专家点评 ● ● ●

该病例的难点在于与肿块型导管内原位癌的鉴别诊断。导管内原位癌多数可见微钙化灶,典型的呈簇状分布,而浸润性导管癌偶可见钙化,但钙化形态及分布无明显特征。肿块型导管内原位癌与部分浸润性导管癌鉴别较困难,最终需依赖病理。叶状肿瘤通常表现为分叶状或类圆形高密度肿块,密度均匀,边缘清晰,一般直径较大,而浸润性导管癌一般较叶状肿瘤密度低,密度常不均匀,中心常见坏死出血改变,边缘多见毛刺,多见周围腺体扭曲。纤维腺瘤则多呈整体性较均匀强化,边缘强化形式极少见,肿块内部可见无强化的低信号分隔,而浸润性导管癌多为环状强化,或由边缘向中心的向心性强化,内部低信号间隔增强可见强化。

(案例提供:河南省人民医院　付芳芳)

(点评专家:河南省人民医院　付芳芳)

案例 12 ● ● ●

◆▶ 病例介绍

女性,49 岁。发现右乳肿块并逐渐增大 1 年余,来医院进一步诊治。

专科检查:右乳外上限见一不规则肿物,边界不清,质硬,固定,局部皮肤稍增厚,乳头凹陷。

个人史:月经初潮年龄 14 岁。已绝经。

实验室检查:血常规正常,CA153,CEA 阴性。

◆▶ 影像学检查

乳腺钼靶检查:所有患者均采用数字化乳腺钼靶机检查。所有患者行头尾位(CC)和内外斜位(MLO)摄影,必要时点加压摄影。

乳腺 MRI 检查:MRI 检查设备为 1.5T EXCITE HD 超导磁共振,8 通道专用相控阵表面线圈。患者俯卧位,双侧乳房自然下垂。先行双侧乳腺矢状位 T_2WI(加脂肪抑制)平扫 FSE FS T_2WI:TR/TE = 4650/85 毫秒,层厚 4mm、层间距 1.0mm、矩阵 320×224、NEX = 4、FOV 20cm×20cm。后行横轴位 VIBRANT 多时相增强 MRIDCE DTPA 0.1mmol/kg 以 2.0ml/s 静脉团注前扫描 1 次,静脉团注后开始连续无间隔扫描 8 次,TR 6.1 毫秒、TE 2.9 毫秒、TI 13 毫秒、FOV = 36cm×36cm,扫描块厚度 52 层,矩阵 350×350,NEX 0.8。DWI 序列,b 值 0,800。

此患者的乳腺 MR 检查图像见图 6-12-1。

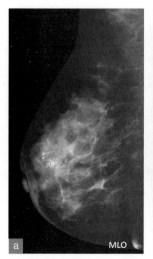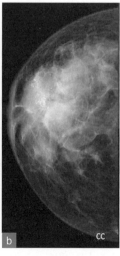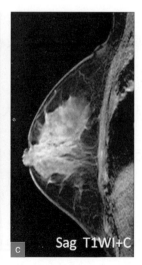

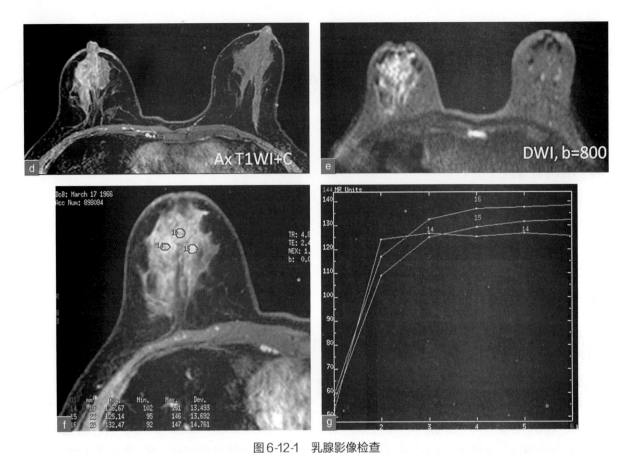

图 6-12-1　乳腺影像检查

a、b. 乳腺 X 线摄影显示成簇钙化；c. SAG T₁WI 增强图像；d. AX T₁WI 增强图像；e. DWI 图像（b = 800）；f、g. 病灶 TIC 曲线

◆▶ **手术和病理结果**

穿刺所见：浸润性导管癌Ⅱ级

患者行 6 程新辅助化疗后，行乳腺癌改良根治术。

病理所见：

1. （右乳大体）送检乳腺组织大小为 19cm×18cm×3cm，皮肤面积为 15cm×7cm，乳头直径为 1.5cm，距乳头 3cm 处切面见一结节，大小为 1.2cm×0.8cm×0.5cm，灰白、质稍硬，边界不清，可见点状坏死。

2. （右乳大体）镜下　乳腺组织中局灶见异型细胞呈小巢状或条索状分布，伴黏液湖形成，结合免疫组化结果，病变符合浸润性导管癌Ⅱ级；另见大量胶原纤维及泡沫细胞反应性增生，伴组织细胞、浆细胞、淋巴细胞等炎症细胞浸润，结合病史，符合治疗后改变；皮肤及乳头均未见癌。

3. （右腋下组淋巴结）16 枚，7/16 见腺癌转移。

4. （右腋中组淋巴结）4 枚，2/4 见腺癌转移。

免疫组化：CK(+)，CK5/6(−)，P63(−)，ER(80%+)，PR(30%+)，Her-2(−)，Ki67(10%+)。

病理诊断："右乳浸润性乳腺癌"。

◆▶ **诊断要点与鉴别诊断**

1. 诊断要点 本病例具有典型的临床病史及临床查体。影像表现为乳腺外上象限见多形性钙化灶区域聚集分布,边界不清,皮肤增厚,皮下脂肪间隙模糊,乳腺肿块边界不清。定性诊断并不困难,关键在于准确判断病灶大小,选择合适的治疗方案,为此,MRI 检查非常重要。该病例病灶累及皮肤,是局部晚期乳腺癌,伴随的皮肤改变需要与炎性乳癌进行鉴别。

2. 鉴别诊断 本病例需与以下几种疾病进行鉴别诊断。

(1)炎性乳腺癌:炎性乳腺癌是一个临床诊断名称,不是病理诊断名称。组织学可见于各种类型乳腺癌,大多数为分化差的浸润性导管癌,常短期内侵犯整个乳房并较早发生转移。在组织学上,由于癌细胞侵犯真皮层及乳房淋巴管,淋巴管内癌栓形成,导致淋巴管扩张,淋巴液回流障碍,导致皮肤水肿增厚,皮肤红肿。炎性乳癌诊断要点如下(AJC,2003):皮肤潮红、水肿、橘皮状改变,通常未扪及明确肿块,具有典型的影像学表现,病理证实为乳腺癌。

(2)急性乳腺炎:本病例与急性乳腺炎的临床与影像学表现较为相似,需要结合病史进行鉴别。急性乳腺炎多发生于育龄期女,多有哺乳史,全身症状较重,抗感染治疗有效,影像上多可见明确肿块,部分见脓肿形成。

专家点评 • • •

　　中年女性患者发现右乳肿块并逐渐增大 1 年。本病例具有典型的临床病史及临床查体特征。无论是钼靶还是超声检查,定性诊断并不困难,关键在于准确判断病灶大小,选择合适的治疗方案,为此,MRI 检查非常重要。该病例病灶累及皮肤,是局部晚期乳腺癌,伴随的皮肤改变需要与炎性乳癌进行鉴别。

(案例提供:中山大学肿瘤医院 　何 　妮)

(点评专家:中山大学肿瘤医院 　何 　妮)

06章案例13

案例 13 • • •

◆▶ **病例介绍**

女性,52 岁。查体发现左乳肿物 5 天。

专科检查:双乳对称,发育正常,左乳内上距乳头 3cm 处可及 1 个大小约 1.5cm×1.5cm 肿物,质实,界欠清,活动差。右乳未及明显肿物。双腋下未及明显肿大淋巴结,双锁骨上未及明显肿大淋巴结。

个人史:初潮于 15 岁,月经规律。月经持续 3 天,月经间隔 30 天,不伴痛经。

◆》 **影像学检查**

乳腺 MRI 检查:采用磁共振扫描仪,4 或 8 通道乳腺专用相控阵表面线圈。患者取俯卧位,双侧乳房自然下垂。常规矢状面、横轴面及冠状面三平面定位扫描后,平扫采用快速自旋回波(fast spin echo,FSE)T_1WI(TR 700 毫秒,TE 10 毫秒)、T_2WI 脂肪抑制(TR 4500 毫秒,TE 85 毫秒)横断面及患侧乳腺矢状面,层厚 5mm,层间距 0.5mm,矩阵 384×224,激励次数(NEX)2,扩散加权成像(diffusion weighted imaging,DWI)采用单次激发自旋平面回波序列,为消除各向异性对 DWI 信号和数值测量的影响,在频率编码、相位编码和层面选择方向分别施加扩散敏感梯度场,参数:TR 6300 毫秒,TE 64 毫秒,矩阵 128×128,层厚 5mm,层间距 0.5mm,NEX 4,扩散敏感度值扩散敏感因子(b 值)分别取 0,500,1000s/mm^2。多时相动态增强扫描应用双侧乳腺容积成像(volume imaging for breast assessment,VIBRANT)。参数:TR 6.1 毫秒,TE 2.9 毫秒,翻转角 15°,矩阵 256×128,层厚 3mm,视野(FOV)26cm×26cm,NEX 1。动态增强前先扫蒙片,然后由高压注射器经手背静脉以团注方式注入对比剂 Gd-DTPA,剂量 0.2mmol/kg,流率 2.0ml/s,并同时注射等量生理盐水,即刻进行扫描,连续采集 8 个时相,单期扫描时间 58~62 秒。

左乳内上结合局部加压见结构纠集,另见颗粒样钙化;右乳上方近胸肌前见局限致密,另见颗粒样钙化(图 6-13-1a、b、c)。左乳内上低回声区,边界欠清,形态不规则,内部回声不均匀,肿物呈浸润性生长,周围组织结构纠集,回声增强,CDFI:可见边缘粗大丰富血流信号,弹性 4 分(图 6-13-1d、e、f)。左乳内上方可见一局限异常强化病变,邻近结构略显纠集,时间-信号强度曲线呈流出型,相应 DWI 呈稍高信号,ADC 值较低,于平扫显示不明显(图 6-13-1g、h)。

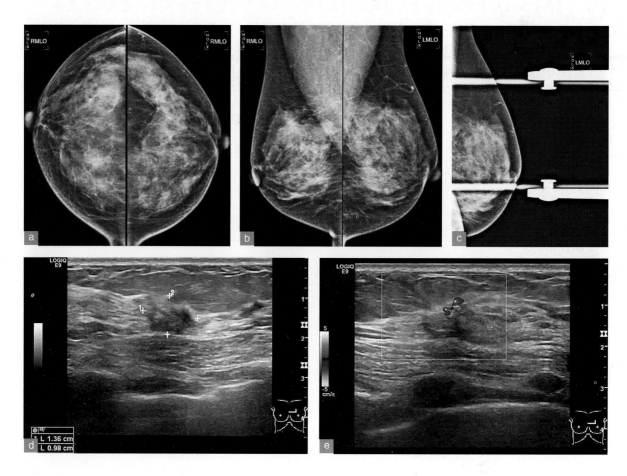

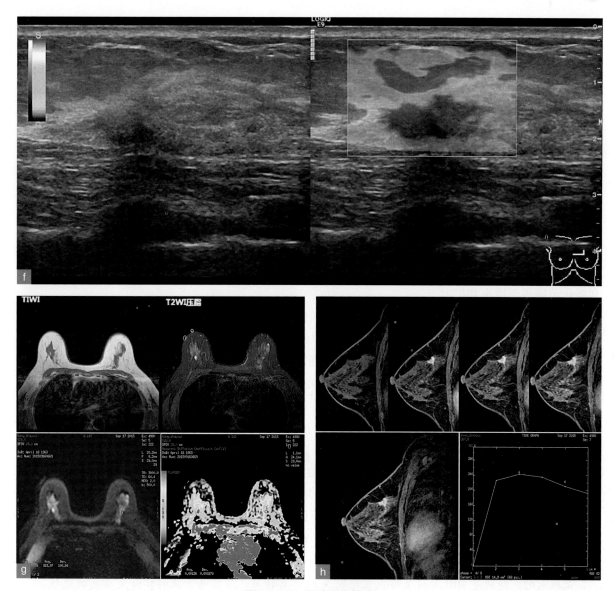

图 6-13-1　乳腺影像检查

a. 双乳头尾位片；b. 双乳内外侧斜位片；c. 局部放大图像；d. 超声二维图像；e. 超声血流图像；f. 超声弹性成像。g、h. 双乳 MRI 平扫及增强检查

◆▶ **手术和病理结果**

　　患者行"左乳保乳术"。保乳手术冷冻标本大小约 6.8cm×6.0cm×1.8cm，皮瓣 2.9cm×0.7cm，其内可及肿物，大小 1.0cm×0.8cm×0.7cm，切面灰白色，质地硬，边界不清。病理诊断：左乳腺内上浸润性导管癌，非特殊类型，组织学Ⅱ级，见少量印戒细胞分化，癌组织累及周围脂肪，未见明确脉管癌栓，间质内浸润淋巴细胞约占 10%。免疫组化结果：ER-α 阳性细胞约占 70%，着色强度：弱、中、强；PR 阳性细胞约占 85%，着色强度：中、强；HER2（1+）；Ki-67 阳性细胞约占 5%；P53 阳性细胞约占 20%。

◆▶ **诊断要点与鉴别诊断**

　　1. 诊断要点　　本病例的特点为 52 岁女性，以"发现左乳肿物 5 天"来就诊，超声检查示左乳内上低回声区,边界欠清,形态不规则,内部回声不均匀,肿物呈浸润性生长,周围组织结构纠集,回声增强,CDFI:可见边缘粗大丰富血流信号,弹性4分,具有恶性特征。X线摄影检查示左乳内上结合局部加压见结构纠集。双乳MRI平扫及增强检查示左乳内上方可见一局限异常强化病变,邻近结构略显纠集,时间-信号强度曲线呈流出型(早期强化率约230%),相应DWI呈稍高信号,ADC值较低,上述征象提示恶性病变。综合各项检查,应首先考虑乳腺癌。

2. 鉴别诊断 本病例需与以下几种疾病进行鉴别诊断。

(1)乳腺放射状瘢痕:X线检查以结构扭曲、腺体纠集表现的乳腺癌与瘢痕组织表现近似,仅从形态学表现术前鉴别诊断困难。本例超声及MRI检查多项指标提示恶性,故全面检查、综合分析对于术前明确病变性质至关重要。另外详细询问病史,排除由于手术、放疗、炎症等引起局部腺体结构不良、纠集的因素后,诊断原则应建议穿刺活检。

(2)乳腺腺病:增生的乳腺组织多表现为弥漫性片状或结节状致密影,边界不清,如有细小钙化,其分布多比较广泛且散在,动态增强MRI检查病变多表现为缓慢渐进性强化,随时间的延长强化程度和强化范围逐渐增高和扩大。

(3)乳腺纤维腺瘤:患者多为40岁以下的年轻女性,无明显自觉症状,多为偶然发现;纤维腺瘤边缘光滑、锐利,可有分叶;X线上密度均匀且近似正常腺体密度,部分可见粗颗粒状钙化;部分纤维腺瘤在MRI T$_2$WI上可见内部呈低或中等信号分隔特征性表现;MRI增强扫描,大多数纤维腺瘤表现为缓慢渐进性的均匀强化或由中心向外围扩散的离心样强化。

专家点评 ● ● ●

本病例超声检查发现病变较为容易,且从超声上来看,从边界、形态、血流及弹性等均提示病变有恶性征象。X线摄影局部加压放大较常规X线摄影能更清楚地发现病变,显示病变的特征,但仅依据X线征象,乳腺癌及放射状瘢痕等良性病变均不能排除。MRI检查发现病变的敏感性更高,时间-信号强度曲线呈流出型,相应DWI呈稍高信号,ADC值较低。三种检查中恶性病变的特征均较典型。结合乳腺超声、X线摄影检查及MRI检查资料,术前正确诊断的可能性是很大的。特别是MRI表现及超声表现较X线更具特征。最容易干扰的诊断是放射状瘢痕,但结合患者年龄,排除手术、放疗、慢性炎症等形成瘢痕表现的因素外,应首先考虑乳腺癌。

(案例提供:天津医科大学总医院 赵 璐)

(点评专家:天津医科大学总医院 曹 阳)

06章案例14

案例 14 ● ● ●

◆▷ **病例介绍**

女性,52岁。右乳肿物半年,偶刺痛,近期自觉逐渐增大,无压痛。

专科检查:右乳外上象限触及 3cm×3cm 肿物,质软,边界欠清楚,活动度差,无压痛。皮肤无水肿,腋下无肿块,无乳晕或乳头糜烂。

个人史:月经初潮年龄 13 岁。已绝经。

实验室检查:E_2 120.00pg/ml(正常值:0~100pg/ml);FSH 16.38mIU/ml (正常值>40mIU/ml)。

◆◆ 影像学检查

乳腺 X 线摄影检查:采用数字化乳腺机,自动曝光控制系统成像,管电压 25~35kV,曝光量 3~5mGy,数字图像采集系统,非晶硒平板探测器,面积 24cm×29cm,数字乳腺后处理工作站,BARC 阅读器。采取头尾位(CC)及内外斜位(MLO)。

MRI 检查:采用 3.0T 超导型磁共振,8 通道乳腺相控专用线圈。受检者俯卧位,双侧乳房自然悬垂。扫描序列包括 FSE T_1WI 轴位:TR 360 毫秒,TE 7.54 毫秒;T_2WI 脂肪抑制轴位:TR 5140 毫秒,TE 101 毫秒,层厚 4mm,层间距 1mm,矩阵 320×256,常规 DWI;DCE-MRI:采用 Vibrant-Flex 技术,共扫描 9 期(1 期增强前蒙片和 8 期增强扫描),TR 4.4 毫秒,TE 1.8 毫秒,FA 10°,FOV 28cm×28cm,矩阵 320×320,层厚 2mm,对比剂使用 Gd-DTPA,剂量为 0.1mmol/kg。

从头尾位图像上可见右乳外侧有一不规则肿块,部分边界显示不清,MLO 位图像显示,肿块位于右乳上方,于肿块近皮肤侧边缘可见潜在簇状钙化(图 6-14-1a、b)。MRI 提示病灶外形不规则,边界不清楚,T_1WI 病灶呈等或偏低信号,T_2WI 压脂病灶呈明显高信号,DWI 图像病灶区水分子弥散受限呈高信号,ADC 图像上病灶呈低信号,动态增强扫描病灶呈明显强化,TIC 曲线呈速升平台型(图 6-14-1c~h)。

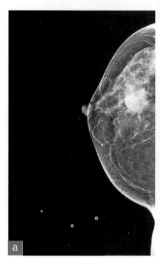
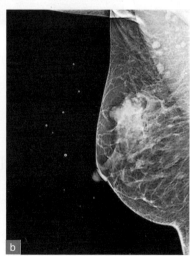
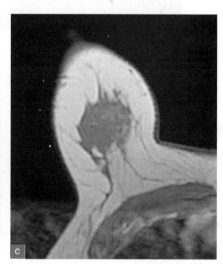

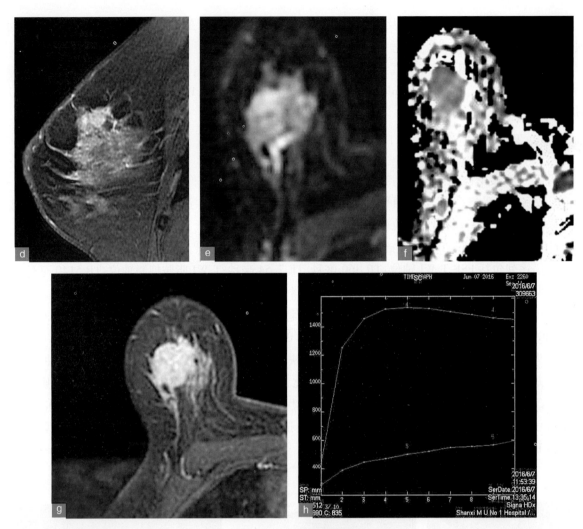

图6-14-1 乳腺影像检查

a. 右乳 CC 位图像；b. 右乳 MLO 位图像；c. 右乳 T₁WI 图像；d. 右乳矢状位压脂 T₂WI 图像；e. 右乳 DWI 图像；
f. 右乳 ADC 图像；g. 右乳 DCE 图像；h. 右乳病灶 TIC 曲线

◆▶ **手术和病理结果**

（右乳）浸润性导管癌，肿瘤细胞呈多角形，排列成巢状、小梁状，间质伴炎细胞反应。ER 70%（+）；PR 50%（+）；C-erbB-2 导管内（-）；Ki67 20%（+）。

◆▶ **诊断要点与鉴别诊断**

1. 诊断要点 本病例特点为中年女性，右乳肿物半年，偶刺痛，近期自觉逐渐增大，局部无压痛。X 线检查示不规则肿块，大部分边界不清楚，考虑恶性可能性大；MRI 显示病灶形态不规则，边界不清，毛刺征象，动态增强扫描病灶明显强化，TIC 曲线呈速升平台型，DWI 图像病灶高信号，ADC 图形病灶低信号，容易确定为恶性。

2. 鉴别诊断 本病例需与以下几种疾病进行鉴别诊断。

（1）乳腺纤维腺瘤：大部分乳腺纤维腺瘤表现为轮廓清晰、边缘锐利、密度近似腺体密度、肿块周围可伴有纤细的透亮晕，活动度好；DWI 检查，其 ADC 值多较高，增强表现为缓慢渐进性的均匀强化或呈离心样强化,诊断明确。但部分病例由于与腺体重叠,有时表现为部分边缘清晰,部分边缘模糊,给诊断带来一定难度,必要时需穿刺活检才能鉴别。

(2)乳腺瘤样增生:多发生于增生明显的腺体内,高密度的腺体与增生的瘤体相互遮掩,常表现为部分边缘模糊,类似棉花团样改变。瘤样增生的病灶内可能因细胞排列紧密,细胞外间隙小可使ADC值减低。此时两者影像缺乏特异性,不易鉴别,最终诊断需依靠组织病理学。

(3)肉芽肿性小叶性乳腺炎:好发于生育年龄、经产的妇女,乳头溢液不常见,病变局限于小叶范围内。MRI增强表现为不均匀、渐进性强化区内伴多发环形脓肿形成,时间-信号曲线为Ⅰ型。

专家点评 ● ● ●

该病例的难点在于与少部分乳腺良性肿块及乳腺炎性病变的鉴别诊断。模糊肿块影是恶性肿瘤的表现,多为癌组织向周围浸润所致,也可以是肿块周围大量炎性细胞渗出、水肿引起。但少部分乳腺良性肿块,如乳腺纤维腺瘤,部分病例由于与腺体重叠,有时表现为部分边缘清晰、部分边缘模糊;DWI虽然能较好对肿瘤进行良恶性鉴别,但ADC值鉴别乳腺良恶性病变的特异度较低,乳腺炎性病变等也可限制水分子的运动而导致其ADC值下降,而某些特殊类型的乳腺癌则因特殊的病理基础而ADC值较高,故与乳腺良性病变如纤维腺瘤、乳腺瘤样增生、肉芽肿性小叶性乳腺炎及特殊类型癌的鉴别诊断有时仍较困难,需依赖病理诊断。

(案例提供:山西省医科大学第一医院　马彦云)
(点评专家:山西省医科大学第一医院　马彦云)

06章案例15

案例 15 ● ● ●

◆ 病例介绍

女性,43岁。发现左乳头皮肤破溃1个月。患者1个月前发现左乳头皮肤破溃,偶伴乳头瘙痒,无乳头溢液,自觉未触及肿物。

专科检查:双乳对称,双乳头平齐,于左乳头内上象限可见结痂,双乳未触及肿物,双乳无溢液,皮肤酒窝征阴性。双侧腋窝及锁骨上下未触及肿大淋巴结。

乳腺三维彩超:左乳腺乳头乳晕后方偏内象限可见低回声,范围约4.95cm×1.97cm×4.38cm,轮廓界限欠清晰,边缘不规则,其内可见点状强回声,其内血流丰富。左乳头内见低回声,范围约0.96cm×0.59cm,轮廓界限欠清晰,边缘不规则,其内血流较对侧丰富。左腋窝可见淋巴结回声,大小约1.82cm×0.83cm,皮质略增厚,回声减低,可见门样血流。超声诊断:左乳头及左乳腺实质占位性病变可能性大(BI-RADS 5类)。左腋窝淋巴结回声(3级)。

◆▶ **影像学检查**

乳腺 X 线检查:双侧乳腺头尾位、内外斜位成像。

乳腺 MRI 检查:MR 检查设备为 3.0T 磁共振设备,乳腺专用线圈。患者采取俯卧位,使双乳自然垂于线圈洞穴的中央。平扫层厚 4mm,层间隔 1.5mm,FOV 30cm×30cm,快速自旋回波 T_1WI 和 STIR 序列,DWI 序列。动态增强扫描采用 3D-FLASH 抑脂 T_1WI 序列。对比剂采用钆喷酸葡胺注射液(Gd-DTPA),剂量 0.1mmol/kg,以 2ml/s 的速度注入。增强前扫描一次,注入对比剂后连续扫描 8 次。

左乳腺多量腺体型,左乳外上象限局部可见结构略不规则,伴有多发走形异常的细条状影及多枚微钙化,同时右乳 X 线摄影可见多发散在细钙化(图 6-15-1a ~ d)。该患者 MRI 提示左乳头内侧不规则团块伴周围结构纠集,可见长 T_1、等 T_2 信号影,边界模糊不清,范围约为 1.82cm×2.27cm×1.68cm(左右×前后×上下),DWI 示病灶不均匀斑片状弥散受限高信号改变,ADC 值约为 $0.92×10^{-3}mm^2/s$,增强扫描病灶可见强化,时间-信号曲线为平台型(图 6-15-1e ~ i)。

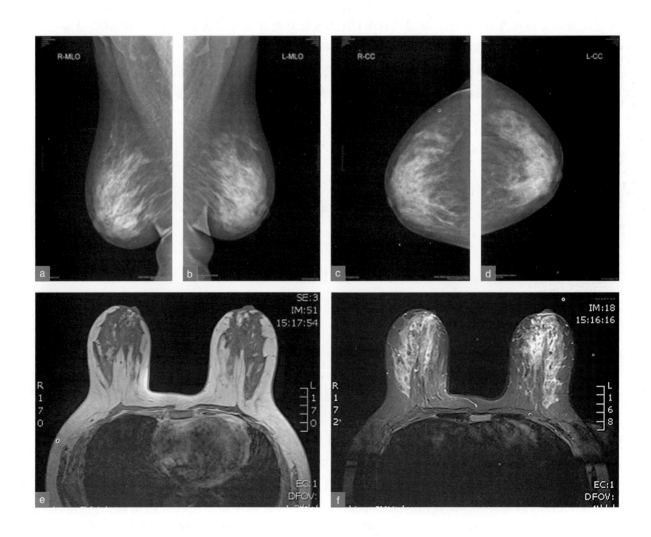

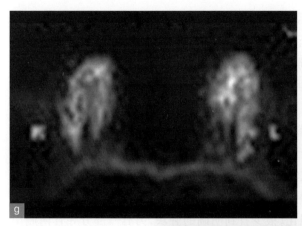
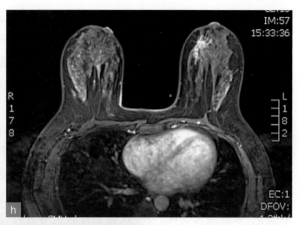
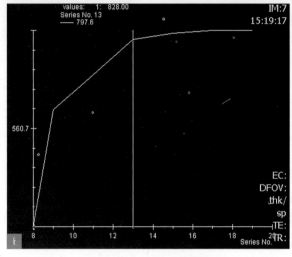

图6-15-1　乳腺 X 线检查

a. 右乳内外斜位；b. 左乳内外斜位；c. 右乳头尾位；d. 左乳头尾位；e. T₁WI 平扫图像；f. T₂WI 平扫图像；g. DWI 图像；h. T₁WI 增强图像；i. 病灶 TIC 曲线

◆▶ **手术和病理结果**

患者左乳头皮肤破溃，术前行乳头皮肤活检提示左乳乳头 paget's 病。

材料一，乳腺皮肤鳞状上皮未见异型细胞，深层纤维组织中见少量异型细胞巢。材料二，左乳钙化，乳腺病，局部增生纤维组织中见少量癌细胞巢。

免疫组化：A1：CK5/6（+），ER（-），PR（-），C-erbB-2（3+），P63（局部-），E-cadherin（+），Ki-67（+20%）；B：CK5/6（弱+），P63（局部-），Ki-67（+30%）。

病理诊断：左乳深层纤维组织中少量异型细胞巢，结合免疫组化结果符合浸润性导管癌（Ⅱ级）。左乳钙化：乳腺病，局部增生纤维组织中见少量癌细胞巢，结合免疫组化结果符合浸润性导管癌（Ⅱ级）。

◆▶ **诊断要点与鉴别诊断**

1. 诊断要点　乳腺 Paget's 病占原发性乳腺癌的 1%~3%，临床表现为乳头湿疹样外观，局部破溃、渗出、结痂、痂皮脱落，可伴有局部瘙痒疼痛，经久不愈，常伴有乳腺导管内癌或浸润性导管癌。所以当乳头皮肤破溃渗出、瘙痒同时伴同侧乳腺内肿物时要考虑乳腺 paget's 病。本病例女性患者，有左乳头皮肤反复破溃伴乳头瘙痒的病史,MG 示显示左乳内下象限密度较对侧增浓,边界模糊不清,其内可见多发粗细不等钙化影,部分钙化集中分布,所以很容易考虑到 paget's 病伴导管内癌或浸润性导管癌。MRI 提示左乳头内侧不规则团块,边界模糊不清,DWI 示病灶不均匀斑片状弥散受限高信号改变,ADC 值约为 $0.92×10^{-3}\,mm^2/s$,增强扫描病灶可见强化,时间-信号曲线为平台型,高度支持左乳内浸润性导管癌。

2. 鉴别诊断 本病例需与以下几种疾病进行鉴别诊断。

(1)乳腺导管内癌:乳腺导管内癌指肿瘤局限于乳腺导管系统内,未侵犯基底膜和周围,癌细胞内常伴有钙化。X 线检查表现为沿导管走行分布或集中于某一象限的多发细小钙化,边缘锐利,形态多样。MRI 上以非肿块样强化为主、不规则异常信号,增强后仅有 50% 的导管内癌呈快速明显、不规则强化,多表现为线样、分支状或条片状的导管样强化,很少看到明确的肿块,另有一部分导管内癌呈不典型的延迟缓慢强化。由于乳腺管内癌的发生部位、部分少血供以及多发钙化等特点,形态学评价的权重往往大于增强后血流动力学表现。

(2)乳腺纤维腺瘤:MRI 上多表现为边缘光滑锐利、边界清晰的肿块,信号均匀,增强多呈均匀强化,环形强化少见,T_1WI 上呈低或等信号,T_2WI 表现多样,以等或略高信号多见,动态增强时间-信号曲线多呈缓慢渐进性均匀强化即渐增型,或由中心向外围扩散的离心样强化,平台型、流出型相对少见。当纤维瘤较大时呈分叶状,内可见条状低信号分隔影,增强后分隔影无强化,为其特征性表现。

(3)导管内乳头状瘤:多见于 40~50 岁经产妇,临床上以乳头溢液为主要症状,多位于乳晕区大导管内,肿瘤大小常小于 1cm。导管内乳头状瘤在 MRI T_1WI 上多呈低或中等信号,T_2WI 上呈较高信号,边界规则,增强扫描时纤维成分多、硬化性的乳头状瘤无明显强化,而细胞成分多、非硬化性的乳头状瘤有明显强化,时间-信号曲线可呈流出型,类似于恶性肿瘤的强化方式,此时活检尤为必要。

专家点评

本病例女性患者,有左乳头皮肤反复破溃伴乳头瘙痒的病史,病理证实乳腺 Paget's 病。由于乳腺 Paget's 病伴发乳腺实质癌的比例>90%,虽然查体示并未触及肿块,但也必须行乳腺影像学检查以明确有无病变存在。本病例进行了三种影像学检查均提示同侧乳腺具有恶性病变特征的病灶,MG 显示左乳内下象限密度较对侧增浓,边界模糊不清,其内可见多发粗细不等钙化影,部分钙化集中分布,所以很容易考虑到 Paget's 病伴发导管内癌或浸润性导管癌;而 MRI 检查显示病变呈现不规则肿块,明显强化,时间-信号曲线呈平台型,DWI 图像肿块为明显受限改变,支持浸润性导管癌诊断。

(案例提供:中国医科大学附属第一医院 缪 琪)

(点评专家:中国医科大学附属第一医院 黎 庶)

案例 16 ● ● ●

◆▶ 病例介绍

女性,44 岁。发现左乳肿物 2 周。

专科检查:该患乳腺无疼痛,皮肤无水肿,腋下无肿块,无乳晕或乳头糜烂。

乳腺超声:左乳头上方可探及 1.2cm×0.9cm 低回声结节,形态欠规则,边界欠清。

实验室检查:WBC $6.2×10^9$/L;癌胚抗原 2.21ng/ml(正常值 0~6.5);CA153 3.2U/ml(正常值0~34.5)CA125 8.5U/ml(正常值0~35)。

◆▶ 影像学检查

乳腺 MRI 检查:MRI 检查设备为 1.5T 磁共振,8 通道专用相控阵表面线圈。患者采用俯卧位,双侧乳房自然下垂。先行横轴位 T_2WI(加脂肪抑制)平扫 FSE FS T_2WI:TR/TE=2900/60ms,层厚4mm、层间距 1.0mm、矩阵 640×640;横轴位 T_1WI 3D non fat sat:TR/TE=4650/85ms,层厚 1.1mm、层间距 0mm,TR/TE=8.7/4.7ms,矩阵 896×896;双侧乳腺矢状位 T_2WI(加脂肪抑制)平扫 FSE FS T_2WI:TR/TE=3800/85ms,矩阵 512×512;后行横轴位 VIBE 多时相增强 GD-DTPA 0.1mmol/kg 以 2.0ml/s 静脉团注前扫描 1 次,静脉团注后开始连续无间隔扫描 6 次,TR 4.53 毫秒、TE 1.66 毫秒,矩阵 384×384。DWI 序列,b 值 0,800。

左乳不规则形肿块,边界不清,内部环形强化,病灶中心坏死弥散不受限,TIC 曲线平台型(图 6-16-1)。

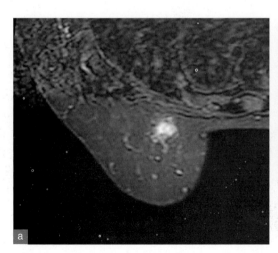
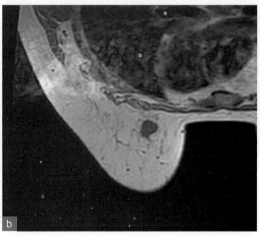

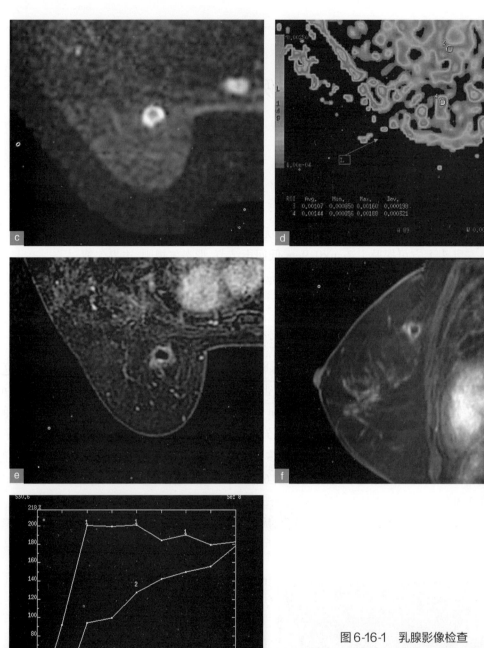

图6-16-1 乳腺影像检查

a. 去脂 T₂WI 图像；b. T₁WI 图像；c. DWI 图像；
d. ADC 图(1.44)；e. 横轴位 T₁WI 增强图像；
f. 矢状位 T₁WI 增强图像；g. 病灶 TIC 曲线

◆▶ **手术和病理结果**

　　手术探查：左乳 12 点钟，距乳头边缘 6cm 处探及一 1.8cm×1.6cm 肿物，质硬，边界欠清，活动度稍差，血供丰富，与皮肤、胸大肌无粘连。

　　病理：(左乳肿物)浸润性癌，类型考虑基底样乳腺癌，中-低分化，肉眼肿物大小约 1.5cm×1.3cm，未见明确脉管癌栓；(上、下、内、外切缘)未见癌组织，(哨兵淋巴结)未见转移癌(0/6)。

免疫组化结果显示：ER(−)，PR(−)，Her-2(−)，Ki-67(index 约40%)，Tau(+)，Top-Ⅱα(+)，EGFR(+)，CK5/6(+)。

◆▶ **诊断要点与鉴别诊断**

1. 诊断要点 左乳不规则形肿块，边界不清，内部环形强化，病灶中心坏死弥散不受限，TIC曲线平台型。

2. 鉴别诊断 本病例需与以下几种疾病进行鉴别诊断。

（1）乳腺脓肿：多见于哺乳期女性，DWI可鉴别脓腔和坏死，脓液中心扩散受限。

（2）黏液腺癌：平扫 T_2WI 明显高信号，边界多较清楚。

专家点评 ● ● ● ●

　　该病例的诊断并不困难，影像学征象比较典型，病理学分子分型较为特殊，与三阴乳腺癌相似。

（案例提供：军事医学科学院附属医院　周　娟）

（点评专家：军事医学科学院附属医院　李功杰）

06章案例17

案例 17 ● ● ●

◆▶ **病例介绍**

　　女性，57岁。确诊左乳腺癌8个月，多程化疗后。该患者近半月无明显诱因出现乳腺皮肤红斑。

　　专科检查：双乳对称，左乳外下皮肤可见6cm×5cm散在红斑，双乳未见橘皮样改变，双乳头无内陷、糜烂，未及肿块，双腋下及双锁骨上未及肿大淋巴结。

　　既往史：患者否认冠心病、高血压、糖尿病史，否认肝炎、结核等传染病病史，6年前行左乳肿物区段切除术，病理自诉"增生"，否认外伤史，否认药物过敏史。

　　实验室检查：CA72-4 23.11U/ml(0~6.9)；生化：GGT 63U/L，TBIL 20.74μmol/L，DBIL 6.3μmol/L，GLU 7.82mmol/L，TG 2.22mmol/L，Zn 7.5μmol/L。

◆▶ **影像学检查**

　　乳腺MRI检查：MRI检查设备为1.5T磁共振，8通道专用相控阵表面线圈。患者俯卧位，双侧乳房自然下垂。先行双侧乳腺横轴位 T_2WI FS：TR/TE=4840/56ms、层厚4mm、层间距1mm、矩阵448×336、Averages=2、FOV 34cm×34cm。横轴位 T_1WI：TR/TE=8/4.77ms，层厚1.5mm、层间距0.3mm、矩阵384×368、Averages=1、FOV 36cm×36cm。DWI序列，b值50、900。后行横轴位多时相增强MRI

DCE DTPA 0.1mmol/kg 以 2.5ml/s 静脉团注前扫描 1 次,静脉团注后开始连续无间隔扫描 5 次,TR 4.46 毫秒、TE 1.79 毫秒、FOV 36cm×36cm,扫描块厚度 104 层,矩阵 384×384,Averages=1。

此患者的乳腺 MR 检查图像见图 6-17-1。

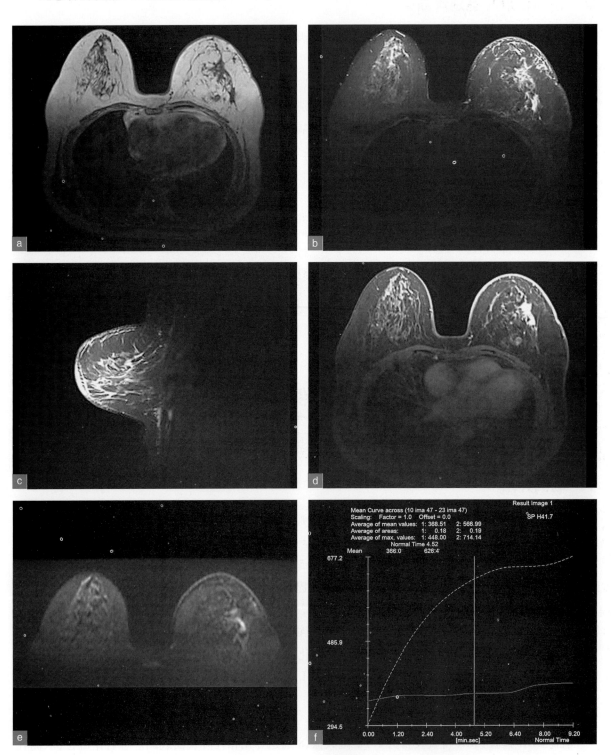

图 6-17-1　乳腺影像检查

a. T₁WI 平扫轴位;b. T₂WI 压脂平扫轴位;c. T₂WI 压脂平扫矢状位;d. T₁WI 压脂增强后轴位;e. DWI;f. 病灶 TIC 曲线

◆ **手术和病理结果**

左乳外下(靠近腹部)皮肤取材,皮肤组织内见数团分化差的腺癌浸润,结合临床,符合乳腺癌转移。免疫组织化学结果:–2:ER(–)PR(–)C-erb B-2(3+)。

◆ **诊断要点与鉴别诊断**

1. 诊断要点

(1)病史:左乳癌多程化疗后。

(2)体征:双乳对称,左乳外下皮肤可见6cm×5cm散在红斑,双乳未见橘皮样改变,双乳头无内陷、糜烂,未及肿块,双腋下及双锁骨上未及肿大淋巴结。

2. 鉴别诊断 本病例需与以下几种疾病进行鉴别诊断:带状疱疹、化疗药物过敏、局限性硬皮病、丹毒。

专家点评 ● ● ●

乳腺癌是女性常见的恶性肿瘤,主要通过淋巴结转移以及血道转移,主要转移部位为肺、胸膜、骨等器官。乳腺癌的皮肤转移被认为主要通过淋巴管道转移,其转移灶多发大片红斑及硬块。组织像与原发病灶相同,但分化程度可有差异。其组织结构可归纳为4型,炎症型转移灶、盔甲癌、结节癌以及毛细血管扩张四种临床类型。其中炎症型和毛细血管扩散型较快,而结节型和盔甲型扩散较慢。乳腺癌皮肤转移误诊、误治的原因是临床医生对发病率较低的恶性肿瘤皮肤转移认识不足,凭临床经验首先考虑带状疱疹、丹毒等常见疾病。因此,对于有明确肿瘤病史,特别是原发肿瘤附件出现不明原因结节、浸润性斑块、溃疡等的患者,临床医生应提高警惕,仔细查体并及时取活检,必要时多次取活检,以便尽早明确诊断,为患者争取治疗时机。

(案例提供:内蒙古自治区肿瘤医院 高岩峰)
(点评专家:内蒙古自治区肿瘤医院 高岩峰)

06章案例18

案例 18 ● ● ●

◆ **病例介绍**

女性,59岁。发现右乳肿块3月余。

专科检查:右乳可触及质硬肿块,直径约3cm,无压痛,边界不清,活动度差,表面皮肤未见异常,左乳未见异常;双侧腋窝及锁骨上未触及肿块或明显肿大淋巴结。

个人史:月经初潮15岁,已绝经。

实验室检查:CEA 4.86ng/ml,CA125 10.86U/ml,CA153 18.41U/ml,β-hCG 0.90mIU/ml。

◆▶ 影像学检查

乳腺 MRI 检查:MRI 检查设备为 3.0T 磁共振,4 通道专用相控阵表面线圈。患者俯卧位,双侧乳房自然下垂。先行双侧乳腺横轴位 T_2WI(加脂肪抑制)平扫 FSE FS T_2WI:TR/TE=6120/102ms,层厚4mm、矩阵 320×320、NEX=4。后行横轴位增强 0.1mmol/kg 以 3.0ml/s 静脉团注前扫描 1 次,静脉团注后开始连续无间隔扫描 9 次,TR 4.4 毫秒,TE 1.6 毫秒,FOV 361cm×361cm,NEX=4。DWI 序列,b 值 50,800。

右侧乳腺外下象限可见明显强化结节,边缘可见长短不一毛刺,其内强化不均匀,中心强化程度低于周边(图 6-18-1a);DWI(b=800)病变信号升高,提示扩散受限(图 6-18-1b);ADC 值约 $0.656×10^{-3}mm^2/s$(图 6-18-1c),时间-信号强度曲线呈流出型(图 6-18-1d),以上均提示病变为恶性可能性大。

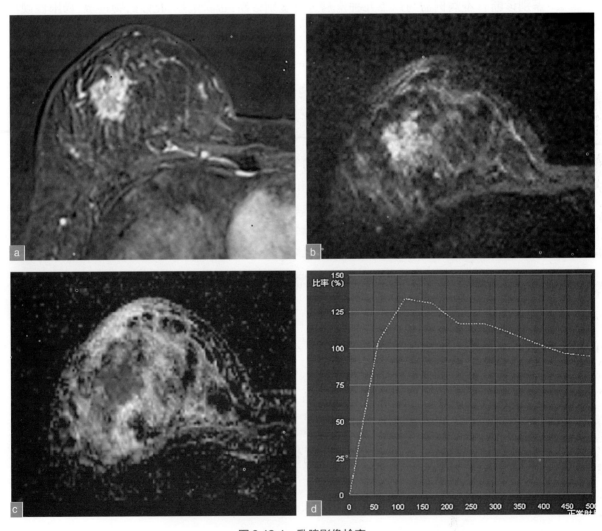

图6-18-1 乳腺影像检查

a. T_1WI 增强减影图像;b. 扩散加权图像 DWI(b=800);c. ADC 图;d. 病灶 TIC 曲线

◆▶ 手术和病理结果

右侧乳腺浸润性导管癌(WHO Ⅱ级)。免疫组化染色结果,ER 90%(+),PR 40%(+),Her2(+),

C-erbB-2（2+）；Ki67 60%（+）。

◆◆ **诊断要点与鉴别诊断**

1. 诊断要点　本病例的特点为老年女性,发现右乳无痛性肿块3月余。MR表现为强化不均匀的、边缘毛刺状结节,动态增强曲线呈流出型,DWI及ADC提示扩散受限,以上MRI征象均支持乳腺癌的诊断。

2. 鉴别诊断　本病例需与以下几种疾病进行鉴别诊断。

（1）肉芽肿性乳腺炎:与浸润性乳腺癌的主要鉴别点为:①肉芽肿性乳腺炎的病程较短,肿块常在短期内迅速增大,若治疗不及时常反复发作。②部分患者有外伤、感染或应用雌激素药物史。③溃疡或窦道形成是常见并发症。

（2）乳腺纤维腺瘤:与浸润性乳腺癌的主要鉴别点为:①乳腺纤维腺瘤常见于青年女性,好发于腺体较丰富的腺体表浅处。②乳腺纤维腺瘤结节或肿块边界光滑锐利,X线表现瘤周常伴有环形低密度细带状透亮影。③MRI动态增强后强化从中心向四周扩散,典型者内部可见低信号分隔,时间-信号强度曲线呈流入型或平台型为主。

专家点评 ●●●

　　该病例的MRI动态增强和扩散加权成像均表现典型,诊断不难,首先动态增强减影显示为毛刺状肿块,边缘强化程度高于病灶内部,TIC曲线亦呈流出型,DWI和ADC也提示病变为恶性可能性大。

（案例提供:武汉大学中南医院　徐丽莹）

（点评专家:华中科技大学协和医院　杨　帆）

●●● 第三节　乳腺浸润性小叶癌 ●●●

案例19 ●●●

◆◆ **病例介绍**

　　女性,54岁。1周前无意中发现右乳肿块,无红肿热痛,无乳头溢液、溢血等症状。医院B超示:①右乳内上实质占位(BI-RADS 4C,MT可能);②右乳下方实质结节(BI-RADS 3);③右侧腋下淋巴结肿大。

　　专科体检:双乳对称,乳房皮肤未见橘皮样改变,乳头乳晕无湿疹、脱屑改变。右乳内上方触及一2.0cm×2.0cm肿块,质硬,边界不清,活动差,无压痛,无皮肤粘连。双侧腋下及锁骨上未及肿大淋巴结。

◆▶ **影像学检查**

乳腺 X 线摄影:检查设备为全数字化乳腺机,双乳采用 CC 位、MLO 位摄片。

乳腺 MRI:扫描设备为 1.5T 乳腺专用磁共振,造影剂:轧双胺注射液,剂量 0.2mmol/kg,速率 2ml/s。平扫序列为脂肪抑制 T_2WI 和 T_1WI,层厚 3mm,层间距 1mm。平扫后 90 秒行增强扫描,增强扫描序列为脂肪抑制加水抑制 T_1WI,层厚 1.2mm,无间距扫描。注入对比剂后无间隔采集 4 个时相,每个时相扫描时间为 180 秒。

乳腺 X 线上表现为右乳外上象限等密度肿块,边缘浸润,其前下方可见等密度小结节(图 6-19-1a、b)。乳腺 MRI 显示右乳内上象限后带肿块,T_1WI 等信号,T_2WI 稍高信号,边缘毛刺,增强后早期强化明显,其前下方数枚类似性质小肿块(图 6-19-1c ~ g)。

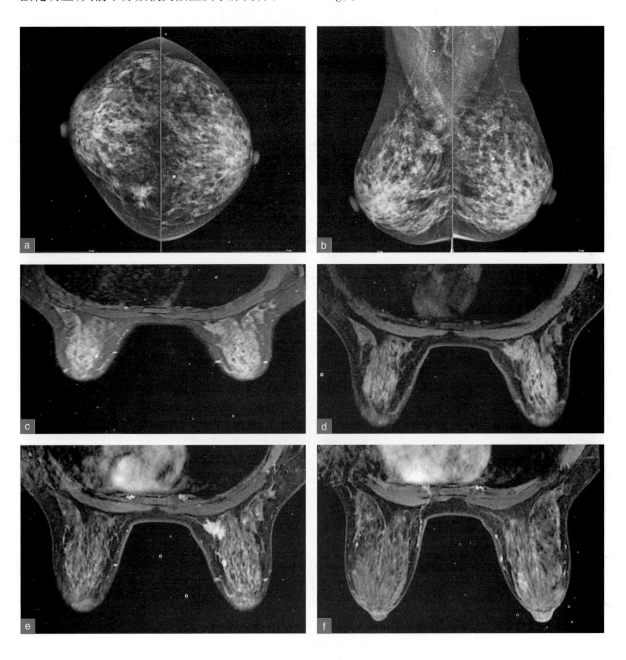

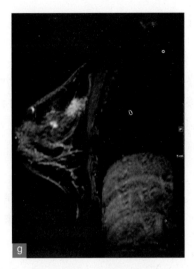

图 6-19-1　乳腺影像检查

a. 双侧乳腺 X 线摄影 CC 位；b. 双侧乳腺 X 线摄影 MLO 位；c. 抑脂 T_2WI 图像；d. 增强前 T_1WI 图像；e. 抑脂增强第一期图像；f. 抑脂增强第一期图像不同层面；g. 重建矢状位增强图像

◆▶ 手术和病理结果

术后病理：右乳浸润性小叶癌。右腋下淋巴结（2/17），前哨淋巴结（1/3）见癌转移。

免疫组化：ER（+）（100%，强）PR（+）（95%，强）HER2（0）CK5/6（-）Ki-67（+）10%　E-Cad（-）EGFR（+/-）CK14（-）AR（-）GCDFP15 弱（+）GATA3（+）。

◆▶ 诊断要点与鉴别诊断

1. 诊断要点　本病例特点为临床上 54 岁老年女性，临床无意中发现肿块，无乳头溢血、溢液，无发热、红肿等症状，影像学上，病灶定位明确，位于右乳外上象限，肿块边缘不规则，MRI 上表现为早期强化的不规则肿块伴前方数枚类似性质的结节，如具有较丰富的临床经验，开阔诊断思路，应考虑到浸润性小叶癌的可能。

2. 鉴别诊断　本病例需与以下几种疾病进行鉴别诊断。

（1）乳腺浸润性导管癌：好发于中老年女性，影像学上常表现为边缘不规则的肿块，常伴局部皮肤增厚、乳头凹陷和大导管增粗。MG 上伴钙化时，常表现为恶性钙化；MRI 上 T_2WI 表现多样，增强后表现为环形强化或早期快速显著强化。

（2）淋巴瘤：临床缺乏特征性表现，主要表现为乳房无痛性肿块，肿块生长迅速，影像学表现缺乏特征性，MG 上可表现为圆形界清肿块或弥漫性大片状高密度不对称影。MRI 上 T_1WI 呈均匀低信号，T_2WI 呈均匀稍高或等信号，强化均匀而明显。

（3）乳腺导管原位癌（DCIS）：在 MG 上常表现为沿导管分布的钙化，MRI 上非肿块段样、导管分支样强化为 DCIS 增强后特征性表现。导管分支样强化常表现为沿导管走行的粗细不一、僵直的分支状条索影；病灶呈三角形，尖段指向乳头的段样分布具有特征性，提示病灶累及整个导管。

专家点评 • • •

　　乳腺浸润性小叶癌占全部浸润性乳腺癌的 5% ~15%，生长方式广泛浸润，常表现为多中心、多灶性及双侧性生长。典型的临床触诊表现为局限性分叶状肿块或广泛的韧硬区域。乳腺 X 线摄影表现不典型，呈多样化，星芒状边缘肿块或结构扭曲较为典型，伴乳头和皮肤收缩。MRI 上可以更好地发现多中心及多灶性的病灶，如若表现为单一病灶，则与浸润性导管癌难以鉴别。

（案例提供：复旦大学附属肿瘤医院　姜婷婷）

（点评专家：复旦大学附属肿瘤医院　顾雅佳）

案例 20 • • •

◆ 病例介绍

　　女性，61 岁。发现左乳肿块 2^+ 年。

　　专科检查：双侧乳房对称，乳头无内陷、偏斜、溢液，触诊示左乳 11 ~3 点钟方向乳头旁可及一肿物，约 5cm×5cm 大小，质韧，无压痛，边界不清，表面不光滑，活动度差，左腋窝触及数枚小淋巴结，最大约 1.5cm×0.6cm 大小，质韧，无压痛，无融合，活动度差。

　　既往哺乳期间曾有乳腺炎病史。

　　实验室检查：血细胞分析（五分类）：WBC 3.18×10⁹/L（正常值：3.50 ~9.50），Neut% 12.50%（正常值：40.00 ~75.00），Lymph% 62.40%（正常值：20.00 ~50.00）。

◆ 影像学检查

　　X 钼靶检查：X 线钼靶检查设备为乳腺 X 射线摄影系统。包括双乳内外侧斜位（MLO）及头尾位（CC）。

　　乳腺 MRI 检查：MRI 检查设备为 3.0T 超导型 MRI 扫描机，专用乳腺 8 通道相控阵线圈。患者俯卧位，双乳自然悬垂。先行横轴位梯度回波 T_1WI 序列（TR/TE =5.15/2.59ms），横轴位快速自旋回波脂肪抑制 T_2WI 序列（TR/TE =7989.15/70.00ms）平扫，FOV 35cm×16cm，层厚 4mm，层间距 0.4mm。后行横轴位、矢状位及冠状位 DCE-MRI 扫描，采用三维容积梯度回波成像技术脂肪抑制序列（TR/TE =5.4/2.7ms），造影剂使用钆喷酸葡胺（Gd-DTPA），用量 14ml，速率 2ml/s，设定 8 个时相，无间断扫描，每个时相扫描时间为 111 秒，总动态增强时间约 14.8 分钟，FOV 35cm×16cm，层厚 4mm，层间距 0.4mm。DWI 序列，b 值 0，600。

　　左乳外上象限结构紊乱、扭曲，密度增高，左侧腋窝见肿大淋巴结（图 6-20-1a）。左乳外上象限片状稍长 T_1、长 T_2 信号灶，形态不规则，边缘模糊不清，DWI 示多发小片状高信号，增强后明显片状不均匀强化，时间-信号曲线为流出型（图 6-20-1b ~g）。

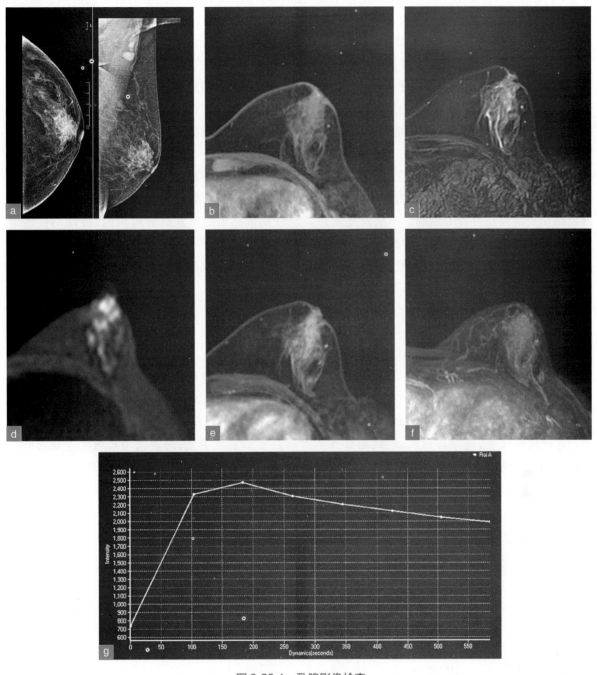

图 6-20-1　乳腺影像检查
a. X 线钼靶；b~g. MRI 图像

◆▶ **手术和病理结果**

（左乳）浸润性小叶癌 $cT_2N_1M_x$ Luminal B 型。免疫组化染色：E-cd-；P120 膜+；ER20% +；PR-；CK5/6-；C-erbB-2 1+；Pgp+；EGFR-；TOPOII-a 40% +，BRCA-1；P53-；PS2+，GSTπ+；Ki67 50% +。

◆▶ **诊断要点与鉴别诊断**

1. 诊断要点　该病例为老年女性，病史 2 年，以乳腺无痛性包块就诊，临床触诊示包块质硬，边界不清;X 线钼靶检查提示左乳外上象限结构紊乱、扭曲,局限性致密,伴同侧腋窝淋巴结肿大;MRI 显示病灶边界不清,片状分布,呈稍长 T_1、稍长 T_2 信号,DWI 为高信号,增强扫描病灶明显不均强化,节段性分布,时间-信号曲线为流出型,高度提示为乳腺恶性病变。

2. 鉴别诊断　本病例需与以下几种疾病进行鉴别诊断。

(1)乳腺硬化性腺病:多见于中年女性,病程较长,进展缓解,特点是乳房胀痛,与月经周期有关,经前加重。常为双侧乳腺发病,扪及局限增厚感或整个乳腺弥漫结节感,质韧,通常不伴有腋窝淋巴结肿大。影像上局限增生的腺体组织范围局限,形态较规整,边缘较清晰,CDFI 上通常血流信号不丰富,MRI 上强化不明显。

(2)浆细胞性乳腺炎:为乳腺组织的无菌性炎症,炎性细胞中以浆细胞为主。患者多数有先天性乳头内陷病史,主要临床表现为乳房肿痛、乳头溢液、乳头凹陷、乳腺肿块和乳房皮肤发红,腋窝淋巴结呈炎症反应并伴有触痛。本病反复发作。急性期抗感染后皮肤红肿可消退,慢性期抗感染效果不佳。影像上病灶常位于中央区,片状分布,范围较广泛,边界不清,部分形成脓肿,MRI 增强扫描呈不均匀强化,脓肿形成时壁呈环形强化,时间-信号曲线多数为平台型,有时与乳腺癌鉴别较困难。

专家点评 ● ● ●

　　本病例难点在于与乳腺导管原位癌及 IDC 鉴别。导管原位癌多表现为非肿块型,呈导管样、段性、区域性分布,可伴恶性钙化。乳腺浸润性小叶癌的病理基础为单一癌细胞呈线状浸润于致密的结缔组织间质中,较少形成钙化,这种生长方式造成钼靶片上较少形成肿块样改变,通常以结构扭曲、局灶性不对称致密影表现多见,超声上 ILC 通常表现为肿块边缘模糊不清,后方回声衰减较 IDC 更为显著。浸润性导管癌更多表现为肿块型,类圆形、分叶状或不规则形,可见毛刺。上述肿瘤均多见于老年女性,影像学表现具有重叠性,诊断较为困难,最终诊断需要病理确诊。本病例还需要与乳腺炎性疾病鉴别,乳腺炎性疾病临床病程一般较短,有局部及全身症状,病变边缘模糊,无恶性钙化灶,形成脓肿时增强可见脓壁呈环形强化。

(案例提供:贵州医科大学附属医院　陈　静)

(点评专家:昆明医科大学第一附属医院　李　俊)

06章案例21

案例 21 ● ● ● ●

◆▶ **病例介绍**

女性,62 岁。发现左乳肿块 2 天。

专科检查:于左乳 8 点钟,距乳头 4cm 处可及一肿物,约 3cm×4cm 大小,质硬,活动度欠佳,边界欠清,无压痛。

个人史:月经初潮年龄 13 岁。已绝经。

实验室检查:无异常。

◆》 影像学检查

乳腺超声:双乳中央区腺体厚度:左侧 12mm,右侧 8mm,腺体层结构欠清晰,分布不均匀,强弱不等。左侧乳腺 8 点钟方位可及一大小约 20mm×16mm 的毛刺状低回声结节,距皮肤 11mm,距乳头 65mm,边界尚清,内回声不均匀。CDFI:内未见明确血流信号。双侧乳腺后间隙未见明显异常回声。双侧腋下未见明显肿大淋巴结。

乳腺 MRI 检查:MRI 检查设备为 3.0T MR 扫描仪,患者俯卧于专用的 8 通道乳腺线圈上,双侧乳房自然悬垂于线圈洞穴内。TR 3.9 毫秒,TE 1.7 毫秒,层厚 1.3mm,扫描层数 128。对比剂采用钆喷替酸葡甲胺(Gd-DTPA)0.2mmol/kg,速度 2.0ml/s,于 10 秒内快速推注,继而快速推注 20ml 生理盐水冲管。DWI 序列,b 值 0,800。

左乳内下类椭圆形肿块,边界毛糙,局部小分叶,DCE-MRI 可见病变明显不均匀强化;时间-信号强度曲线呈平台型(图 6-21-1)。

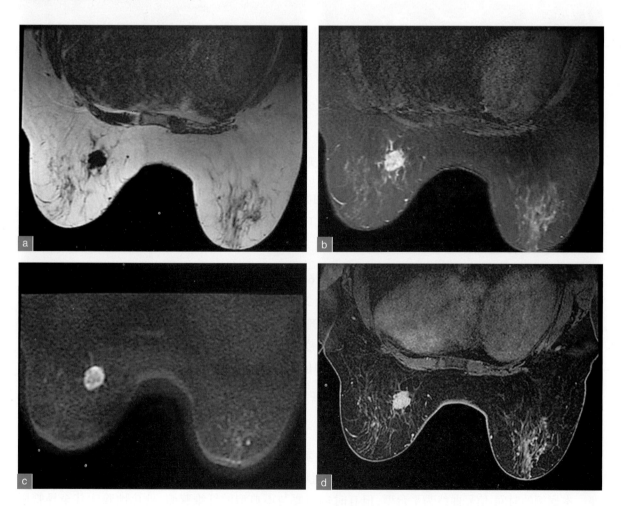

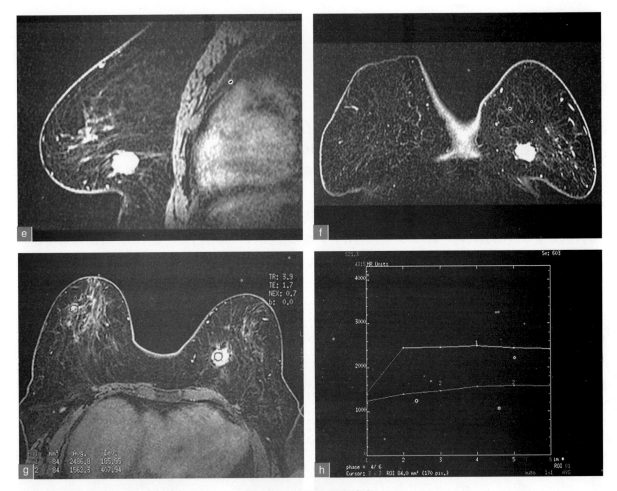

图 6-21-1　乳腺影像检查

a. 轴位 T_2 脂肪成像；b. 轴位 T_2 水成像；c. DWI 图像，b=800；d. 轴位 T_1WI 增强图像；e. 矢状位 T_1WI 增强图像；f. 冠状位 T_1WI 增强图像；g. TIC 曲线兴趣区勾画图像；h. 病灶 TIC 曲线

◆▶ **手术和病理结果**

　　手术所见：取左乳肿块表面轮辐状切口，长约 6cm，切开皮肤及皮下脂肪，科罗拉多刀分离组织，探及肿块。沿肿块周围完整切除肿块及其周围约 2cm 正常组织，沿长轴剖开肿块，可见肿块核心约 2.5cm×2.5cm 大小，色白，质硬。遂将组织块送病理。

　　病理诊断：（左乳）浸润性小叶癌，实性型。免疫组化：CK(+)，CK5/6(-)，P63(-)，Calponin(-)，E-Cad(-)，P120(+)，ER(100%+)，PR(100%+)，Her-2(1+)，P53(约 3%)，CD3(-)，CD20(-)，Ki-67(灶性约 40%+)。

◆▶ **诊断要点与鉴别诊断**

　　1. 诊断要点　本病例的特点为老年女性检出实质性肿块。超声检查示毛刺状低回声结节，边缘不清；MR 表现为强化不均匀类椭圆形肿块，边界毛糙，并见小分叶；这些形态学征象通常提示浸润性癌。本病例的时间-信号曲线为平台型，但有时也需要与不典型的纤维腺瘤、硬化性腺病甚至导管原位癌相鉴别。本病例中肿块呈类圆形，边界毛糙，并见小分叶，增强后强化不均，时间-信号曲线为平台型，BI-RADS-MRI 4 级。

2. 鉴别诊断　本病例需与以下几种疾病进行鉴别诊断。

（1）乳腺纤维腺瘤：多见于35岁以下年轻女性；肿瘤一般较小，直径多在1~3cm，直径超过5cm的纤维腺瘤少见。乳腺纤维腺瘤在影像学上密度/信号比较均匀，部分可有粗大钙化，超声检查病灶内常无明显血流信号；增强MRI检查病灶内部出现相对弱强化的低信号分隔是其特征性表现。

（2）浸润性导管癌：本病较难与单发浸润性小叶癌相鉴别，最终诊断需依赖组织学病理检查。浸润性小叶癌较浸润性导管癌更易表现为多灶或多中心性，病灶往往较大，初诊时常常伴有区域淋巴结转移。

专家点评　●　●　●

　　该病例的难点在于与浸润性导管癌的鉴别诊断，二者比较难鉴别，需要结合临床病理。浸润性小叶癌发病年龄往往较大，发病时病灶较大，且部分病例伴有区域淋巴结转移。较之浸润性导管癌，多灶性或多中心性病变更容易出现在浸润性小叶癌中。该病例的超声及MRI检查均倾向于浸润性癌诊断，但无法确定具体病理类型。

　　浸润性小叶癌难以单纯依靠体格检查检出，传统的影像学方法如超声和X线检查诊断本病的敏感性较MRI低。浸润性小叶癌中多灶或多中心性病变比例较高，MRI在检出多灶或多中心性病变方面明显优于X线及超声检查，且对同侧乳房及对侧乳房病灶的检出也具有一定的优势。

（案例提供：河南省人民医院　谭红娜）

（点评专家：河南省人民医院　谭红娜）

06章案例22

案例 22　●　●　●

◆▶ 病例介绍

女性，40岁。体检发现右乳肿块3月余。

专科检查：触诊右乳近乳头处有一肿块，直径约2.5cm，无胀痛及触痛，乳头无溢液，表面皮肤无红肿，无破溃。

实验室检查：暂无。

◆▶ 影像学检查

乳腺MRI检查：MRI检查设备采用3.0T MRI机。患者取俯卧位，双乳下垂，行双侧乳腺区及双侧腋窝区MR平扫及动态增强扫描。扫描序列包括：①横断面 T_2WI：采用短时反转恢复（short time inversion recovery，STIR）序列，层厚4mm，层间距1mm；②横断面DWI，层厚4mm，层间距1mm，b值为

800s/mm²;③动态增强扫描:采用乳腺容积成像(volume imaging for breast assessment,VIBRANT)序列:采用频率选择脂肪抑制技术,先获取平扫图像,注入对比剂后连续无间隔采集 5 个时相,增强扫描对比剂采用 Gd-DTPA,采用高压注射器经手背静脉以 2.0ml/s 的流率注射 0.2mmol/kg,然后再以相同流率注射 15ml 生理盐水。

右乳多发不规则结节,形态不规则,边缘毛刺状。STIR 上呈等或稍高信号;DWI 上呈明显高信号,ADC 值为(0.96~1.02)×10⁻³ mm²/s;DCE-MRI 可见病变明显强化;时间-信号强度曲线呈上升型及平台型(图 6-22-1)。

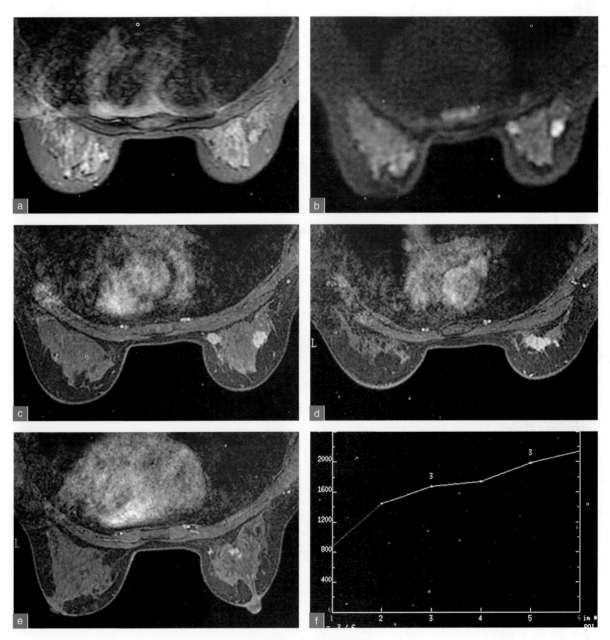

图 6-22-1　乳腺影像检查

a. 横断面 STIR 图像;b. 横断面 DWI 图像;c. T₁WI 增强第一期图像;d~e. 不同层面 T₁WI 增强图像;f. 病灶 TIC 曲线

◆▶ 手术和病理结果

"右乳12点,10点,2点,乳头下方"均为浸润性癌,肿瘤大部分呈浸润性小叶癌。

◆▶ 诊断要点与鉴别诊断

1. 诊断要点   本病例的特点为年轻女性患者,体检发现右乳肿块3月余。MRI上右乳共四处病灶,均表现为形态不规则、边缘毛刺状结节影,增强后其中两处病灶动态增强曲线为上升型,且两处病灶DWI上为高信号,ADC值较低$(0.96 \sim 1.02) \times 10^{-3} \, mm/s^2$。右乳多发结节影像表现均提示为恶性,提示该病例为多中心性乳腺癌。乳腺小叶癌多中心及多灶性病灶较多见,因此,乳腺小叶癌可能比较大。

2. 鉴别诊断   本病例需与以下几种疾病进行鉴别诊断。

(1) 浸润性导管癌(IDC):本病例与浸润性导管癌的临床与影像学表现较为相似,但浸润性导管癌多灶及多中心性病变的发病率比浸润性小叶癌低。

(2) 纤维腺瘤:乳腺纤维腺瘤边缘多清楚,ADC值较高,与本病例不符,故不考虑。

专家点评 ● ● ● ●

右乳四处病灶形态学表现、动态增强特点及ADC值相仿,均提示为恶性,即提示该病例为多中心性乳腺癌,且考虑为"一元论"。本病例与浸润性导管癌的临床与影像学表现较为相似,但浸润性导管癌多灶及多中心性病变的发病率比浸润性小叶癌低,乳腺小叶癌多中心及多灶性病灶较多见,因此诊断为以多灶或多中心性为特征的浸润性小叶癌。

(案例提供:上海交通大学医学院附属新华医院　宋萌萌)

(点评专家:上海交通大学医学院附属新华医院　汪登斌)

案例23 ● ● ●

◆▶ 病例介绍

女性,49岁。左乳肿物半年余。

专科检查:双乳皮肤色泽正常,左乳头凹陷,未见溢液,外上限触及腺体增厚,质韧,边界不清,活动度差,左腋下可触及多发肿大淋巴结,右乳及右腋下未触及异常。

实验室检查:无特殊。

◆▶ 影像学检查

乳腺X线摄影:采用钼铑双靶数字乳腺X线机,全数字化平板探测器19.2cm×23cm,像素1920×

2300。行常规乳腺头尾位(CC)和内外斜位(MLO)摄影。应用自动参数选择技术根据乳腺厚度、密度自动确定阳极靶面(钼或铑)、滤波片、电压(kV)和电流量(mAs)。

乳腺 MRI 检查:MRI 检查设备为 1.5T EXCITE HD 超导磁共振,8 通道专用相控阵表面线圈。患者俯卧位,双侧乳房自然下垂。先行双侧乳腺矢状位 T_2WI(加脂肪抑制)平扫 FSE FS T_2WI:TR/TE = 4650/85ms、层厚 4mm、层间距 1.0mm、矩阵 320×224、NEX = 4、FOV 20cm×20cm,后行横轴位 VIBRANT 多时相增强 MRIDCE DTPA 0.1mmol/kg 以 2.0ml/s 静脉团注前扫描 1 次,静脉团注后开始连续无间隔扫描 8 次、TR 6.1 毫秒、TE 2.9 毫秒、TI 13 毫秒、FOV = 36cm×36cm,扫描块厚度 52 层,矩阵 350×350,NEX 0.8。DWI 序列,b 值 0,800。

左乳外上象限腺体致密、结构紊乱,肿块边缘不具体,其内可见不定性钙化灶显示,该侧乳头凹陷、乳晕皮肤增厚(图 6-23-1a ~ d)。MRI 表现为左乳外上象限非肿块样强化病灶,呈段样分布,内部强化不均匀,增强早期呈快速强化,TIC 呈流出型,DWI 序列呈明显高信号,ADC 值约为 $0.78×10^{-3}$ mm^2/s(b=1000)(图 6-23-1e ~ j)。

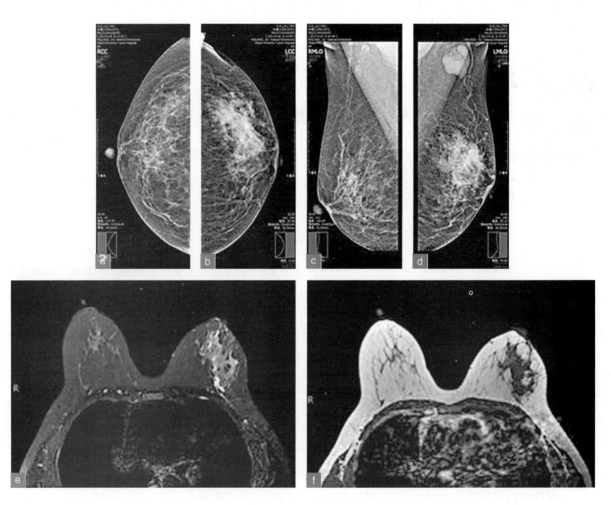

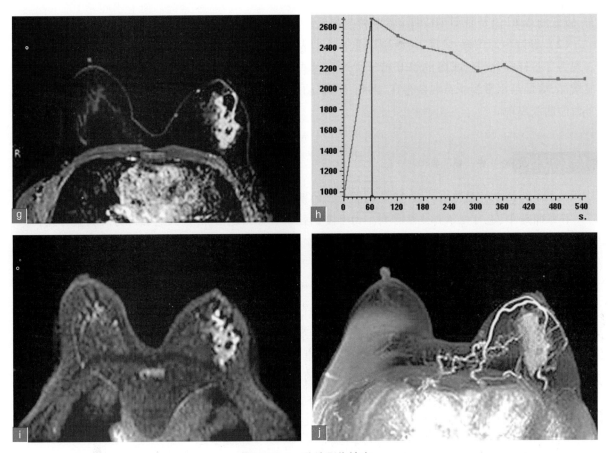

图 6-23-1　乳腺影像检查

a. 右乳 CC 位；b. 左乳 CC 位；c. 右乳 MLO 位；d. 左乳 MLO 位；e. T_2WI；f. T_1WI；g. T_1WI 增强图像；h. 病灶 TIC 曲线；i. DWI；j. MIP 图像

◆◇ **手术和病理结果**

左乳：结合免疫组化结果：ER(约 15% +)，PR(−)，CerbB-2(2+)，CK5/6(−)，E-cadherin(−)，Ki67(约 20% +)，AE1/AE3(+)，CD38(−)，P120(浆+)，符合浸润性小叶癌。肿物大小：6cm×6cm×3cm，脉管内可见癌栓，神经组织受累，乳头、皮肤切缘及基底未见癌，淋巴结转移性癌及癌结节：腋下 30/30，锁骨下 4/4。

◆◇ **诊断要点与鉴别诊断**

1. 诊断要点　病灶增强扫描早期快速强化，TIC 表现为 Ⅲ 型曲线，ADC 值约为 $0.78×10^{-3}$(b = 1000)，为典型恶性病变特征，乳腺癌的诊断基本成立。最常见的病理类型有浸润性导管癌、浸润性小叶癌、髓样癌及黏液癌，后两者多表现为边界较清的肿块，与本病形态不符，浸润性小叶癌常表现为非肿块样病变，与本病表现相符。浸润性导管癌常表现为肿块，周边伴有毛刺，呈蟹足样浸润较多见，但也有相当多的病灶表现为非肿块样病变，因此本病例应该考虑到浸润性导管癌以及浸润性小叶癌的可能性。二者的鉴别存在一定困难，一般认为浸润性小叶癌极少伴有钙化灶，而浸润性导管癌多见。

2. 鉴别诊断　本病例需与以下几种疾病进行鉴别诊断。

（1）浸润性导管癌：多表现为不规则肿块，部分浸润性导管癌表现为非肿块样强化，病灶分布以节段性为主，其次为区域性或多区域性分布，非肿块性浸润性导管癌由于癌组织生长广泛，不形成明显的较大肿块，因此不容易发生坏死，是非肿块性浸润性导管癌的一个特点。MRI 特征以节段性分布、较低的 ADC 值及 Ⅲ 型 TIC 曲线诊断价值最大。本病例较难区别。

（2）导管内原位癌：乳腺 DCIS 则以非肿块型表现为主，以节段性或区域性分布为特征，增强扫描表现为导管样强化，是 DCIS 的 MRI 特征性表现形式。早期 DCIS 在导管内生长，较小病灶的血供无明显增加，病灶与正常组织常混杂存在，因此，DCIS 动态增强曲线会有更多比例的良性曲线特征或更多平台型曲线出现。

专家点评 ● ● ●

浸润性小叶癌是由一致的、缺乏黏附性的癌细胞组成，癌细胞可单个散在弥漫浸润性于纤维间质中，也可呈单行线状排列。由于浸润性小叶癌细胞小、肿瘤细胞黏附力及凝聚力差，因此，在早期阶段无明显肿块，结构扭曲是浸润性小叶癌的一个常见征象，微小钙化少见。X线对微钙化敏感，故在一定程度对鉴别浸润性导管癌和浸润性小叶癌有所帮助。研究显示，与传统的影像学方法相比，MRI 诊断浸润性小叶癌更加准确，而且可以确定病变真正累及的范围。在 MRI 上，浸润性小叶癌表现多样，在早期最常表现为局限性强化肿块。当不表现为边缘强化或无边缘强化的肿块时，常类似于正常腺体的弥漫性强化，浸润性小叶癌在 MRI 上多样性的表现更能反映肿瘤细胞大量深入纤维组织或胶原束之间，癌细胞可围绕导管或小叶呈同心圆或靶样排列而不破坏正常组织结构的生物学特性。

本例病灶位于左乳外上象限，形态不具体，内部夹杂着正常腺体组织，TIC 类型及 ADC 值均提示恶性，全面结合形态学、血流动力学及功能成像综合考虑，方能正确诊断。

（案例提供：山西省肿瘤医院　张俊杰）

（点评专家：山西省肿瘤医院　杨晓棠）

案例 24 ● ● ●

◆ 病例介绍

女性，40 岁。患者于 1 年前无意中发现右侧乳房有 1 枚肿块，约鸡蛋大小，自发现以来肿块增大不明显，未予特殊治疗。

专科检查：右侧乳房 8 ~ 9 点钟距离乳头 2cm 处可触及明显实质增厚区，范围约 3cm×2cm，质韧偏硬，界限欠清，形态不规则，有压痛，未累及皮肤，未侵及胸壁。双侧腋窝淋巴结未及肿大。双侧锁骨上淋巴结未及肿大。

◆ 影像学检查

乳腺 X 线摄影示右侧乳腺外上象限见团片状致密影，边界不清，其内结构紊乱，右侧乳晕区皮肤增厚（图 6-24-1a、b）。乳腺超声示局部结构紊乱（图 6-24-1c、d）。

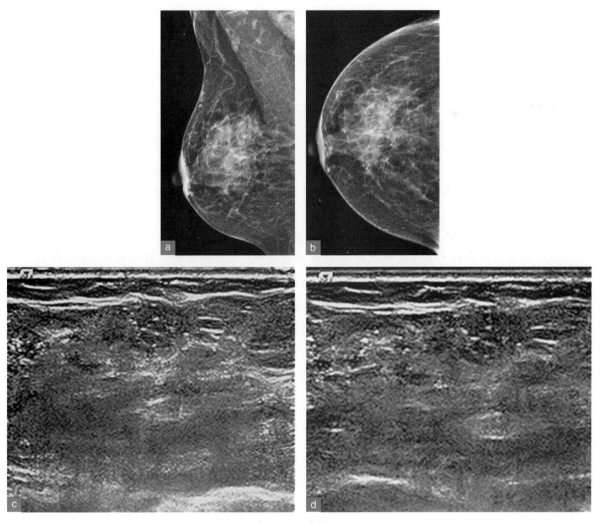

图 6-24-1　乳腺影像检查
a. 乳腺 X 线摄影 MLO 位；b. 乳腺 X 线摄影 CC 位；c. 超声图像；d. 超声图像

◆▶ 手术和病理结果

（右）乳腺组织内见弥漫性细胞浸润生长，细胞轻-中度异型，结合形态及免疫组化，意见为浸润性小叶癌（直径 1.5cm）。免疫组化：ER（-），PR（-），CerbB-2（1+），CK7（+），CK20（-），CD68（-），E-cad（-），P120 浆（+）。

◆▶ 诊断要点与鉴别诊断

1. 诊断要点　本病例的特点为中年女性患者，临床可触及肿块。X 线上为团片状致密影，范围几乎占据整个乳腺，边界不清，内有点状钙化。超声检查也发现病变区腺体增厚，结构杂乱，未见明显血流信号及低回声肿块。因此，考虑此病例可能恶性病变，建议手术切除活检。

2. 鉴别诊断　本病例需与以下几种疾病进行鉴别诊断。

（1）炎症：与浸润性小叶癌的表现相似，X 线上常见团片状致密影，乳腺实质小梁增粗，但走行一般不出现杂乱，皮下水肿而致透亮度增高，超声检查也多见皮下组织水肿，腺体区内见血流信号丰富。炎症常伴有局部皮肤发红、发热等体征。

（2）腺病：鉴别较困难，腺病也可有相似的影像学表现，但腺病常伴有多发点状钙化，不伴有皮肤增厚等恶性病变的伴随征象。

（3）致密腺体团：超声检查可鉴别，局部腺体增厚，但结构正常。

专家点评 ● ● ●

　　该病例最终病理诊断为"浸润性小叶癌"。回顾本例临床与 X 线表现，诊断的难点在于容易误诊。临床可触及病变，但超声检查仅仅表现为杂乱回声，无明确边界，不伴有丰富血流信号。同时，X 线上表现为团片致密影，边界不清，密度稍高于正常纤维腺体组织，容易误诊为增生腺体团而延误治疗。

　　浸润性小叶癌是起源于乳腺小叶的病变，可发生于任何年龄，约占全部乳腺癌的 10%，因其隐匿性的生长方式使乳腺 X 线片难以发现，与其他类型乳腺癌相比，发现时往往体积较大。临床表现为可扪及的肿物或局部增厚，是临床漏诊病例中最常见的组织类型。其典型 X 线征象可表现为有毛刺的高密度肿块，也可表现为密度不对称、无明确边界的病变，或结构扭曲，钙化少见。此例病变即表现为团块状致密影，范围较广，边界不清。临床触诊为局部增厚。超声表现为无明确边界的杂乱回声。做出 X 线诊断时，一定要与对侧乳腺对比，以免漏诊。

（案例提供：青岛大学附属医院　崔春晓）

（点评专家：青岛大学附属医院　林　青）

06章案例25

案例 25 ● ● ●

◆▶ 病例介绍

　　女性，47 岁。右乳肿物 20 天余。

　　专科检查：右乳外下侧大小约 2.0cm×1.5cm 肿物，无明显疼痛及其他不适，皮肤无水肿，腋下无肿块，无乳晕或乳头糜烂。

　　个人史：月经初潮年龄 13 岁。

　　实验室检查：无异常。

◆▶ 影像学检查

　　乳腺 MRI 检查：检查前常规禁食 4~6 小时。采用 1.5T 扫描仪，乳腺专用表面线圈。患者俯卧于乳腺表面线圈上，双乳自然下垂。先行双侧乳腺平扫，包括轴位 T_1WI、抑脂 T_2WI，然后行 VIBE 动态增强扫描，增强扫描时先行轴位第 1 期蒙片扫描，注射造影剂后立即开始 7 期 VIBE 动态增强扫描，每期扫描持续时间为 72 秒，每期之间无间隔，8 期扫描时间共计 9 分 41 秒。采用双筒高压注射器经肘前静脉注射

Gd-DTPA 0.1mmol/kg,流率 3.0ml/s,再注射生理盐水 15ml,流率 3.0ml/s。扫描范围包括双侧乳腺组织、相应水平胸廓前部及腋窝。扫描同时进行数字减影。DWI 序列,b 值 0,400,800,1500。

乳腺 MRI:右乳外上象限可见不规则异常信号,边界清,分叶状,T_1WI 呈等及低信号,T_2WI 呈稍高及高信号,实性部分 ADC 值 $0.853×10^{-3}mm^2/s$,囊性部分 ADC 值约 $1.488×10^{-3}mm^2/s$ 增强后病灶整体明显强化,动态增强时间-信号强度曲线呈早期迅速上升后平台型(图 6-25-1a ~ i)。

乳腺超声:双乳腺体组织不规则增厚,于右乳外下象限腺体组织内可见一约 2.0cm×1.4cm 的低回声,边界尚清,边缘欠规整,内部回声欠均,余腺体组织回声不均(图 6-25-1j)。

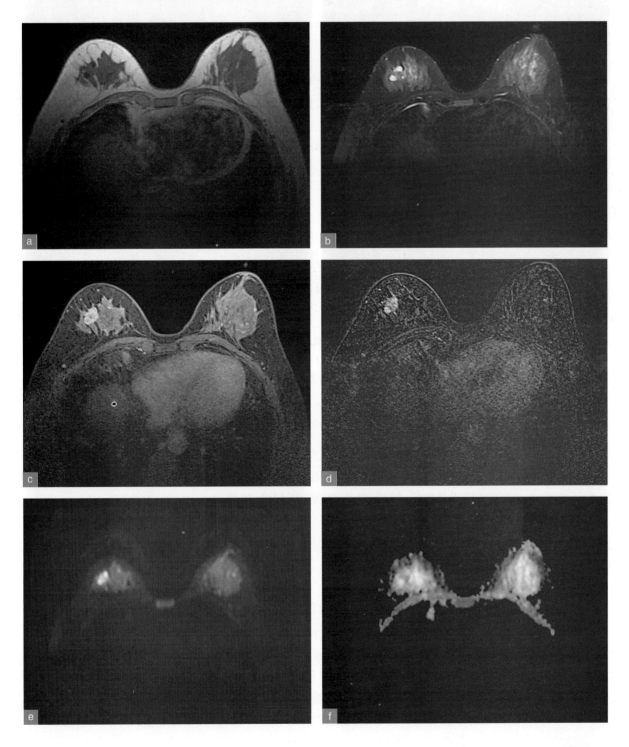

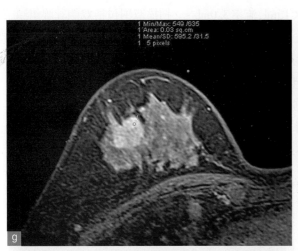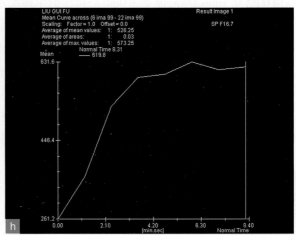
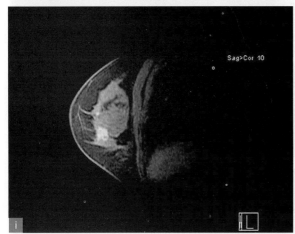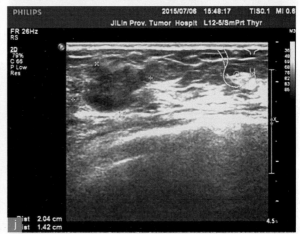

图 6-25-1　乳腺影像检查

a. T₁WI；b. T₂WI 压脂；c. 动态增强注入对比剂约 90 秒图像；d. 增强后约 90 秒剪影图像；e. b=800 DWI 图像；f. ADCmap 图像；g. 感兴趣区设置位置；h. 动脉增强时间-信号强度曲线；i. 增强后约 90 秒矢状位重建图像；j. 超声图像

◆▶ **手术和病理结果**

（右乳）浸润性导管癌 Ⅱ 级，伴黏液腺癌（占 40%）及微乳头状癌（占 30%）分化。大小 1.8cm×1.5cm×1.8cm。未见明确累及神经、脉管、乳头、基底、周切缘、皮缘。

淋巴结：右腋窝前哨 1　0/1，右腋窝前哨 2　0/1，右腋窝前哨 0/2。

附免疫组化结果：ER 强阳，细胞数 95%，PR 强阳，细胞数 95%，CerbB-2（1+/阴性）。

◆▶ **诊断要点与鉴别诊断**

1. **诊断要点**　右乳外上象限可见不规则异常信号，边界清，分叶状，T₁WI 呈等及低信号，T₂WI 呈稍高及高信号，实性部分 ADC 值约 0.853×10^{-3} mm²/s，囊性部分 ADC 值约 1.488×10^{-3} mm²/s，增强后病灶整体明显强化，动态增强时间-信号强度曲线呈早期迅速上升后平台型。BI-RADS-MRI 5 类。

2. **鉴别诊断**　本病例需与以下几种疾病进行鉴别诊断。

（1）右乳脓肿：脓肿多见规则脓腔形成，动态增强后脓腔不强化，且临床上多提示炎症过程。

（2）右乳纤维腺瘤：本例呈肿块样强化，分叶状，ADC 值明显降低；纤维腺瘤多呈类圆形，T_2WI 高信号，内见低信号分隔，相应 ADC 值无明显降低，两者可鉴别。

（3）腺病：腺病表现多样，一般范围较小，多为良性表现，腺病瘤多表现为肿块样强化，但形态学符合良性改变，ADC 值无明显降低。

专家点评 ● ● ●

该病例诊断其恶性并不困难，难点在于识别病变的不同成分。病变边缘出现两处 T_2WI 压脂像明显高信号灶，T_1WI 呈低信号，DWI 上呈高信号，相应 ADC 值无明显降低，但增强后上述该病灶出现强化，提示黏液癌成分，与实性部分性质不一致。黏液癌往往在 DWI 上表现癌有较高的信号，并且出现高于正常腺体组织的 ADC 值，在诊断中尤为重要。

（案例提供：吉林省肿瘤医院　孙双燕）

（点评专家：吉林省肿瘤医院　赵继红）

● ● ● ● 第四节　乳腺髓样癌 ● ● ● ●

案例 26 ● ● ●

◆▶ **病例介绍**

女性，48 岁。自检发现右乳肿块 1 月余。该患乳腺无乳头溢液、红肿、乳头凹陷、皮肤凹陷等不适。

专科检查：于右乳 12 点方向可触及大小约 3cm×2cm 肿物，质硬，界不清，右侧腋窝未触及明显肿大淋巴结。

个人史：月经初潮年龄 13 岁，行经天数 5～6 天/月经周期 25 天，末次月经 2017 年 11 月 20 日。

实验室检查：无异常。

◆▶ **影像学检查**

乳腺 X 线摄影：X 线检查设备采用数字乳腺机，常规行头尾位（craniocaudal，CC）和内外斜位（mediolateral oblique，MLO）摄影。

右乳外上近中线区偏后部稍高密度肿块影，大小约 33.2mm×28.6mm，边缘略呈分叶状（图 6-26-1）。

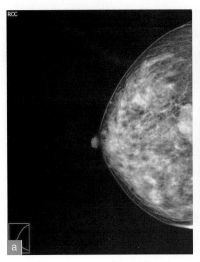
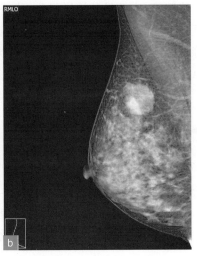

图 6-26-1　乳腺影像检查
a. CC 位；b. MLO 位

◆》 手术和病理结果

手术所见：距右乳头 1.5cm 外上象限可见一大小约 3.2cm×2.0cm 灰白、质硬、界尚清肿块。

病理诊断：（右侧）乳腺髓样癌。免疫组化：ER（-），PR（-），Her-2（0），Ki-67（LI：约 90%），CK5/6（部分+），P63（-），GATA-3（-）。

◆》 诊断要点与鉴别诊断

1. 诊断要点　本病例的特点为中年女性，乳腺内无痛性肿块。乳腺 X 线摄影片上显示为外上象限密度较高类圆形肿块，边界较清，伴有分叶，病灶内未见钙化。

2. 鉴别诊断　本病例需与以下两种疾病进行鉴别诊断。

（1）叶状肿瘤：发病平均年龄在 45 岁左右，多表现为质韧无痛性肿块。X 线摄影表现为乳腺内巨大肿块，常呈分叶状，且以深分叶居多，界清，多有较完整包膜，周围组织呈受推移改变，部分叶状肿瘤内可见钙化。叶状肿瘤分叶较髓样癌明显。

（2）黏液癌：临床上以绝经后老年妇女多见；临床多表现为生长缓慢的肿块。本病 X 线表现为圆形、卵圆形肿块，边界大部分清晰，多伴小分叶，部分病灶内可伴钙化。因黏液癌含有较多黏液成分，故在 MRI 检查中 T_2WI 病变呈明显高信号具有特征性。

专家点评 ● ● ● ●

乳腺髓样癌（medullary breast carcinoma，MBC）在乳腺癌中较少见，是浸润性导管癌的一个变型。本病乳腺 X 线摄影的典型表现为圆形或卵圆形肿块，边缘伴小或大分叶，大部分边界清楚，一般不伴有钙化。乳腺髓样癌的 MRI 表现为边界清楚较大肿块，多伴分叶，T_1WI 呈低信号，T_2WI 多呈明显高信号，时间-信号强度曲线（TIC）为平台或流出型。

（案例提供：华中科技大学协和医院　张静涛）

（点评专家：华中科技大学协和医院　杨　帆）

06章案例27

案例 27 ••••

◆▶ 病例介绍

女性,49 岁。发现右乳肿块 2 年余,自觉肿块增大 3 天。

专科检查:于右乳 9～10 点钟位置,距乳头 2cm 处可及一肿物,约 3cm×2cm 大小,质硬,活动度欠佳,边界欠清,无压痛。右侧腋下可触及肿大淋巴结,大小约 2cm×1.5cm,边界欠清,活动度欠佳,无压痛。该患乳腺无疼痛,皮肤无水肿,腋下无肿块,无乳晕或乳头糜烂。

个人史:月经初潮年龄 12 岁。

实验室检查:无异常。

◆▶ 影像学检查

乳腺超声:双侧乳腺皮肤及皮下脂肪层未见明显异常。右乳腺体厚度约 6.7mm,左侧腺体约 7mm。右侧乳腺腺体 9～10 点钟,距乳头约 22mm 处,可见一大小约 29mm×12.4mm 低回声区,形态不规则,周边呈蟹足样改变,内回声不均匀,后方衰减不明显,CDFI:内可见较丰富线状血流信号,走行及分布不规则,其一流速,Vmax:20cm/s,RI:0.70。双乳腺体后间隙未见明显异常。右侧腋窝可见散在低回声结节,较大一个约 15mm×10mm,边界清,髓质消失,CDFI:周边及内部可见点线状血流信号。左侧腋下未见明显肿大淋巴结。

乳腺 MRI:MRI 检查设备为 3.0T MR 扫描仪,患者俯卧于专用的 8 通道乳腺线圈上,双侧乳房自然悬垂于线圈洞穴内。TR 3.9 毫秒,TE 1.7 毫秒,层厚 1.3mm,扫描层数 128。对比剂采用钆喷替酸葡甲胺(Gd-DTPA)0.2mmol/kg,速度 2.0ml/s,于 10 秒内快速推注,继而快速推注 20ml 生理盐水冲管。DWI 序列,b 值 0,800。

右乳外上象限不规则肿块,边界毛糙,局部小分叶,病灶内可见片状囊变影,DCE-MRI 可见病变明显不均匀强化;时间-信号强度曲线呈流出型(图 6-27-1)。

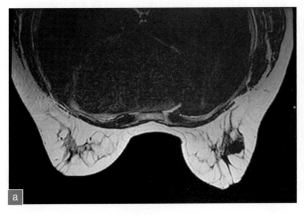

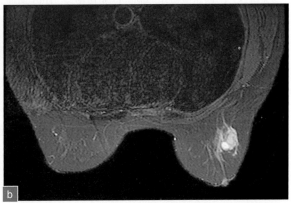

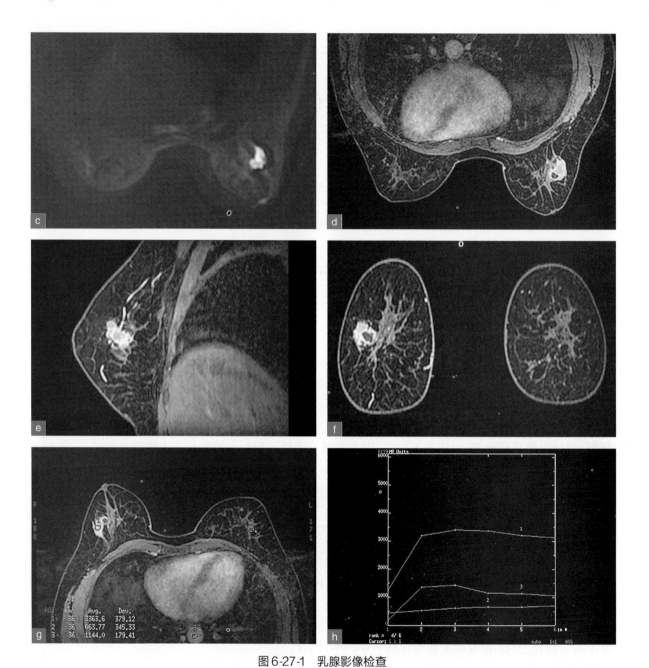

图6-27-1 乳腺影像检查

a. 轴位 T_2 脂肪成像;b. 轴位 T_2 水成像;c. DWI 图像,b = 800;d. 轴位 T_1 WI 增强图像;e. 矢状位 T_1 WI 增强图像;f. 冠状位 T_1 WI 增强图像;g. TIC 曲线兴趣区勾画图像;h. 病灶 TIC 曲线

◆》 手术和病理结果

　　手术所见:取右乳肿块表面做弧形切口,长约4cm,切开皮肤及皮下脂肪,科罗拉多针游离组织,探及肿块。沿肿块周围完整切除肿块及其周围组织约2cm正常组织,沿长轴剖开肿块,可见肿块核心约3cm×1.5cm大小,色灰黄,质硬,有放射状纹理。

　　病理诊断:(右乳)髓样癌。免疫组化:ER(−),PR(−),PS-2(−),TOPII(30%+),Her-2(0),P53(>90%),P120(+),CK5/6(−),Ki-67(>60%+)。

◆◆ **诊断要点与鉴别诊断**

1. 诊断要点　本病例的特点为中年女性,自觉肿块增大。超声声像图提示右乳低回声肿块,形态不规则,周边呈蟹足样改变,内回声不均匀,后方衰减不明显,CDFI:内可见较丰富线状血流信号,走行及分布不规则。MRI 提示一不规则肿块,边界不清,增强后明显不均匀强化,且时间-信号曲线呈流出型,具有此征象的病变很容易考虑到恶性肿瘤。

2. 鉴别诊断　本病例需与以下几种疾病进行鉴别诊断。

(1) 乳腺纤维腺瘤:多见于 35 岁以下年轻女性;肿瘤一般较小,直径多在 1~3cm,直径超过 5cm 的纤维腺瘤少见。乳腺纤维腺瘤在影像学上密度/信号比较均匀,部分可有粗大钙化,超声检查病灶内常无明显血流信号;增强 MRI 检查病灶内部出现相对弱强化的低信号分隔是其特征性表现。

(2) 乳腺黏液癌:临床上以绝经后妇女多见;本病较一般乳腺癌病程长,瘤体生长缓慢且体积大,多呈膨胀性生长,边界清晰。X 线黏液癌可表现为良性肿瘤,可出现粗大钙化影;而在 MRI 检查中 T_2WI 病变呈明显高信号具有特征性,增强后黏液轻微强化或不强化。

(3) 非特殊类型浸润性癌:可发生于任何年龄,影像学上病灶常表现出恶性肿瘤征象,且部分患者有较多的伴随症状,如皮肤增厚、乳头下陷、腋下淋巴结肿大、远处部位转移等征象。乳腺髓样癌较少出现伴随征象,临床预后相对较好。

专家点评 ●●●

　　该病例根据超声及 MRI 表现不难诊断乳腺癌,但确定具体的病理类型较困难。髓样癌一般边界较清,质地较软,以膨胀性生长多见;预后相对较好。在 X 线及超声图像上常易与发生在年轻妇女中的纤维腺瘤相混淆;而本组病例中影像学表现与浸润性乳腺癌较类似,最终诊断需结合组织病理学检查。

(案例提供:河南省人民医院　谭红娜)

(点评专家:河南省人民医院　谭红娜)

06章案例28

案例 28 ●●●●

◆◆ **病例介绍**

　　女性,40 岁。半年前患者无意中发现左侧乳房肿块,约指甲盖大小,重压后有疼痛感,月经期疼痛更明显,在当地医院就诊后予以"乳宁片"处理,未见明显好转,遂来医院就诊,门诊拟"左乳肿块"收住院。病程中,胃纳可,睡眠可,二便正常,无明显消瘦。

　　专科检查:双侧乳房基本对称,左侧乳腺外上象限触及一大小约 4.0cm×3.0cm 肿块,质韧,活动度好,触之无明显疼痛感。右侧乳房未触及明显肿块,双侧腋窝未触及明显淋巴结肿大。

个人史:月经初潮年龄 15 岁,经期 4 天/周期 28 天。

实验室检查:无异常。

◆▶ 影像学检查

乳腺钼靶 X 线检查:钼靶 X 线检查设备为全数字化钼铑双靶乳腺 X 光机。患者均摄双侧头尾位(CC)及内外斜位片(MLO)。

左侧乳腺外上象限多发卵圆形、类圆形肿块,边界大部分清晰,部分模糊,病灶似有融合,大者约1.4cm×2.1cm,小者直径约 0.6cm(图 6-28-1)。

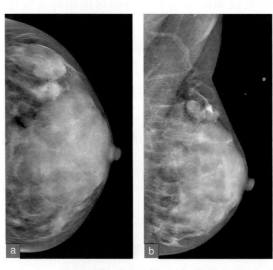

图 6-28-1 乳腺钼靶 X 线检查
a. 左侧乳腺头尾位片;b. 左侧乳腺斜位片

◆▶ 手术和病理结果

术中见病灶位于左乳外上象限,约 4.0cm×3.0cm 大小,包膜欠完整,病灶血供较丰富。HE 染色显示肿块周围为乳腺组织,肿块边界尚清,背景为多量淋巴细胞,期间散在分布圆形、椭圆形或梭形细胞,有一定异型性。免疫组织化学染色显示:ER(-),PR(-),c-erbB-2(-),Ki-67(+)约 50%,CK5(+),EGFR(+),E-cad(+),P120(+),S100(+)。

◆▶ 诊断要点与鉴别诊断

1. 诊断要点 本病例的特点为 40 岁女性,无意中发现乳腺内占位。钼靶 X 线片上显示病灶为多发,部分边缘清楚,部分模糊,并且病灶似可见相互融合,病灶内未见钙化,诊断时要考虑到髓样癌的可能。

2. 鉴别诊断 本病例需与以下几种疾病进行鉴别诊断。

(1) 叶状肿瘤:女性各年龄段均可发病,但发病高峰期在 40 岁左右,绝经前、多产妇以及哺乳者相对较为多发。钼靶 X 线表现为乳腺内边缘光滑的巨大肿块,肿块内无钙化。

(2) 纤维腺瘤:本病例与该病的临床及影像学表现较为相似。单发纤维腺瘤多为圆形或卵圆形高或稍高密度肿物,部分可略呈分叶状,密度均匀,边界多完整锐利;直径多在 1~3cm 之间,X 线所见大小与临床触诊相似。少数肿瘤可较巨大,形态也多呈分叶状,但边缘仍保持良性肿瘤的光滑、整齐、锐利,肿瘤周围可见透亮晕征(halo sign)。多发纤维腺瘤表现为均匀一致的中等密度、大小不等的结节或肿块。较大的瘤体也可呈分叶状,但边界清晰光滑。肿块周围脂肪组织被挤压后,可出现一薄层的透亮环。部分纤维腺瘤组织可发生变性、钙化,甚至骨化。钙化可位于肿块的边缘或中央,形态可为蛋壳状、细沙状、粗糙颗粒状、树枝状等。

专家点评

乳腺髓样癌(medullary breast carcinoma,MBC)在乳腺癌中较少见,是浸润性导管癌的一个变型,约占乳腺癌患病率的4.5%。肿瘤细胞高度异型和间质内弥漫的淋巴细胞浸润是其形态学特征。在2003年世界卫生组织(WHO)乳腺肿瘤新分类中,MBC相当于传统的典型髓样癌或髓样癌伴大量淋巴细胞浸润,而另外列出了仅具有部分髓样癌形态学特点的不典型髓样癌(atypical medullary breast carcinoma,AMBC)。

本病乳腺钼靶X线的典型表现为椭圆形分叶状或圆形肿块,边界清楚,钙化少见。MRI乳腺髓样癌T_1WI呈低信号,T_2WI大部分呈明显高信号,小部分病例可呈低信号,时间-信号强度曲线(TIC)为Ⅲ型或Ⅱ型。本病例通过镜下病理和免疫组化证实为乳腺髓样癌。

(案例提供:安徽医科大学第一附属医院　徐丽艳)
(点评专家:安徽医科大学第一附属医院　徐丽艳)

第五节　乳腺黏液癌

06章案例29

案例 29

◆▶ **病例介绍**

女性,65岁。发现右乳肿物1个月。

专科检查:双侧乳房皮肤无红肿,无破溃,双侧乳头齐平,无溢液,右乳中外距乳头3cm处可及一大小约为2cm×2cm肿物,质硬,界不清,活动欠佳。左乳未及明显肿物,双腋下未及肿大淋巴结。

个人史:初潮于15岁,月经规律。月经持续6~7天。月经间隔30天,有痛经。绝经年龄:54岁。

◆▶ **影像学检查**

乳腺MRI检查:采用磁共振扫描仪,4或8通道乳腺专用相控阵表面线圈。患者取俯卧位,双侧乳房自然下垂。常规矢状面、横轴面及冠状面三平面定位扫描后,平扫采用快速自旋回波(fast spin echo,FSE)T_1WI(TR 700 毫秒,TE 10 毫秒)、T_2WI 脂肪抑制(TR 4500 毫秒,TE 85 毫秒)横断面及患侧乳腺矢状面,层厚 5mm,层间距 0.5mm,矩阵 384×224,激励次数(NEX)2,扩散加权成像(diffusion weighted imaging,DWI)采用单次激发自旋平面回波序列,为消除各向异性对 DWI 信号和数值测量的影响,在频率编码、相位编码和层面选择方向分别施加扩散敏感梯度场,参数:TR 6300 毫秒,TE 64 毫秒,矩阵 128×128,层厚 5mm,层间距 0.5mm,NEX 4,扩散敏感度值扩散敏感因子(b 值)分别取 0,500,1000s/mm²。多时相动态增强扫描应用双侧乳腺容积成像(volume imaging for breast assessment,VIBRANT)。参数:TR 6.1 毫秒,TE 2.9 毫秒,翻转角 15°,矩阵 256×128,层厚 3mm,视野(FOV)26cm×26cm,NEX 1。动态增强前先扫蒙片,然后由高压注射器经手背静脉以团注方式注入对比剂 Gd-DTPA,剂量 0.2mmol/kg,流率 2.0ml/s,并同时注射等量生理盐水,即刻进行扫描,连续采集 8 个时相,单期扫描时间 58~62 秒。

右乳外上方可见一不规则肿物影,另见颗粒钙化(图 6-29-1a、b)。右乳外侧见低回声区,形态不规则,内部回声不均匀,周围组织回声增强,CDFI:可见点状血流信号(图 6-29-1c、d)。右乳外上见一不规则肿物,边缘不光滑,于平扫 T_1WI 呈稍低信号,抑脂 T_2WI 呈较高信号,动态增强后呈不均匀强化,时间-信号强度曲线呈渐增型,相应 DWI 呈高信号,ADC 值较高(图 6-29-1e~i)。

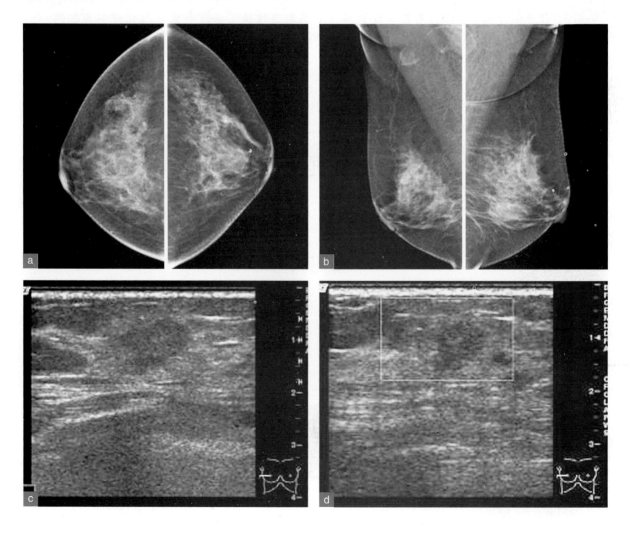

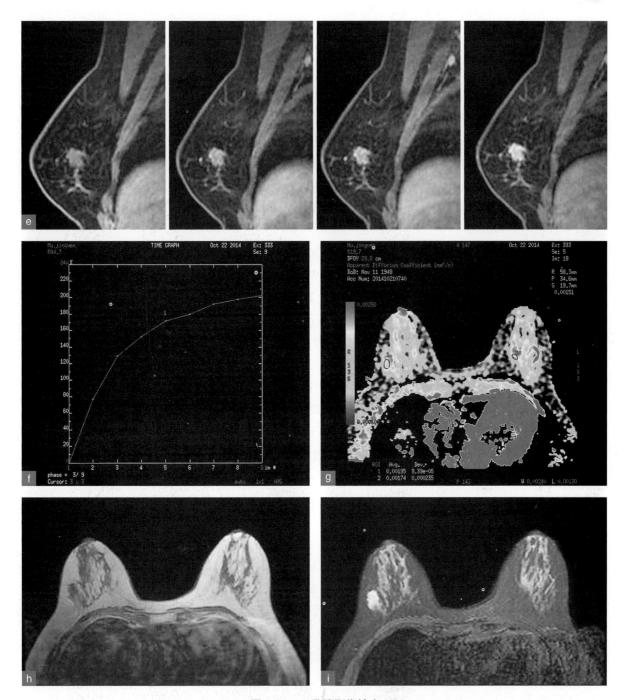

图6-29-1 乳腺影像检查

a. 双乳头尾位片；b. 双乳内外侧斜位片；c. 右乳超声二维图像；d. 彩色多普勒血流图像；e. 动态增强图像；f. 时间-信号强度曲线图；g. ADC图像；h. T_1WI；i. 脂肪抑制 T_2WI

◆◆ 手术和病理结果

保乳冷冻标本：7.5cm×4.5cm×3.5cm，皮瓣5cm×2cm，其内可及肿物2cm×1.2cm×1.1cm，切面灰白色，质地硬，边界不清。

病理诊断：右乳腺黏液腺癌（纯型），癌组织累及脂肪。ER-α：阳性细胞约占90%；平均着色强度：强；PR：阳性细胞约占80%；平均着色强度：中等-强；HER-2：（1+）；Ki-67：阳性细胞约占10%；p53：阳性细胞约占2%。

◆◇ 诊断要点与鉴别诊断

1. 诊断要点 本病例为老年女性,自己无意扪及无痛性乳腺肿物,乳腺 X 线示不规则肿物影。乳腺超声示低回声区,边界模糊,形态不规则,内部回声不均匀,周围组织回声增强,CDFI:可见点状血流信号。乳腺 MRI 平扫及增强示一不规则肿物,边缘不光滑,于平扫 T_1WI 呈稍低信号,抑脂 T_2WI 呈较高信号,动态增强后肿物呈不均匀强化,时间-信号强度曲线呈渐增型,相应 DWI 呈高信号,ADC 值较高。三种影像学表现综合分析可以考虑为恶性肿物,但与一般典型乳腺癌的表现不完全一致,所以考虑特殊类型乳腺癌可能性大。由于肿物在 MRI 上呈较高 T_2 信号,ADC 值较高,考虑黏液腺癌可能性大。

2. 鉴别诊断 本病例需与以下几种疾病进行鉴别诊断。

(1) 纤维腺瘤:乳腺 MRI 上纤维腺瘤可以 T_2WI 呈高信号,动态增强时间-信号强度曲线呈渐增型,ADC 值较高,但与本病例 MRI 不符之处在于边界不光滑,ADC 值要稍高于纤维腺瘤 ADC 值。超声示边缘模糊,形态不规则,内部回声不均匀,且患者年龄较大,与纤维腺瘤不符。

(2) 囊肿:与乳腺囊肿鉴别在超声和 MRI 上较容易,囊肿增强后不发生强化,且形态及边界均应规则光滑,回声、信号均匀。

(3) 非特殊类型乳腺癌:从乳腺 X 线和超声中鉴别特殊类型乳腺癌和非特殊类型乳腺存在一定困难,乳腺 MRI 动态增强及 DWI 序列可以提供一些依据,一般非特殊类型乳腺癌时间-信号强度曲线呈流出型,DWI 呈明显高信号,ADC 值较低,与本病例不符。而特殊类型乳腺癌,即黏液腺癌,MRI 检查 T_2 呈较高信号,ADC 值较高的表现,与本病例相符,所以考虑本病例为黏液腺癌可能性大。

专家点评

　　黏液腺癌因本身的病理学特点,其临床和影像学表现亦颇具特殊性。X 线上黏液腺癌的表现可近似良性肿瘤,肿块的边缘比较光滑,密度多比较淡,若瘤内有出血时,密度可增高。然而,黏液腺癌作为浸润性癌的一种,仍可表现出浸润性生长方式的特性。癌瘤附近的乳腺小梁可有扭曲、牵拉及变形,也可表现一些如皮肤局限增厚、血供增加等继发的恶性征象。黏液腺癌动态增强 MRI 表现与一般类型乳腺癌相似,增强后肿物呈明显不均匀强化,强化方式由外周向中心呈向心样强化,病变时间-信号强度曲线呈平台型或流出型。但黏液腺癌在平扫 T_2WI 和扩散加权成像表现与一般乳腺癌不同且颇具特征性,平扫 T_2WI 病变呈明显高信号;在 DWI 上,病变呈明显高信号,但 ADC 值不减低,反而稍高于正常腺体 ADC 值,这些表现与黏液腺癌本身的特殊病理组织成分有关。依据上述特征性表现,本例能够提示黏液癌的诊断,但最终确诊依靠病理。

(案例提供:天津医科大学总医院　刘　静)

(点评专家:天津医科大学总医院　曹　阳)

06章案例30

案例 30 • • •

◆ 病例介绍

女性,30 岁。发现右乳肿物 8 月余。

专科检查:右乳外下象限肿物,直径约 2.5cm×1.5cm,质地韧,边界清楚,活动度好,无压痛,无皮肤粘连。腋窝淋巴结无肿大。锁骨上淋巴结无肿大。

个人史:月经初潮年龄 16 岁,余无特殊。

实验室检查:WBC 8.22×10⁹/L;CA15-3 5.45U/ml(正常值:0～25.00U/ml);CA125 9.82U/ml(正常值:0～35.00U/ml);甲胎蛋白 4.13ng/ml(正常值:0～7.00ng/ml);癌胚抗原 1.38ng/ml(正常值:0～4.7ng/ml)。

◆ 影像学检查

乳腺 MRI 检查:检查设备为 3.0T,患者取俯卧位,双侧乳房自然下垂。先行乳腺平扫,轴位 T_1WI,TR 4.5 毫秒,TE 2.1 毫秒,扫描层厚 3mm、层间距 1.5mm,矩阵 384×320,FOV 35cm×35cm;轴位 T_2WI(Ax T2 FSE-IDEAL ASSET),TR 3773 毫秒,TE 81.5 毫秒,扫描层厚 6mm、层间距 7.5mm,矩阵 320×256,FOV 35cm×35cm;矢状位 T_2WI(Sag fs T2FSE),TR 2500 毫秒,TE 86.3 毫秒,扫描层厚 4mm、层间距 5mm,矩阵 288×224,FOV 22cm×22cm;DWI(Ax STIR-DWI 1000 Shim),b=1000s/mm²,TR 3118 毫秒,TE 75.9 毫秒,扫描层厚 4mm、层间距 5mm,矩阵 128×128,FOV 35cm×35cm。再行乳腺动态增强扫描,动态扫描持续时间 1.6 秒,获得时间 52 秒,对比剂为 Gd-DTPA(0.1mmol/kg 体质量),采用高压注射器经手背浅静脉以 3.0ml/s 流率团注,并跟注 20ml 的生理盐水。注药的同时开始灌注成像采集,后立即采集 T_1WI 增强图像,采用 VIBRANT 序列,TR 4.5 毫秒,TE 2.1,扫描层厚 3mm、层间距 1.5mm,矩阵 384×320,FOV 35cm×35cm。

右乳外下象限病灶,呈浅分叶的肿块型,边缘较清晰,平扫 T_1WI 稍低信号,T_2WI 为明显高信号;DWI 上呈边缘高信号,内部信号不高,内部 ADC 值为 $1.84×10^{-3}mm^2/s$,ADC 值较高;增强扫描不均匀环形强化,内可见不规则无强化区,强化区域强化曲线呈渐升型(图 6-30-1)。

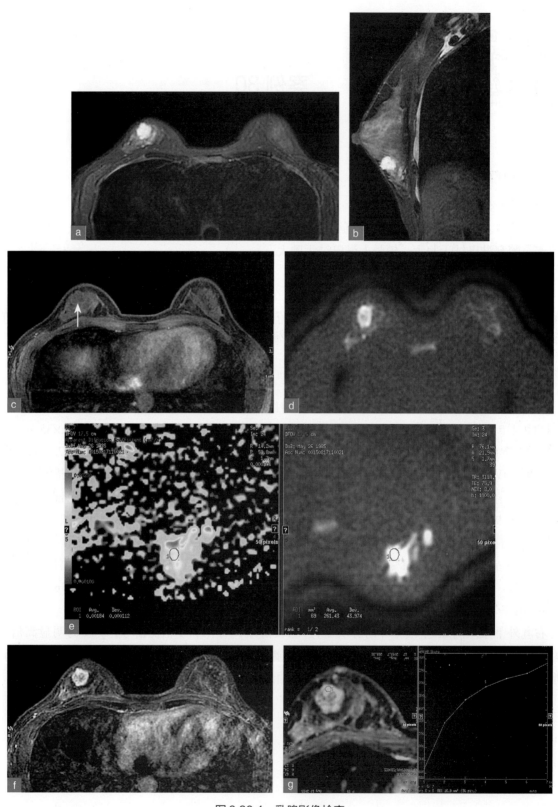

图6-30-1　乳腺影像检查

a. Ax T₂WI 抑脂相；b. Sag T₂WI 抑脂相；c. Ax T₁WI 抑脂相；d. DWI 图像；e. ADC 图像；f. T₁WI 增强图像；g. 病灶 TIC 曲线

◆ **手术和病理结果**

手术病理:(右侧)乳腺黏液癌,大小约 2cm×1.3cm。(乳头下切缘 1、2)小块乳腺组织,未见癌。免疫组化染色结果:AR(+),ER(70% +),PR(70% +),CerbB-2(−),CK5/6(−),p63(−),p120(+),TOPOⅡ(散在+),E-cadherin(+),EGFR(−),Ki-67(15% +)。(右乳前哨)淋巴结可见癌转移(1/2)。(腋窝)淋巴结未见癌转移(0/16)。

病理诊断:(右乳)乳腺黏液癌。

◆ **诊断要点与鉴别诊断**

1. 诊断要点 本例可见右乳外下象限异常信号病灶,呈浅分叶状,平扫 T_1WI 稍低信号,T_2WI 为明显高信号,区别于浸润性乳腺癌的 T_2WI 相对较低信号,说明病灶内可能含液性成分较多;DWI 上呈边缘高信号,内部信号不高,内部 ADC 值较高,提示病变周边肿瘤实性成分为主,中央可能液性成分为主;增强扫描病变周边部分强化明显,内可见低强化区,也证明了病变周边细胞成分多的特点;强化曲线呈渐升型(Ⅰ型),提示病灶逐渐强化,所以推测该病变或者是血供相对于恶性病变较低的良性病变,或者是肿瘤细胞间质较多的其他成分,致使造影剂缓慢渗入造成。综上所述,我们可能首先想到乳腺良性病变如纤维腺瘤或恶性度相对较低的黏液腺癌。

2. 鉴别诊断 本病例需与以下几种疾病进行鉴别诊断。

(1)乳腺纤维腺瘤:乳腺黏液腺癌与纤维腺瘤较难以鉴别,纤维腺瘤亦可表现为边界清晰的分叶状肿块,平扫 T_1WI 为低/等信号,T_2WI 高/低/等信号均可,有研究表明纤维腺瘤内可见低信号的纤维分隔,可作为一个鉴别点;增强扫描纤维腺瘤也可以呈环形强化,典型强化曲线的为渐升型;纤维腺瘤在 DWI 上为高信号,其 ADC 值较高,但有研究发现黏液腺癌的 ADC 值要高于纤维腺瘤,也可作为鉴别点;可见,纤维腺瘤与黏液腺癌在 MRI 表现上有较多的重叠,特别是本例病例,与纤维腺瘤难以区分。最终诊断需要靠病理。

(2)浸润性乳腺癌:浸润性乳腺癌的边缘可见毛刺或星芒状等恶性征象,此病例未见,且浸润性癌的增强曲线呈速升速降型(廓清型,Ⅲ型),与本例亦不同。

(3)乳腺囊肿:MRI 表现为 T_1WI 低/高信号,T_2WI 高信号的类圆形病变,因其内的液性成分所以 T_2WI 信号明显增高,与本例类似,但乳腺囊肿增强后无强化,与本例完全不同,是重要的鉴别点。

专家点评 ● ● ● ●

本病例的 MRI 特征为分叶状、T_2WI 明显高信号、弥散受限、周边明显强化、渐升型强化曲线的乳腺占位性病灶,T_2WI 序列明显高信号区别于浸润性乳腺癌,提示病灶内可能含液性成分较多,DWI 上呈边缘高信号以及增强扫描病变周边部分强化明显,更加表明病变肿瘤细胞成分位于周边的特征,由渐升型的曲线推测该病变血供相对于恶性病变较低,或者是肿瘤细胞间质较多的其他成分。有此推测此病变可能为良性病变如纤维腺瘤或恶性度相对较低的黏液腺癌。纤维腺瘤与黏液腺癌在 MRI 表现上有较多的重叠,与纤维腺瘤难以区分,最终诊断需依据病理。

(案例提供:北京大学人民医院 陈 皓)

(点评专家:北京大学人民医院 陈 皓)

案例 31 ● ● ●

◆▶ 病例介绍

女性,56 岁。发现右乳肿物 1 年。患者 1 年前无意间发现右乳肿物,约黄豆大小,无明显伴随症状,未予系统诊治,近期自觉肿物明显增大。自发病,患者无寒战、发热,体重无明显减轻,精神食欲可,夜间休息可。

既往史:2008 年行"甲状腺肿瘤"切除术;自诉有"青霉素""布洛芬"过敏史;偶有血糖升高。

实验室检查:无异常。

查体:右乳内上象限质硬结节,约 2.5cm,形态不规则,表面欠光,活动度差。

◆▶ 影像学检查

乳腺 MRI 检查:3.0T 超导 MR 扫描仪,乳腺表面相控阵专用线圈。嘱患者取俯卧位,双乳自然悬垂于线圈洞穴内。行 T$_2$WI 脂肪抑制轴位,扫描参数如下:TR 5620 毫秒,TE 90.22 毫秒,矩阵 512×512,NEX 2 次,层厚 5mm,层间隔 1mm。后行 VIBRANT 3D 多期动态增强行轴位扫描,参数如下:TR 5.45 毫秒,TE 2.69 毫秒,翻转角 10°,矩阵 512×512,NEX 1 次,层厚 3.4mm,无间隔,以高压注射器经肘静脉注入对比剂 Gd-DTPA,剂量 0.1mmol/kg,流率为 2.0ml/s,注射后用 20ml 生理盐水冲洗。矢状位延迟扫描参数如下:TR 4.30 毫秒,TE 1.79 毫秒,矩阵 512×512,NEX 0.75 次,层厚 34mm,无间隔。

此患者的乳腺 X 线摄影及 MR 检查图像见图 6-31-1。

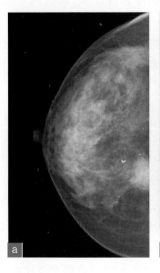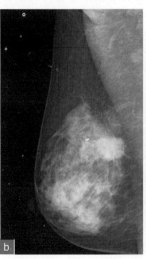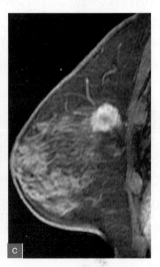

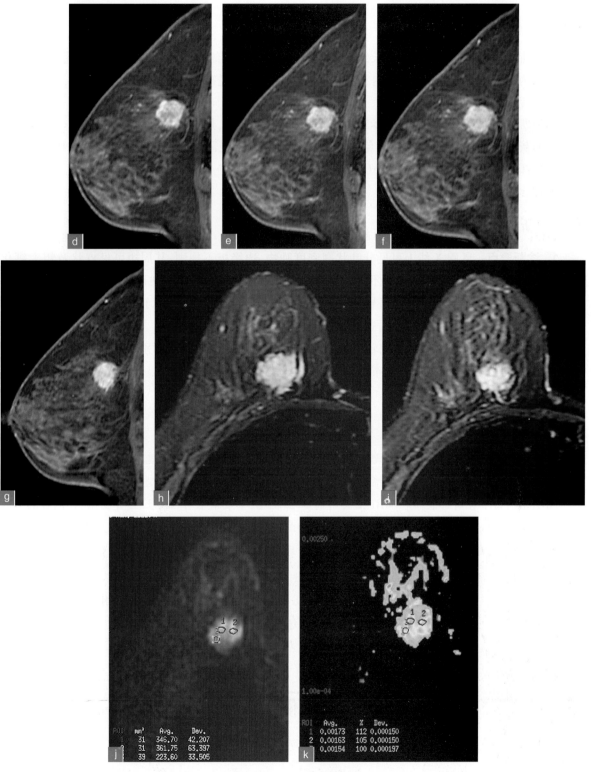

图 6-31-1　乳腺影像检查

a. 乳腺 X 线摄影（轴位）；b. 乳腺 X 线摄影（内外斜位）；c～g. T_1WI 增强图像轴位（多期动态）；h、i. T_2WI 脂肪抑制轴位；j. DWI（b=1000）；k. ADC 图像

◆◆ 手术和病理结果

手术所见:右乳上方弧形切口,长约5cm,切开皮肤、皮下组织,完整切除原肿瘤所在乳腺区段,切缘距肿物约3cm。同时切取上、下、内、外及基底段切缘组织,送冷冻病理。分别于上、下、内、外及基底切缘放置五枚金属环标志。

病理所见:灰黄不整形组织6cm×3cm×2.5cm,多切面切开,切面见一肿物,大小2cm×2cm×2cm,肿物切面灰白,质硬,颗粒状,界清。免疫组化:ER(+,>95%强阳),PR(+,>95%强阳),HER2(-),Ki-67(+,20%),P53(1+),E-cadherin(1+),CK5&6(-),EGFR(-)。

病理诊断:右乳黏液腺癌。

◆◆ 诊断要点与鉴别诊断

1. **诊断要点**　乳腺X线上可见分叶状高密度肿物,边缘极不规则,其周边可见点状及粗大钙化灶,结合病变形态和临床查体,高度怀疑恶性,BI-RADS 4c类。在MRI图像上,病变呈不规则分叶状,也印证了恶性的诊断;而且,T_2WI信号较高,DWI上呈高信号,但ADC值高于正常乳腺组织,为$1.63×10^{-3}mm^2/s$,且呈向心性渐进性强化,这些都符合黏液癌的特点。

2. **鉴别诊断**　本例恶性特征比较明显,因此主要需与乳腺恶性肿瘤鉴别,如浸润性导管癌、叶状肿瘤,由于黏液腺癌的特征性表现,本例鉴别诊断也较容易。

专家点评 ● ● ● ●

黏液腺癌占所有乳腺癌的比例小于5%,包括单纯性黏液腺癌和混合型黏液腺癌,前者质地较软,生长缓慢,预后较非特殊型浸润性导管癌好;后者与非特殊型浸润性导管癌相似。黏液腺癌由于含有黏液而在MRI上具有特征性表现,如黏液在T_2WI上呈明显高信号,DWI呈高信号,但ADC值并未减低,而是高于正常乳腺组织。另外,向心性强化也是其重要的影像学特征,而纤维腺瘤多表现为缓慢渐进性的均匀强化或中心向外周的离心性强化。

(案例提供:中国医学科学院肿瘤医院　赵莉芸)

(点评专家:中国医学科学院肿瘤医院　李　静　周纯武)

06章案例32

案例 32 ● ● ●

◆◆ 病例介绍

女性,67岁。发现右乳肿块半年,半年来自觉肿块稍有增大。

专科检查:右乳内侧距乳头8cm处可扪及一大小约2cm×2cm肿块,质稍硬,轻压痛,表面欠光滑,境界尚清,活动度可。无乳头溢液,无局部皮肤红肿、破溃及腋下肿大淋巴结。

个人史:月经初潮 15 岁,已绝经。

家族史:一姐姐有"乳腺癌"病史,一姐姐有"淋巴瘤"病史。

◆▶ **影像学检查**

全数字化乳腺摄影检查(full field digital mammography,FFDM):右乳内侧卵圆形高密度肿块,境界大部分清晰,边缘见小分叶改变,局部少许毛刺影,其内未见钙化,大小约 2.2cm×2.1cm(图 6-32-1a、b)。

乳腺 MRI 平扫及增强:肿块 T_1WI 呈低信号,压脂呈明显均匀高信号,境界清晰,边缘呈小分叶。增强扫描病灶呈明显略不均匀强化,动态增强曲线呈流入型。双腋部未见明显肿大淋巴结(图 6-32-1c ~ e)。

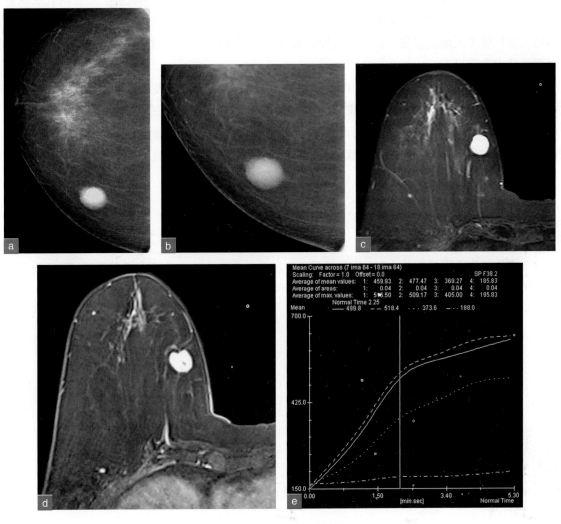

图 6-32-1　乳腺影像检查
a. 右乳 CC 位;b. 病灶局部放大相;c. 压脂图像;d. 增强图像;e. 病灶 TIC 曲线

◆▶ **手术和病理结果**

病理诊断:右乳腺黏液腺癌。免疫组化:Her-2(2+),Syn(灶+),CgA(-),CD56(-),CD34(脉管+),D2-40(脉管+),TS(2+),CK5/6(-),Ki67 约 10%+,ER=6 分,PR=6 分。

◆◆ 诊断要点与鉴别诊断

1. 诊断要点 本病例的特点为老年女性,有乳腺癌家族史,FFDM 及 MR 上均提示肿瘤生长活跃的特点,ADC 值高于良性肿瘤,提示黏液腺癌的诊断。

2. 鉴别诊断 本病例需与以下几种疾病进行鉴别诊断。

(1)乳头状瘤:周围型乳头状瘤可表现为单发肿瘤型,少数临床表现为乳头溢液,可帮助诊断。如果临床无乳头溢液患者,仅 X 线表现与黏液腺癌鉴别困难。影像表现为境界清晰的肿块,生长活跃的乳头状瘤,肿块边缘可表现为模糊。磁共振及超声检查对囊内乳头状瘤的诊断具有重要价值,可显示扩展的囊内结节提示诊断,乳头状瘤强化多较明显,动态曲线呈平台或流出型。

(2)乳头状癌:包括导管内乳头状癌、浸润性乳头状癌及浸润性微乳头状癌。导管内乳头状癌可出现自发的、无痛性乳头血性溢液,乳晕区扪及肿块,按压该肿块时可自导管开口处溢出血性液体。周围型乳头状癌多无溢液征象。临床及影像学表现与乳头状瘤相似,边缘的浸润模糊表现更多见,动态增强曲线多为流出型。

(3)纤维腺瘤:多见于 20~25 岁年轻患者,老年患者少见,影像学表现为类圆形、分叶状肿块,密度略高于周围腺体组织,密度均匀,肿块边界多光滑整齐,有时在肿瘤周围可见一薄层透亮晕,病程长者可有片状或弧形或爆米花样钙化,当纤维腺瘤发生黏液变时,MRI 压脂也表现为明显的高信号,但强化多不明显,当然无黏液变性的纤维腺瘤部分可表现为明显强化,而且多数强化均匀,ADC 值多低于黏液腺癌可帮助鉴别诊断。

专家点评

　　该病例最终病理诊断为"右乳黏液腺癌"。回顾本例临床与 FFDM 及 MR 表现,还是能够做出诊断。尽管 FFDM 显示肿块境界较清,但是仔细观察有少许的毛刺征象及小分叶,这些均提示有恶性可能。MRI 压脂明显高信号,增强不均匀明显强化,也提示黏液腺癌的可能,ADC 值高更是黏液腺癌的重要特点。

(病例提供:东南大学附属中大医院放射科　李丽环)
(点评专家:东南大学附属中大医院放射科　刘万花)

06章案例33

案例 33 ● ● ●

◆◆ 病例介绍

女性,47 岁。发现左乳肿物进行性增大半年。

专科检查:双乳对称,未见怒张静脉及皮肤橘皮样改变,双乳头对称,未见糜烂及溢液。左乳 3 点距乳头 5cm 处可扪及一大小约 2.5cm×2.0cm 肿物,质实,边界不清,活动度好。右乳及双腋下未扪及明显肿物。

　　个人史:已婚已育,有哺乳史。

　　双乳彩超:左乳内占位病变,BI-RADS 3～4 级。

◆》影像学检查

乳腺钼靶设备及方法:全视野数字化乳腺机,常规拍摄双乳内外斜位及首尾位。

乳腺 MRI 设备及方法:1.5T MR 扫描仪,乳腺专用 4 通道相控阵表面线圈,俯卧位双乳检查。常规序列包括双乳横断位 T_2WI-SPAIR 脂肪抑制序列(TR/TE = 4265/80 毫秒,SPAIR TR = 266.59ms);T_2WI(TR/TE = 3888/80ms),T_1WI(TR/TE = 498/10ms),层厚均为 3mm;3D THRIVE(TR/TE = 7.7/3.8ms,SPAIR TR = 538.91ms),矢状位 BLISS 序列(TR/TE = 7.3/3.6ms,SPAIR TR = 483.16ms);DWI(b = 0、$1000s/mm^2$)。动态增强检查采用 3D THRIVE 序列,造影剂为钆喷酸葡胺注射液(Gd-DTPA),剂量 0.1mmol/kg,采用高压注射器,由肘静脉注入,速度 2.5ml/s,造影剂团注结束后静脉注入 10ml 生理盐水。首先扫描蒙片,造影剂注入同时开始连续 7 次动态增强扫描,时间分辨率为 53 秒。

X 线表现为左乳外侧见一枚稍高密度肿物,大小约 28.4cm×23.0mm,边界不清(图 6-33-1a～c)。MRI 示左乳外下象限见一枚卵圆形肿块,大小约 1.7cm×2.6cm,呈稍长 T_1 长 T_2 信号,DWI 弥散受限,ADC 值稍高于腺体,增强扫描呈不均匀强化,边缘环形强化,壁厚薄不均,邻近脂肪层及皮肤未见增厚(图 6-33-1d～j)。

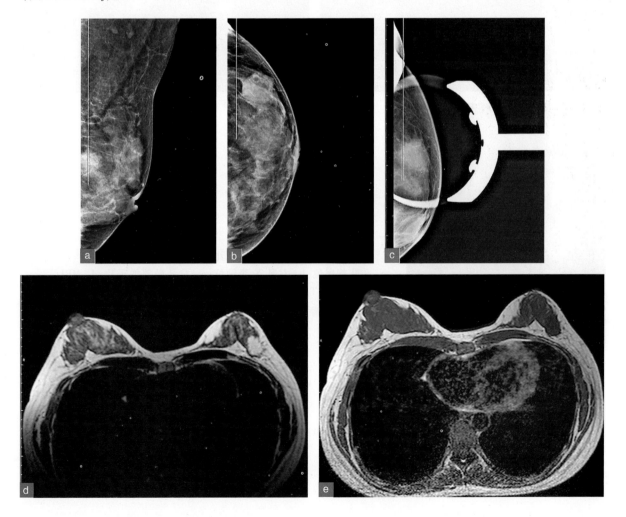

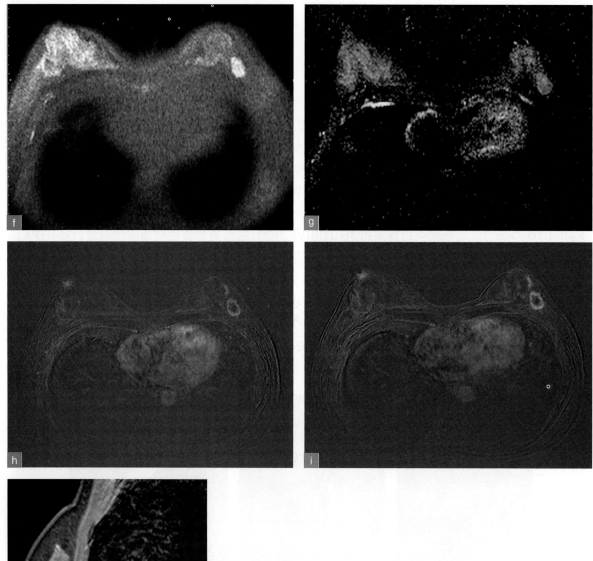

图6-33-1 乳腺影像检查

a. 左乳首尾位；b. 左乳 X 线轴位；c. 左乳局部加压片；d. MRI-T_2WI；e. MRI-T_1WI；f. MRI-DWI；g. MRI ADC；h. 动态增强 MRI 第二期；i. 动态增强 MRI 第五期；j. 增强矢状位

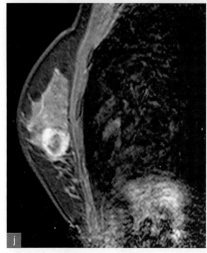

◆▶ 手术和病理结果

（左乳）乳腺黏液癌，肿瘤大小约 2.2cm×2cm×1.6cm；IHC：ER（25%＋）；PR（40%＋）；CerbB-2（－）；E-Ca（局灶＋）；P53（－）；Ki-67（约1%＋）。

◆◆ 诊断要点与鉴别诊断

1. 诊断要点

（1）临床表现为进行性增大的肿块,质实,边界不清,钼靶表现为稍高密度,边界不清,这些都提示恶性;但是触诊活动度好一般是良性病变的特点;

（2）黏液腺癌本身的病理特点使得其临床和影像学特点颇具特征性,如病程较长,肿瘤生长缓慢,多为膨胀性生长,浸润性不强,因此触诊活动度好,易误诊为良性肿瘤;

（3）MRI 表现具有特征性:T_1WI 呈低信号,T_2WI 呈明显高信号,DWI 呈明显高信号,但是 ADC 值不但未见减低,反而稍高于正常腺体 ADC 值,提示 DWI 上的高信号主要由 T2 效应所致,这些表现区别于常见的导管癌,提示该病的病例类型可能较为特殊;

（4）黏液腺癌在细胞外可见较多黏液成分,黏液本身来说并不含细胞,相反含有较多自由水,因此其 ADC 值较高,增强扫描黏液成分无强化,与含有较多肿瘤细胞和间质细胞的浸润性导管癌不同。

2. 鉴别诊断　本病例需与以下几种疾病进行鉴别诊断。

（1）乳腺纤维腺瘤:肿块圆形或扁圆形,单发或多发,质中,表面光滑或结节状,分界清楚,活动度好,临床上病史长,可发现多年,随访无变化。影像学上为边界平滑、清楚的肿块,MRI 上 T_2WI 信号稍高,可见低信号分隔,ADC 值稍低于正常腺体,动态强化多为渐进性强,强化明显。

（2）浸润性导管癌:形态不规则,边缘不光滑,有毛刺,DWI 呈高信号,ADC 值明显减低,动态增强扫描不均匀强化。

（3）良性叶状肿瘤:影像学上多表现为边界清晰的分叶状或卵圆形肿块,若间质丰富密集且含有黏液样改变而表现为 T_2WI 高至明显高信号,则两者鉴别相对困难,但其体积较黏液癌大,且易在短时间内体积迅速增大。

（4）髓样癌:质地较软,影像学常表现为边界清晰的肿块,可类似黏液腺癌表现,但髓样癌患者年龄往往较轻,且髓样癌组织中富含细胞,瘤体血供丰富,ADC 值减低。

专家点评 • • •

乳腺黏液腺癌是一种少见的特殊类型的浸润性乳腺癌,病理上以肉眼可见大量细胞外黏液中漂浮簇状增生的细胞为特征。肿瘤外形不规则,无真正的包膜,边界清楚。黏液腺癌因本身的病理学特点,其临床和影像学表现颇具特殊性。与一般乳腺癌相比病程长、肿瘤生长缓慢且体积大,肿瘤多为膨胀性生长,边界清晰,浸润性不强,易误诊为良性肿瘤。X 线上表现可类似良性肿瘤,肿块的边缘比较光滑,密度可较低。但是作为浸润性癌的一种,仍可表现出其浸润性生长的特性,X 线可表现为形态不规则,边缘毛糙浸润等。黏液腺癌动态增强MRI 表现与一般类型乳腺癌类似,为肿块呈明显不均匀强化,强化方式由外周向中心呈向心性强化,时间-信号曲线呈平台或流出型。但是黏液腺癌在平扫 T_2WI 和 DWI 上与一般乳腺癌不同且具有特征性:平时 T_2WI 病变呈明显高信号,DWI 呈明显高信号但是 ADC 值不减低,反而稍高于正常腺体 ADC 值,提示该病变在 DWI 上高信号主要为 T_2 效应所致,这些表现与黏液腺癌本身的特殊病理组织成分有关,可与浸润性导管癌相鉴别。

（案例提供:南方医科大学深圳医院　杜　牧）

（点评专家:深圳市人民医院　马　捷）

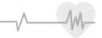

第六节 原发性乳腺恶性淋巴瘤

案例 34 • • •

◆ **病例介绍**

女性,14 岁。右乳明显增大伴局部皮肤红肿 1 个月来医院进一步诊治。

专科检查:双乳对比,右乳较左乳明显增大,右乳腺触及巨大肿物,几乎占据整个乳腺,质地硬,边界不清楚,活动度差,局部皮肤破溃。右腋下触及多发肿大淋巴结,质地硬,活动度差,锁骨上未触及肿大淋巴结。

◆ **影像学检查**

乳腺超声检查:超声检查设备采用彩色多普勒超声诊断仪,探头频率为 7.5 ~ 13.0MHz。患者取仰卧位,双上臂上举以充分暴露双侧乳房。观察病变形态学、彩色多普勒血流等方面信息。

乳腺 MRI 检查:MRI 检查设备采用 1.5T MR 扫描仪,乳腺专用 8 通道相控表面线圈。患者取俯卧位,双侧乳房自然下垂,行双侧乳腺平扫和动态增强检查。平扫采用横断面 FSE T_1WI 序列(TR 700 毫秒,TE 10 毫秒)、横断面和患侧乳腺矢状面脂肪抑制 T_2WI 序列(TR 4500 毫秒,TE 85 毫秒),层厚 5.0mm,层间距 0.5mm,矩阵 384×224,激励次数(NEX)2。DWI 采用单次激发自旋平面回波序列,TR 6300 毫秒,TE 64 毫秒,矩阵 128×128,层厚 5.0mm,层间距 0.5mm,NEX 4,b=0,500,1000s/mm^2。动态增强检查采用 VIBRANT 序列,TR 6.1 毫秒,TE 2.9 毫秒,反转角 15°,矩阵 256×128,层厚 3.0mm,FOV 26cm×26cm,NEX 1。动态增强检查前先扫蒙片,然后采用高压注射器以 2.0ml/s 的流率先团注对比剂 Gd-DTPA,剂量为 0.1mmol/kg,随后注射等量生理盐水,注射完成后立即进行扫描,连续采集 8 时相图像,单期扫描时间为 58 ~ 62 秒。

超声检查右乳腺内可见一巨大强弱不等的混杂回声肿物,几乎占据整个乳腺,边界不清楚,形态不规则,右乳皮肤增厚,皮下组织水肿,CDFI:可见粗大丰富血流信号(图 6-34-1a ~ c);右腋下可见多发肿大淋巴结,形态饱满,呈低弱回声,正常淋巴结"门"结构消失,CDFI:可见粗大丰富血流信号(图 6-34-1d、e)。MRI 双乳对比右乳较左乳大,右乳可见一巨大肿物,几乎占据整个乳腺,于平扫 T_1WI 呈稍低信号,脂肪抑制 T_2WI 呈不均匀稍高及高信号,动态增强后呈明显强化,内部信号不均匀,多点测量其时间-信号强度曲线呈流出型,相应 DWI 呈高信号,ADC 值明显减低(b 值为 1000s/mm^2,ADC 值为 0.59×$10^{-3}mm^2$/s),右乳皮肤广泛增厚,皮下脂肪层混浊;右腋下可见多发肿大淋巴结,相应 DWI 呈高信号,ADC 值明显减低(图 6-34-1f ~ p)。

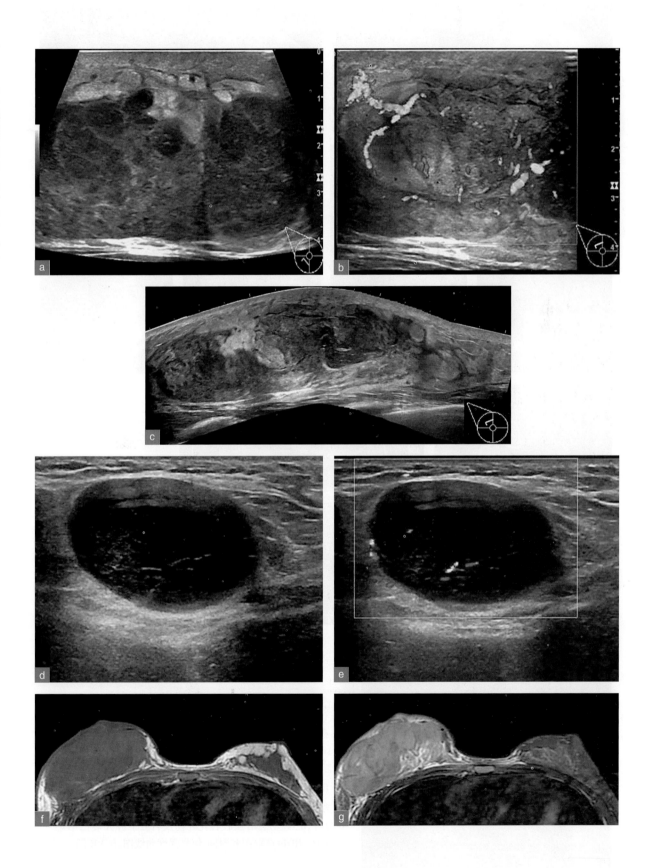

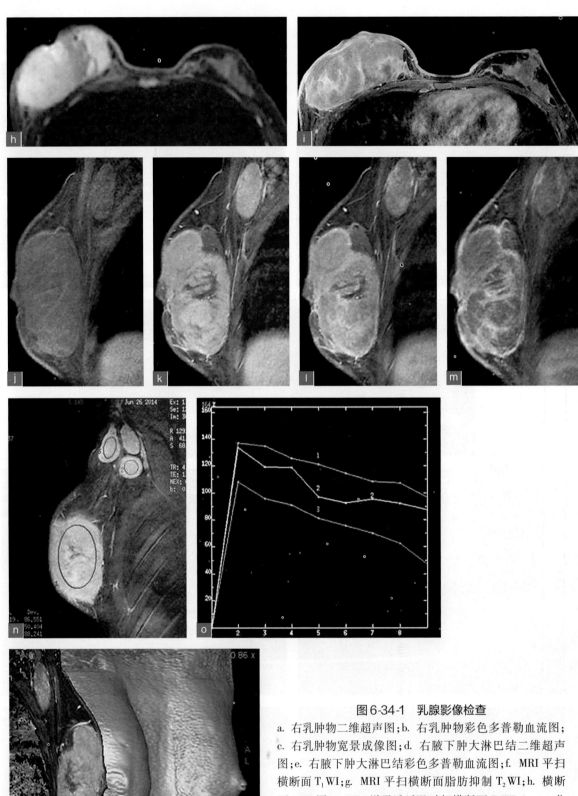

图6-34-1 乳腺影像检查

a. 右乳肿物二维超声图;b. 右乳肿物彩色多普勒血流图;
c. 右乳肿物宽景成像图;d. 右腋下肿大淋巴结二维超声
图;e. 右腋下肿大淋巴结彩色多普勒血流图;f. MRI 平扫
横断面 T_1WI;g. MRI 平扫横断面脂肪抑制 T_2WI;h. 横断
面 DWI 图;i. MRI 增强后延迟时相横断面 T_1WI;j ~ m. 分
别为右乳矢状面 MRI 动态增强前和增强后 1 分钟、2 分钟、
8 分钟;n、o. 动态增强后右乳肿物及右腋下肿大淋巴结感
兴趣区(ROI)选取图和时间-信号强度曲线图;p. VR 图

◆ 手术和病理结果

右乳肿物空芯针穿刺活检病理报告:高级别非霍奇金 B 细胞淋巴瘤,考虑为弥漫大 B 细胞淋巴瘤,非生发中心亚型,肿瘤细胞增殖指数高,建议加做 Bcl-2 及 Myc 基因重排(FISH)检测除外 Burkitt 样或"Double-hit"B 细胞淋巴瘤。免疫组化结果:CD20(+),CD79α(+),CD3(−),CD10(−),BCL-6(+),MuM-1(+),LCA(+),CK(−),Ki-67(阳性细胞占90% ~95%)。荧光原位杂交:Bcl-2(−),C-myc(−)。行化疗后右乳肿物及右腋下多发肿大淋巴结均明显缩小。

◆ 诊断要点与鉴别诊断

1. 诊断要点 本病例患者14 岁,临床触及右乳巨大肿物,质地硬,边界不清楚,活动度差,并伴局部皮肤破溃。超声和MRI 检查均表现为几乎占据整个乳腺的较大范围病变,超声上病变表现特点为强弱不等混杂回声,边界不清楚,形态不规则,内部回声不均匀,血流信号丰富,同时伴腋下多发淋巴结肿大,依据该病例声像学表现鉴别诊断需考虑到乳腺肿瘤性病变和炎症性病变。乳腺炎症性病变多见于哺乳期、育龄期妇女,本例患者年轻,仅14 岁。乳腺癌在超声上常表现为不均匀低回声,本例表现为强弱不等的混杂回声且以偏强回声为主,该病变在 MRI 亦表现为明显强化,强化类型呈"快进快出"的恶性病变征象,同时该病变在 DWI 上的 ADC 值明显减低(b 值为 $1000s/mm^2$,ADC 值仅为 $0.59×10^{-3}mm^2/s$,明显低于常见乳腺癌的 ADC 值),这些影像学特点均有不符合典型乳腺癌表现之处,结合该患者年龄仅14 岁,尚处于青春发育期,亦应考虑到其他相对少见的恶性肿瘤可能。

2. 鉴别诊断 本病例需与以下几种疾病进行鉴别诊断。

(1)乳腺炎症性病变:多见于哺乳期、育龄期妇女,超声表现依据病变所处炎症发展的不同阶段,亦可表现为强弱不等混杂回声,但临床上患者多具有红、肿、热、痛症状,且正规抗感染治疗后病变明显好转。

(2)乳腺癌:乳腺癌在超声上常表现为不均匀低回声。动态增强 MRI 检查时,乳腺癌信号强度趋于快速明显增高且快速减低的特点,且强化多不均匀或呈边缘强化;强化方式多由边缘强化向中心渗透而呈向心样强化。在 DWI 上,大多数乳腺癌呈高信号,ADC 值较低。

专家点评 ●●●●

关于乳腺淋巴瘤 X 线表现大致可分为肿块型和致密浸润型。表现为肿块型者,可为单乳单发或多发,亦可为双乳多发,肿块边缘多清楚,表现为部分边缘不清者多为与周围腺体重叠,而周围浸润少,无毛刺、钙化或漏斗征及皮肤凹陷征等乳腺癌典型 X 线征象。表现为致密浸润型者,X 线上显示病变较弥漫,常累及乳腺体积的四分之一以上,界限多不清楚,多数伴有皮肤的弥漫水肿、增厚。在超声上,乳腺淋巴瘤多表现为边界清楚的类圆形肿块,以低回声或强弱不等的混杂回声为主。相关文献报道当病变早期淋巴组织未完全破坏时,超声表现类似淋巴结图像或呈假肾征改变;病变晚期淋巴组织被完全破坏,内部回声明显减低或混杂不均;当病灶内存在较多脂肪及纤维组织时可表现为强回声。CDFI 显示病变血流信号丰富。关于乳腺淋巴瘤的 MRI 表现,Surov 等报道了 8 例(23 个病变)乳腺原发和继发淋巴瘤的 MRI 表现,平扫 T_1WI 呈等信号,T_2WI 的信号强度高于乳腺腺体的信号强度,并对其中 20 个病变的动态增强特点进行了分析,病变多呈较均匀强化,在早期时相均呈快速渐进性强化(早期强化率大于 100%),中晚期时间-信号强度曲线呈渐增型 1 个(5%)、平台型 18 个(90%)及流出型 1 个(5%)。已有研究表明淋巴瘤在 DWI 上多呈高信号,ADC 值明显低于其他恶性肿瘤,可能因淋巴瘤的肿瘤细胞排列紧密,核浆比高,核异型性显著,而导致水分子扩散运动明显受限。乳腺淋巴瘤患者常合并有腋淋巴结肿大,加拍腋尾部 X 线片、超声、MRI 或 CT 检查常可检出肿大淋巴结,其中超声、MRI 或 CT 检查对于肿大淋巴结的显示有其明显优势。

乳腺淋巴瘤表现为肿块边缘光滑清楚者需要与良性纤维腺瘤及特殊类型的乳腺癌如髓样癌、黏液癌等鉴别,肿块边缘不光滑者需要与乳腺癌鉴别;表现为致密浸润型者需与乳腺炎症或炎性乳腺癌区别,由于原发性乳腺淋巴瘤的临床及影像学表现缺乏特异性,在术前很难与乳腺其他良、恶性病变区分,最后诊断需依靠组织病理学和免疫组化检查确诊,但如临床乳腺检查考虑恶性且伴有腋下肿大淋巴结,而 X 线征象表现为良性或不典型乳腺癌者(缺乏毛刺、细小钙化等征象)应提示除有髓样癌、黏液癌可能外,还应考虑到淋巴瘤可能。超声上如病变内部表现为强弱不等的混杂回声且血流信号异常丰富,MRI 检查显示 ADC 值表现极低时可提示有淋巴瘤可能,建议临床及时做针吸或切取活检,有利于临床选取恰当的治疗方案。

(案例提供:天津医科大学肿瘤医院　侯明丽)

(点评专家:天津医科大学肿瘤医院　刘佩芳)

案例 35 ● ● ●

◆▶ **病例介绍**

女性,67 岁。发现左乳肿块 7 年,近 3 个月来自觉肿块增大。

专科检查:双乳对称,皮肤外观正常。左乳外上象限触及一大小约 5cm×4cm×2cm 肿块,质硬,边界尚清,活动可,皮肤粘连(-),无红肿及破溃,右乳未及明确异常;左腋窝可触及肿大淋巴结,大小约 2.0cm×1.0cm 活动可。右侧腋窝及双侧锁骨上未及肿大淋巴结。

实验室检查:无特殊。

◆▶ **影像学检查**

X 线检查采用全视野数字乳腺机。患者常规行双乳 CC 位、MLO 位摄片。MRI 检查采用 1.5T 超导型磁共振扫描仪,患者采取俯卧位头先进,身体及双肩放平,双侧乳房自然悬垂于专用乳腺相控阵表面线圈内。扫描序列包括:①平扫 T_1WI 横断位:采用快速小角度激发三维动态成像序列(fast low angle shot 3D,FLASH 3D)扫描,主要参数 TR 8.6 毫秒,TE 4.7 毫秒。②平扫 T_2WI 脂肪抑制横断位及矢状位:横断位采用短翻转时间反转恢复序列(short TI inversion recovery,STIR)扫描。主要参数 TR 5600 毫秒,TE 56 毫秒。矢状位采用快速自旋回波(fast spin echo,FSE)扫描。主要参数 TR 3400 毫秒,TE 65 毫秒。③扩散加权成像(DWI):采用单次激发自旋回波平面序列(single shot echo planar imaging,SS-EPI),DWI 主要参数:TR 4800 毫秒、TE 81 毫秒,b 值为 0s/mm² 、800s/mm²,层厚 4.0mm,层间距 2mm,激励次数 3,视野 340mm×172.72mm。④动态增强扫描(DCE-MRI):采用 FLASH 3D 技术,其主要参数同平扫 T₁WI。DCE-MRI 共进行包括蒙片在内的 8 次重复扫描,每次扫描时间 60 秒。除蒙片与第一期增强扫描(即第二次重复扫描)间隔 24 秒为注药时间外,其余第 3～8 次扫描为连续无间隔。对比剂选用钆喷酸葡胺注射液(每支 15ml),使用高压注射器经手背静脉团注,剂量 0.2mmol/kg,速率为 2.5ml/s,对比剂注射于蒙片扫描结束后立即开始,完毕后以相同流速注射 30ml 生理盐水冲管。

乳腺 X 线示左乳外份肿块,呈分叶状,多个融合而成,密度增高且不均匀,边界大部分清楚,周围结构受挤压、移位,部分腺体模糊,未见恶性钙化,乳内血管影增粗,邻近皮下脂肪层消失,皮肤局部增厚,乳头扁平(图 6-35-1a)。病灶 MRI 表现为 T₁WI 不均匀等信号,T₂WI 稍高信号,边缘大部分清楚,局部模糊(图 6-35-1b)。病灶 DWI 呈不均匀高信号,ADC 值最低约 0.63×10⁻³mm²/s(图 6-35-1c)。增强后病灶不均匀强化(图 6-35-1d)。时间-信号强度曲线呈快速流入-廓清型(图 6-35-1e)。

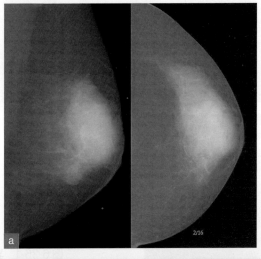

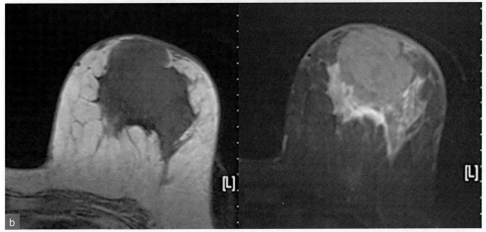

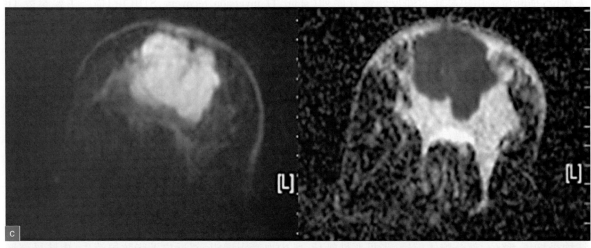

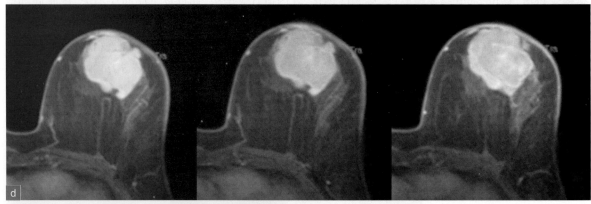

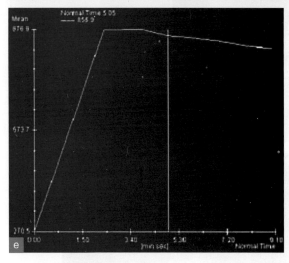

图 6-35-1　乳腺影像学检查
a. 乳腺 X 线 CC 位、MLO 位；b. 平扫 T₁WI 横断位及平扫压脂 T₂WI 横断位；c.b 值为 800 时的 DWI 及 ADC 图；d. 动态增强 T₁WI 压脂横断位；e. 时间-信号强度曲线

◆▶ **手术和病理结果**

病理诊断：左乳弥漫大 B 细胞淋巴瘤。镜下呈现肿瘤性淋巴细胞弥漫浸润分布，呈"哨兵样"排列，残存乳腺结构。

◆▶ **诊断要点与鉴别诊断**

1. 诊断要点　患者，中老年女性，发现左乳肿块 7 年，近 3 个月来自觉肿块增大。查体：左乳肿块,质硬,边界尚清,活动可,皮肤粘连(-),无红肿及破溃,左腋窝可触及肿大淋巴结,大小约 2.0cm× 1.0cm,活动可。影像表现:病灶呈分叶状,边界大部分清楚,密度或者信号不均,T_1WI 呈不均匀等信号,T_2WI 呈稍高信号,DWI 呈不均匀高信号,ADC 值明显降低,最低约 $0.63×10^{-3}mm^2/s$,低于一般乳腺癌。增强病灶不均匀强化,TIC 曲线呈快速流入-廓清型。

本病较大者易误诊为纤维腺瘤和叶状肿瘤。纤维腺瘤好发于月经初潮前后数月或数年,无短期内迅速增大病史,叶状肿瘤好发于 40~50 岁的女性,有短期内迅速增大病史。二者其内均可出现不强化线样分隔,叶状肿瘤还可出现囊状间隙。

2. 鉴别诊断 本病例需与以下几种疾病进行鉴别诊断。

(1) 叶状肿瘤:本病好发于 40~50 岁的女性,多为单侧乳腺单侧病灶。临床肿块质硬,可推动,部分患者可有肿块短期内迅速增大的病史,肿块巨大者可见皮肤静脉显现、曲张,皮肤变薄或破溃。常表现为圆形或分叶状,分叶状多见,为其特征性表现。良性病变具有完整包膜,部分病灶即使很大仍保留完整的包膜。裂状间隙及不强化分隔为叶状肿瘤特征性的表现形式,不强化分隔较纤维腺瘤更常见。

(2) 乳腺巨纤维腺瘤:好发于青春期女性,归为青春期纤维腺瘤,肿块巨大,生长迅速,体积达一定程度可合并表面皮肤拉伸、浅表静脉曲张。

(3) 乳腺癌:肿块更多表现为毛刺或星芒状等恶性边缘征象,超声及 X 线检查常可伴有微钙化,当肿块较大或位于较表浅时,常伴有局部皮肤增厚、乳头凹陷和大导管增粗,而淋巴瘤较少出现以上征象。

(4) 髓样癌:好发于 50 岁以下妇女乳腺外上象限,直径约 1.0~3.9cm,与淋巴瘤有相似之处,但一般髓样癌 T_2WI 大部分呈明显高信号,而淋巴瘤 T_2WI 大部分呈稍高信号,另外前者有浸润及小分叶的边缘征象,ADC 值虽然较低,但高于淋巴瘤的 ADC 值。

(5) 乳腺肉瘤:少见,病史较长,表现为边界清楚肿块。

专家点评 ● ● ● ●

乳腺淋巴瘤极少见,分为原发性和继发性两类。原发性乳腺淋巴瘤占所有乳腺恶性肿瘤的 0.04%~0.7%,占结外淋巴瘤的 1%~2%。

乳腺淋巴瘤患者绝大多数为女性,男性罕见。可发生于任何年龄,国内文献报道发病年龄多见于绝经前女性,与乳腺癌相比较,其发病年龄偏低。多数 PBL 患者单侧乳腺受累,双侧乳腺同时受累者约占 10%。部分文献报道右乳发病比左乳多见,肿块多位于外上象限,30%~50% 的乳腺淋巴瘤患者伴同侧腋下淋巴结肿大。

临床上,原发性淋巴瘤患者通常表现为乳房无痛性肿块,为单个或多发,少数患者呈弥漫浸润使乳房变硬,局部皮肤受累,伴炎性改变而与炎性乳腺癌相似,极少部分无症状人群由于普查而被发现。

乳腺淋巴瘤的临床表现通常与乳腺癌不能区分,但某些特征可提示淋巴瘤,如:可活动的肿块、多个病灶、短期内迅速增大、无乳头溢液或乳头回缩、皮肤无橘皮样改变、触诊腋窝肿大淋巴结较乳腺癌转移淋巴结软。

(案例提供:云南省肿瘤医院　李勤劭)

(点评专家:云南省肿瘤医院　丁莹莹)

06章案例36

案例 36 • • •

◆ 病例介绍

女性,27岁。发现左乳肿物5个月。患者5个月前无意中发现左乳肿物,约"指甲盖"大小,偶伴疼痛,局部皮肤无红肿及破溃,因处于孕期第24周,未行治疗。5个月来发现肿物明显增大,至"拳头"大小。患者病来无发热,饮食、睡眠可,二便如常,体重无明显变化。

专科检查:左乳头回缩,于左乳外上象限1~3点方向可触及一肿物,大小约10cm×8cm×5cm,质硬、界不清,与部分皮肤粘连,皮肤酒窝征阴性。乳房皮肤无红肿及皮温改变,对侧乳房未触及确切肿物。左腋窝可触及肿大淋巴结,大小约5cm×4cm,质硬,界部分清,活动度差,对侧腋窝及双侧锁骨上、下未触及肿大淋巴结。

乳腺三维彩超:双侧乳腺符合哺乳期腺体改变。左乳腺外上象限为主见低回声,范围约9.42cm×4.70cm×8.00cm,形态不规则,边界欠清晰,其内回声不均匀,高低相间,血流丰富,测及动脉频谱。局部皮肤层脂肪层呈水肿样改变。左腋窝可见多个淋巴结,回声大者约5.51cm×4.01cm,呈类圆形低回声。左锁骨下窝Ⅰ、Ⅱ水平均可见数个淋巴结回声,大者位于Ⅰ水平,大小约2.79cm×1.87cm。

◆ 影像学检查

乳腺MRI检查:MR检查设备为3.0T磁共振设备,乳腺专用线圈。患者采取俯卧位,使双乳自然垂于线圈洞穴的中央。平扫层厚4mm,层间隔1.5mm,FOV 30cm×30cm,快速自旋回波T$_1$WI和STIR序列,DWI序列。动态增强扫描采用3D-FLASH抑脂T$_1$WI序列。对比剂采用钆喷酸葡胺注射液,剂量0.1mmol/kg,以2ml/s的速度注入。增强前扫描一次,注入对比剂后连续扫描8次。

虽然患者乳腺为多量腺体型,但因病变较大且密度高,病变在X线摄影图像上显示良好,病变位于左乳外上象限,边缘呈分叶状,部分边缘显示模糊是由于腺体遮盖所在,而并非病灶本身边界模糊。因淋巴回流障碍左乳皮肤呈弥漫性增厚(图6-36-1a~d)。该病例在MRI图像上病变位于左乳外上象限,为长T$_1$、略长T$_2$团块影,呈分叶状,边界清晰,其内可见多发小坏死灶,最大层面病变大小为6.7cm×6.1cm×7.2cm(左右×前后×上下),与邻近皮肤分界不清。DWI示病灶不均匀弥散明显受限,ADC值约为0.803×10^{-3}mm^2/s,增强扫描病灶可见明显强化,时间-信号曲线为平台型。左乳皮肤弥漫增厚,脂肪层内间质结构粗大。左腋下可见多发增大淋巴结(图6-36-1e~l)。故从病灶内血供程度、ADC值、病变形态及腋下淋巴结增大有助于该病变的定位与定性诊断。

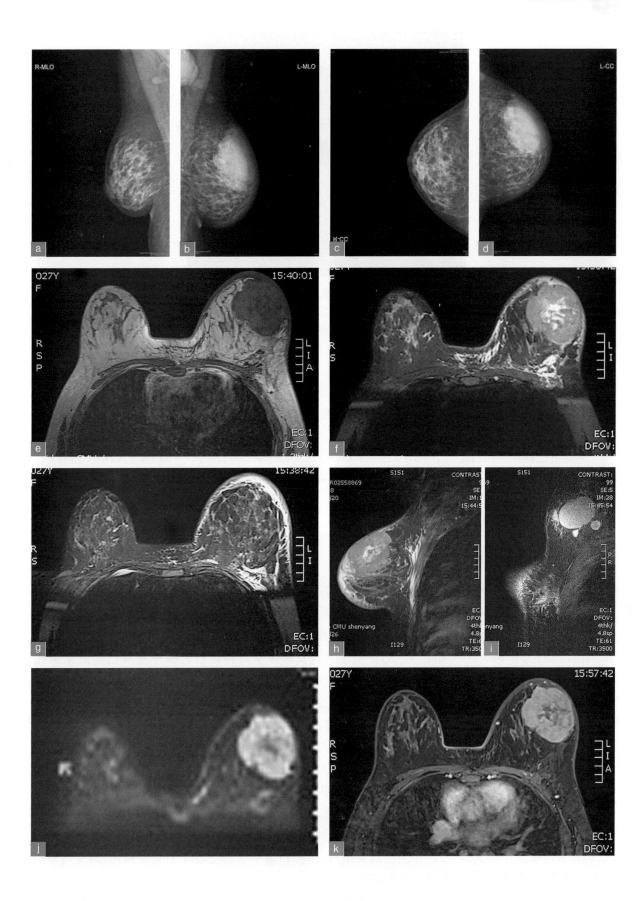

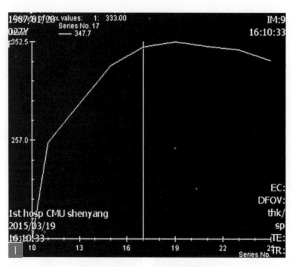

图 6-36-1　乳腺影像检查

a. 右乳内外斜位；b. 左乳内外斜位；c. 右乳头尾位；d. 左乳头尾位；e. T_1WI 平扫图像；f、g. T_2WI 平扫图像；h、i. 矢状位 T_2WI；j. DWI 图像；k. T_1WI 增强图像；l. 病灶 TIC 曲线

◆◆ 手术和病理结果

左乳肿块：肿瘤细胞呈弥漫片状密集排列，细胞核大深染。

左腋下淋巴结：组织内可见肿瘤细胞巢。

免疫组化：ER(-)，PR(-)，C-erB-2(0)，P53(+)，E-cadherin(-)，Ki-67(+>75%)，CD34(血管+)，CK(-)，CD3(散在+)，CD20(+)，Pax-5(+)，Bcl-2(+)，CD10(-)，Bcl-6(+)，MUM1(+)，CD99(-)，Vimentin(-)，MPO(-)，CD68(+)。

病理诊断：左乳原发淋巴瘤。

◆◆ 诊断要点与鉴别诊断

1. 诊断要点　本病例的特点为年轻女性患者，临床表现为乳腺肿物短期内迅速增大。X 线摄影、超声、MRI 检查均提示左乳内较大占位病变，特别是 MRI 图像上对定性诊断有较高诊断价值的表现为：T_2 为略高信号，其内可见多发小坏死灶，DWI 示病变扩散明显受限，ADC 值显著降低，ADC 值约为 $0.803 \times 10^{-3} mm^2/s$。结合临床表现及影像学资料诊断乳腺原发淋巴瘤的依据比较充分。

2. 鉴别诊断　本病例需与以下几种疾病进行鉴别诊断。

（1）浸润性导管癌：为最常见的乳腺恶性肿瘤，多呈浸润性生长，与周围乳腺组织分界不清。影像上多呈不规则星芒状、蟹足状肿块，周围可见毛刺。少数兼容性导管癌可表现为圆形或分叶状，边缘清晰或部分模糊，增强扫描呈明显强化或不规则环状强化，血流动力学多为流出型或平台型。DWI 病变呈高信号，ADC 值降低，但要高于原发性乳腺淋巴瘤。

（2）髓样癌：是一种特殊类型的浸润性导管癌，其发病率较低，约占浸润性乳腺癌的 5% ~ 7%。临床上多发生于 50 岁以下的女性，常触及较大的肿块与周围分界清晰。MRI 图像多呈圆形或分叶状，边界常清晰。T_1 呈低信号，T_2 多呈明显高信号，增强扫描早期病变边缘多明显强化，病变内部呈渐进性强化，血流动力学曲线以平台型和流出型为主。

（3）纤维腺瘤：为年轻女性最常见的乳腺病变，可单发或多发，多数腺瘤多小于 2cm，少数病例病变可较大,需要与恶性病变进行鉴别诊断。腺瘤影像表现为圆形或分叶状,边界清晰。MRI 图像上 T_1 呈低信号或等信号,T_2 信号表现较多样化,低、中、高均可,增强可见强化,血流动力学曲线以流入型为主,其中可见无强化的分隔为纤维腺瘤的特征性表现。

专家点评 ● ● ● ●

　　本病例无论 X 线检查和 MRI 检查均为典型的原发淋巴瘤的影像表现,其影像表现有以下特点:单侧发病;肿块为边界清晰类圆形单发肿物,有分叶、无毛刺。MRI 表现多为边缘相对规整的肿块灶,T_1 低信号,T_2 等或略高信号,增强后不均匀强化,中心可见偏心性囊变区。DWI 示病变扩散明显受限,ADC 值显著降低,ADC 值约为 $0.803 \times 10^{-3}\,\mathrm{mm}^2/\mathrm{s}$,为其较特异性表现,同时伴有同侧腋下多发淋巴结肿大。根据临床病史及影像资料的特点,本病例考虑乳腺原发淋巴瘤的可能大。

（案例提供:中国医科大学附属第一医院　张丽娜）

（点评专家:中国医科大学附属第一医院　黎　庶）

06章案例37

案例 37 ● ● ●

◆▶ 病例介绍

　　女性,35 岁。发现左乳肿物半个月。

　　现病史:患者停止哺乳 1 周后发现左乳肿物,质硬,皮温不高,近半个月来自觉肿物有缩小。查体:左乳外侧可及 4cm×5cm×2cm 大小的肿物,质软,边界不清,未与胸壁粘连,无压痛,活动性可,左腋窝可触及多个肿大淋巴结。

　　既往史:患者否认冠心病、高血压病、糖尿病病史,否认肝炎、结核等传染病史,否认外伤及手术史,否认输血史,否认药敏史。

　　乳腺超声:左乳外上象限腺体内可见一片状低回声区,大小约 5.0cm×1.5cm×5.0cm,边界清,内为致密的腺体回声,未见钙化灶,CDFI 示内可见较丰富的血流信号,测得 Vmax:20cm/s,RI =0.66。

◆▶ 影像学检查

　　乳腺 MRI 检查:MRI 检查设备为 1.5T 磁共振,8 通道专用相控阵表面线圈。患者均采用俯卧位,双侧乳房自然下垂。先行横轴位 T_2WI(加脂肪抑制)平扫 FSE FS T_2WI:TR/TE = 2900/60ms,层厚4mm、层间距 1.0mm、矩阵 640×640;横轴位 T_1WI 3D non fat sat:TR/TE = 4650/85ms,层厚 1.1mm、层间距 0mm,TR/TE = 8.7/4.7ms,矩阵 896×896;双侧乳腺矢状位 T_2WI(加脂肪抑制)平扫 FSE FS T_2WI:TR/TE = 3800/85ms,矩阵 512×512;后行横轴位 VIBE 多时相增强 GD-DTPA 0.1mmol/kg 以

2.0ml/s 静脉团注前扫描 1 次,静脉团注后开始连续无间隔扫描 6 次,TR 4.53 毫秒、TE 1.66 毫秒,矩阵 384×384。DWI 序列,b 值 0,800。

左乳多发肿块,强化均匀,动态增强曲线为廓清型,早期明显均匀强化,晚期部分廓清,边界清楚,T₂WI 呈高信号,T₁WI 呈低信号;乳头、皮肤未见累及。左侧腋窝见多个肿大的淋巴结,均匀强化(图 6-37-1)。

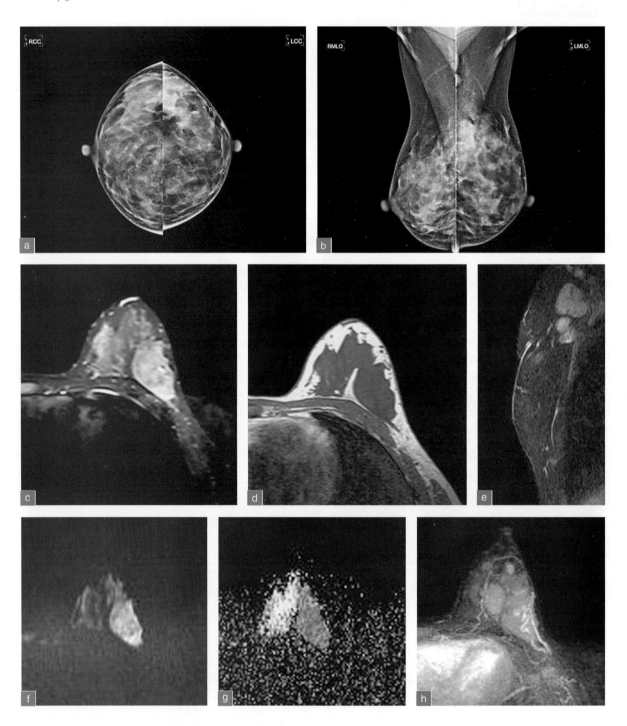

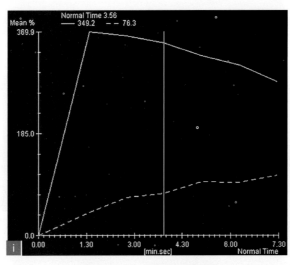

图 6-37-1　乳腺影像检查

a. X 线 CC 位；b. X 线 MLO 位；c. 去脂 T_2WI 图像；d. T_1WI 图像；e. 矢状位去脂 T_2WI 图像；
f. DWI 图像；g. ADC 图像（0.49 单位）；h. MIP 图像；i. 病灶 TIC 曲线

◆▶ 手术和病理结果

病理诊断：非霍奇金 B 细胞淋巴瘤。

免疫组化：CD20（弥漫+），CD21（小灶+），CD3（T 细胞+），CK（局灶上皮+），Ki-67（index 约 40%），Bcl-2（弥漫+），Bcl（散在+），CD10（－），CD23（－），CD5（部分+），CD39（－），cyclinD1（灶+），MUM（+），TdT（－）。

◆▶ 诊断要点与鉴别诊断

1. 诊断要点　年轻女性，无红肿热痛。超声提示实性肿块。MRI 显示左乳多发肿块，强化均匀，动态增强曲线为廓清型，早期明显均匀强化，晚期部分廓清，边界清楚，T_2WI 呈高信号，T_1WI 呈低信号；乳头、皮肤未见累及。左侧腋窝见多个肿大的淋巴结，均匀强化。

2. 鉴别诊断　本病例需与以下几种疾病进行鉴别诊断。

（1）纤维腺瘤：边缘光滑、清楚、锐利，T_2WI 高、等、低均可，有低信号不强化的分隔；ADC 值增高，持续上升型曲线。

（2）乳腺炎：红肿热痛，实验室检查可支持。

专家点评　●●●

哺乳期女性最常见的是乳腺炎，但多伴有典型的临床征象，诊断不难。该病例的特点是乳腺内多发肿块，同时伴有同侧腋窝的淋巴结肿大，且病灶强化均匀，应想到淋巴瘤的可能。

（案例提供：军事医学科学院附属医院　周　娟）

（点评专家：军事医学科学院附属医院　李功杰）

案例 38 • • •

◆ 病例介绍

　　女性,44 岁。发热、咳嗽 1 个月,双乳包块 1 月余。患者 1 个月前受凉感冒后出现发热,最高体温 38.7℃,以晚上 9 点左右为著,伴咳嗽,发热时无寒战、头痛。

　　既往史:平素身体良好。

　　查体:双胸廓对称无畸形,双侧乳房对称,皮肤如常,双乳头未见凹陷及溢液。双侧乳房可触及多发质中包块,较大者位于右乳内上,边界欠清,大小约 2.0cm×1.5cm×1.0cm,活动度差,表面较光整。双侧腋窝亦可触及肿大淋巴结,质地软。双侧锁骨上、颈前未触及肿大淋巴结。

　　实验室检查:血沉 27mm/h,外周血单核细胞百分率 12.0%,抗核抗体:弱阳性。铁蛋白 1354.0μg/L,CA125 40.31U/ml,CA19-9 41.59U/ml,CA153 45.11U/ml。

◆ 影像学图片

　　乳腺超声:双侧乳腺腺体结构紊乱,回声增强,可见条索状强回声及管状低回声,未见局限性病灶及异常回声,CDFI 未见明确异常血流信号。如图 6-38-1 所示。

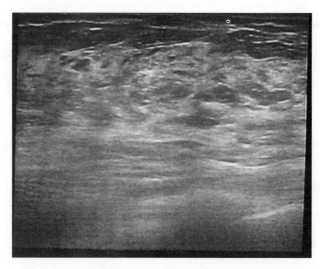

图 6-38-1　乳腺 B 超检查

　　乳腺 MR 检查:乳腺 MR 检查设备为 3.0T。患者取俯卧位,双乳自然下垂,采用乳腺专用线圈,扫描范围包括双侧乳腺及腋窝区。轴位 T$_1$WI,层厚 4mm,层间距 1mm;轴位脂肪抑制快速自旋回波 STIR:层厚 4mm,层间距 1mm。乳腺动态增强成像序列采用 GE 乳腺动态增强扫描专用序列 VIBRANT(volume image breast assessment),ASSET(array spatial sensitivity encoding technique)并行采集技术,层厚 1.4mm,层间距 0,对比剂使用轧双胺注射液,注射流率 1.5ml/s。DWI 采用轴位自旋平面回波序列,在对比剂注射前进行扫描,$b = 0$,$1000s/mm^2$,层厚4mm,层间距1mm。该患者乳腺MRI图像如图 6-38-2 所示。

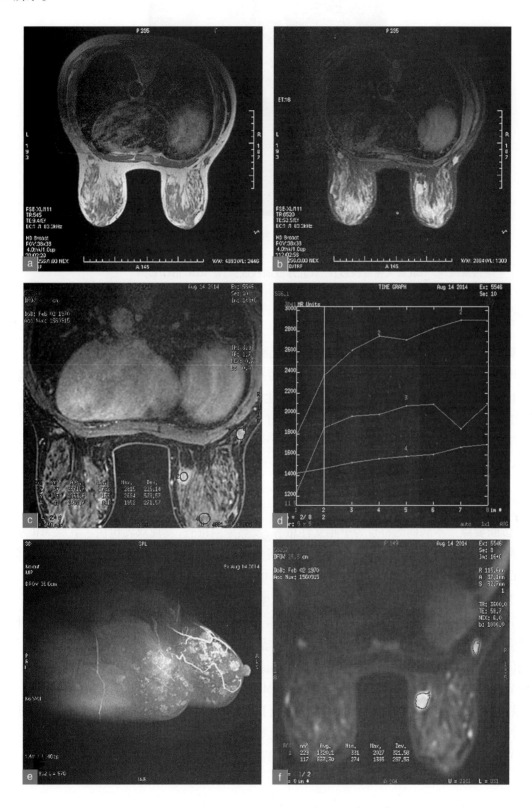

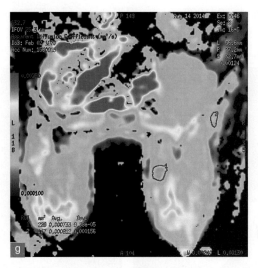

图6-38-2 乳腺影像检查

a. 轴位 T_1 加权图像；b. 轴位翻转恢复序列 T_2 抑脂序列；c. 动态增强图像第二期相；d. 动态
增强曲线；e. 双乳最大密度投影；f. 双乳弥散加权成像；g. ADC 值伪彩图

◆▶ **手术和病理结果**

穿刺检查：患者于入院第八天行超声引导下乳腺病变粗针穿刺活检术。

病理结果：(左侧乳腺穿刺组织)现有组织学特点及免疫学表型特征支持 T 细胞型非霍奇金淋巴瘤，倾向外周 T 细胞淋巴瘤非特殊类型。免疫组化结果：LCA(++)、Vimentin(++)、CD3(++)、KI-67(++，局部约80%)、MUM-1(++)、CD20(−)、Pax-5(−)、CD68(−)、Bcl-6(−)、CD10(−)、DC5(−)、TTF-1(−)、CD34(−)、S-100(−)、Syn(−)、Cyclin D1(−)、CD21(−)、CD23(−)、DC19(−)、CD99(−)、EMA(−)、CK(−)。

◆▶ **诊断与鉴别诊断**

1. 诊断要点 本病例的特点为中年女性患者，发热原因待查，发现双乳包块。乳腺 MR 示双侧乳腺及腋窝见多发类圆形 T_1 稍低、STIR 高、DWI 高信号影，边界欠清，增强扫描呈显著较均匀强化，DCE-TIC 多呈Ⅰ及Ⅱ型，对应 ADC 值明显减低，约 $0.73×10^{-3}\,mm^2/s$。

2. 鉴别诊断 本病例需与以下几种疾病进行鉴别诊断。

(1) 多灶浸润性乳腺癌：本病例与该病的临床与影像学表现较为相似。但多灶浸润性乳腺癌为富血供病变，瘤体内可伴有出血、坏死，增强扫描常呈显著欠均匀强化，边界欠清，DCE-TIC 常呈Ⅱ、Ⅲ型曲线(速升平台型，廓清型)，ADC 值低于正常腺体，但降低程度没有淋巴瘤显著。

(2) 多发纤维腺瘤：临床上以育龄女性多见；MRI 上常表现为多发类圆形 STIR 高信号影，边界清晰，增强扫描为轻、中度均匀强化，DCE-TIC 呈Ⅰ及Ⅱ型(流入型及速升平台型)。ADC 值略低于正常腺体。纤维腺瘤为良性病变，少有腋窝淋巴结增大等症状。

(3) 转移瘤：常有原发恶性肿瘤病史，瘤体边界较清，增强扫描方式较为多样。

专家点评 ● ● ●

　　该病例最终病理诊断:乳腺多发淋巴瘤。乳腺淋巴瘤相对较少见,但征象具有一定特征性。弥散加权成像可以反映瘤体内水分子弥散情况。淋巴瘤细胞排列紧密,ADC 值显著减低。虽然乳腺淋巴瘤的磁共振动态增强征象尚缺乏权威数据,但根据其临床病史,其他影像学征象特别是弥散加权成像的特点,多可以重点提示淋巴瘤。

（案例提供:空军军医大学附属唐都医院　解　卓）
（点评专家:空军军医大学附属唐都医院　陈宝莹）

06章案例39

案例 39 ● ● ●

◆▶ **病例介绍**

　　女性,38 岁。患者半月前无意中发现右乳肿物,无疼痛、发热、红肿。
　　专科检查:触及右乳外上象限肿物,质地较硬,多活动,与周围无明显粘连。
　　实验室检查:未见异常。

◆▶ **影像学检查**

　　乳腺 MRI 检查:MRI 检查设备为 3.0T EXCITE HD 超导磁共振,8 通道专用相控阵表面线圈。患者俯卧位,双侧乳房自然下垂。先行双侧乳腺横轴位 T_2WI（加脂肪抑制）平扫 FSE FS T_2WI:TR/TE = 3800/80ms,层厚 5mm、层间距 0.5mm、矩阵 384×224、NEX = 4、FOV = 32cm×32cm。后行矢状位 VI-BRANT 多时相增强 gadodia midehydrate 0.1mmol/kg 以 2.0ml/s 静脉团注前扫描 1 次,静脉团注后开始连续无间隔扫描 9 次,每期约 45 秒,TR 4.8 毫秒、TE 1.9 毫秒、FOV = 36cm×36cm,矩阵 384×384,NEX 0.8。DWI 序列,b 值 0,800s/mm²。

　　右侧乳腺外上象限病变表现为肿块型,边界清晰,T_2WI/FS 呈高信号,DWI 明显扩散受限,ADC 值明显减低,DCE-MRI 可见病变早期明显强化,延迟期强化程度减低,时间-信号强度曲线呈流出型（图6-39-1）。

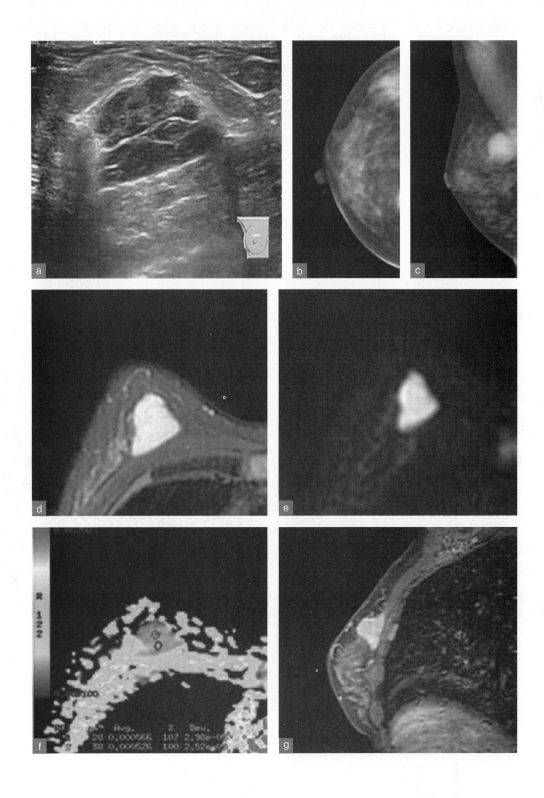

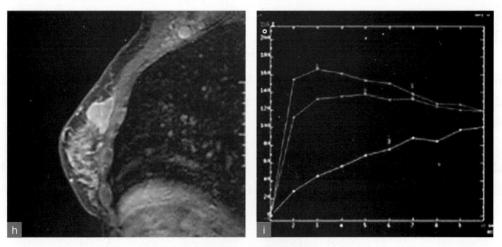

图6-39-1　乳腺影像检查
a. 超声图像；b. 轴位乳腺 X 线摄影；c. 侧斜位乳腺 X 线摄影；d. 压脂 T_2WI 图像；e. DWI 图像；
f. ADC 图像；g. T_1WI 增强早期图像；h. T_1WI 增强晚期图像；i. 病灶 TIC 曲线

◆▶ **手术和病理结果**

　　（右乳）非霍奇金淋巴瘤（弥漫大 B 细胞型）AE1/AE3（－），LCA（3＋），CD19（2＋），CD20（3＋），BCL2（3＋），CD10（－），MUMI（2＋），CD23（－），cyc linD1（－），CD3（－），CD5（－），Ki-67（＋80％）。淋巴结未见累及。

　　骨髓、血液涂片分类：嗜中性分叶核粒细胞：骨髓片 22.50，血片 50.00（6.1～24.5）；嗜碱性分叶核粒细胞：血片 1.00（0～0.2）；淋巴细胞：骨髓片 19.50，血片 41.00（10.7～35.0）；单核细胞：骨髓片 3.00，血片 8.00（0～3.0）。

◆▶ **诊断要点与鉴别诊断**

　　1. 诊断要点　　本病例的特点，乳腺 X 线摄影容易误诊为良性；超声回声较低，后方声影增强，血流丰富；MRI 表现 T_2WI/FS 呈高亮信号，较常见乳腺癌的信号高，DWI 明显扩散受限，ADC 值明显减低，强化比较均匀，动态增强时间-信号强度曲线呈流出型，需警惕恶性。

　　2. 鉴别诊断　　本病例需与以下几种疾病进行鉴别诊断。

　　（1）乳腺纤维腺瘤：纤维腺瘤多为 40 岁以下年轻女性，无明确自觉症状，边缘光滑、锐利，密度均匀，接近正常腺体，MRI T_2WI/FS 呈低中等信号，增强呈缓慢渐进性的均匀强化，而淋巴瘤乳腺 X 线摄影上密度较高，MRI T_2WI/FS 呈高亮信号，增强呈速升缓降型。

　　（2）乳腺黏液腺瘤：黏液腺癌多见于绝经后妇女，边界清晰，浸润性不强，乳腺 X 线摄影多表现为边缘光整的高密度肿物；其 MR 表现具有一定的特征，在 DWI 图像上，病变呈明显高信号，但测其 ADC 值不减低，反而稍高于正常腺体 ADC 值，T_2WI 呈明显高亮信号，增强扫描表现为不均匀环形强化，晚期可见向心性逐渐强化。

　　（3）乳腺炎：乳腺炎症包括细菌感染性炎症和无菌性炎症。通常细菌感染性乳腺炎多发生于产后哺乳期妇女，经抗感染治疗后炎症有所消退，肿块有所缩小。浆细胞性乳腺炎和肉芽肿性乳腺炎相对少见，影像学缺乏特异性。

专家点评 ● ● ●

    乳腺恶性淋巴瘤比较罕见,包括原发性乳腺恶性淋巴瘤和继发性乳腺恶性淋巴瘤。继发性乳腺淋巴瘤为全身淋巴瘤的一部分,或作为其他器官淋巴瘤的一个复发部位。原发性乳腺淋巴瘤的发生率远比乳腺癌低,大多数为非霍奇金淋巴瘤。文献报道发生率占乳腺所有恶性肿瘤的 0.04%～0.74%。

    原发性乳腺淋巴瘤发病年龄范围广(13～88 岁,平均 55 岁),多数患者是单侧乳腺受累,在病理检查前常很难确诊,不典型的症状及体征一般多误诊为乳腺癌或良性病变。乳腺淋巴瘤钼靶表现,肿块边缘多清楚,周围浸润少,无毛刺、钙化或漏斗征及皮肤凹陷等乳腺癌典型X 线征象。患者常合并腋窝淋巴结的肿大,对于肿大淋巴结的显示超声或 MRI 有其明显优势。

(案例提供:中国医学科学院肿瘤医院　孙赛花)

(点评专家:中国医学科学院肿瘤医院　周纯武　李　静)

案例 40 ● ● ●

◆▶ **病例介绍**

    女性,51 岁。发现右乳肿块 9 天。

    专科检查:右侧乳房后上靠近乳晕区可触及一大小 3cm×4cm 的包块,肿块边界清楚,表面略呈细颗粒状,无压痛,质中,活动度好,与表面和深部无粘连。

    个人史:"子宫切除术"后 3 年。

◆▶ **影像学检查**

    FFDM:右乳后上一圆形肿块影,境界部分清,边缘小分叶,范围约为 2.3cm×2.5cm,邻近血管可见增粗(图 6-40-1a、b)。

    乳腺 MRI 平扫及增强:肿块 T_1WI 呈等信号,T_2WI 及压脂呈高信号。DWI 呈明显弥散受限。增强扫描呈不均匀明显强化,延迟扫描呈环形强化。时间-信号曲线呈平台型(图 6-40-1c～e)。

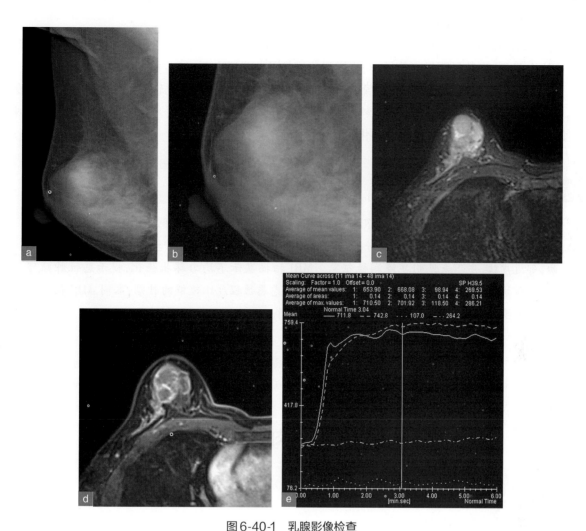

图6-40-1　乳腺影像检查
a. 右乳 CC 位;b. 病灶局部放大相;c. 压脂图像;d. T₁WI 增强图像;e. 病灶 TIC 曲线

◆▶ **手术和病理结果**

　　(右乳包块):乳腺弥漫性大 B 细胞淋巴瘤,结合免疫组化倾向非生发中心来源。免疫组化:LCA(+)、CD20(+)、CD79a(+)、Pax-5(+)、CD10(−)、Bcl-6(+)、MUM-1(+)、Bcl-2(+)、Ki67约80%(+)、CD43 散在(+)、CD3(−)、CD7(−)、CD5(−)、CD163(−)、MPO(−)、CD117(−)、CD34(−)、CKp(−)。

◆▶ **诊断要点与鉴别诊断**

　　1. 诊断要点　　本病例的特点为中年女性,无特殊不适,FFDM 表现为境界欠清晰的肿块,密度均匀。尤其肿块呈不均匀环状强化,边缘相对清晰,肿块内未见明显钙化及周边浸润征象,时间-信号曲线呈平台型。

　　2. 鉴别诊断　　淋巴瘤分为结节或肿块型及致密浸润型,结节或肿块型可表现为境界清晰的肿块或不规则肿块。境界清晰的结节或肿块需要与纤维腺瘤或不典型的髓样癌进行鉴别;境界不规则的结节或肿块应与乳腺癌进行鉴别;致密浸润型应与乳腺炎症或炎性乳腺癌进行鉴别。

　　(1) 纤维腺瘤:发病年龄轻,肿块边缘光滑,压迫周围脂肪出现透明晕,可伴有粗大钙化。MRI 多呈均匀强化,动态增强曲线呈流入型。

(2)髓样癌:好发于40~50岁妇女,体积较大,多表现为圆形或卵圆形肿块,与淋巴瘤有相似之处,MRI上T_2WI多数呈明显高信号,动态增强曲线呈平台或流出型,ADC值高于淋巴瘤。

(3)乳腺癌:境界相对清晰的乳腺癌与淋巴瘤表现类似,鉴别诊断比较困难。乳腺癌发病年龄偏大,肿瘤形态欠规则,常伴有皮肤橘皮样改变和乳头内陷。X线呈高密度,边界模糊多有分叶及毛刺,即使伴有晕征,常不完整,可伴有微钙化。

专家点评 ● ● ● ●

该病例最终病理诊断为"右乳弥漫大B细胞淋巴瘤"。回顾本例临床与影像表现,临床为无痛性肿块,触诊肿块活动度好;FFDM显示不伴钙化的类肿块,肿块周边未见明显结构扭曲,邻近皮肤、皮下未见明显浸润性征象。MRI扫描显示不均匀环状强化,提示恶性肿瘤可能,但肿块境界相对清晰,增强曲线呈平台型,考虑恶性程度比较低的肿瘤,本例ADC值非常低,是重要的参考指标,淋巴瘤是首先考虑的诊断。

(病例提供:东南大学附属中大医院放射科　叶媛媛)
(点评专家:东南大学附属中大医院放射科　刘万花)

● ● ● 第七节　肉　　瘤 ● ● ●

06章案例41

案例41 ● ● ●

◆▶ 病例介绍

女性,43岁。发现左乳肿物1周。

专科检查:该患乳腺无疼痛,皮肤无水肿,腋下无肿块,无乳晕或乳头糜烂。

乳腺超声:左乳4点钟乳头边缘旁4.0cm处腺体内可见一低回声结节(似为3~4个结节融合而成),大小2.3cm×1.1cm×2.0cm,边界尚清,CDV示内可见血流信号。

实验室检查:WBC $5.3×10^9$/L;甲胎蛋白2.20ng/ml(正常值0~20),癌胚抗原1.7ng/ml(正常值0~6.5);CA-199<0.8U/ml(正常值0~35);CA-153 13.8U/ml(正常值0~31.3);CA-125 10.9U/ml(正常值0~35)。

◆▶ 影像学检查

乳腺MRI检查:MRI检查设备为1.5T磁共振,8通道专用相控阵表面线圈。患者采用俯卧位,双侧乳房自然下垂。先行横轴位T_2WI(加脂肪抑制)平扫FSE FS T_2WI:TR/TE=2900/60ms,层厚4mm、层间距

1.0mm、矩阵 640×640；横轴位 T₁WI 3D non fat sat：TR/TE=4650/85ms，层厚 1.1mm、层间距 0mm，TR/TE=8.7/4.7ms，矩阵 896×896；双侧乳腺矢状位 T₂WI（加脂肪抑制）平扫 FSE FS T₂WI：TR/TE=3800/85ms，矩阵 512×512；后行横轴位 VIBE 多时相增强 GD-DTPA 0.1mmol/kg 以 2.0ml/s 静脉团注前扫描 1 次，静脉团注后开始连续无间隔扫描 6 次，TR 4.53 毫秒、TE 1.66 毫秒，矩阵 384×384。DWI 序列，b 值 0,800。

左乳 4 点分叶状肿块，部分边界清楚，内部不均匀强化，可见低信号分隔，DWI 弥散不受限，TIC 曲线呈缓慢上升型。平扫病灶边缘模糊，T₂WI 呈高信号，T₁WI 呈低信号；乳头、皮肤未见累及，双侧腋窝未见肿大的淋巴结（图 6-41-1）。

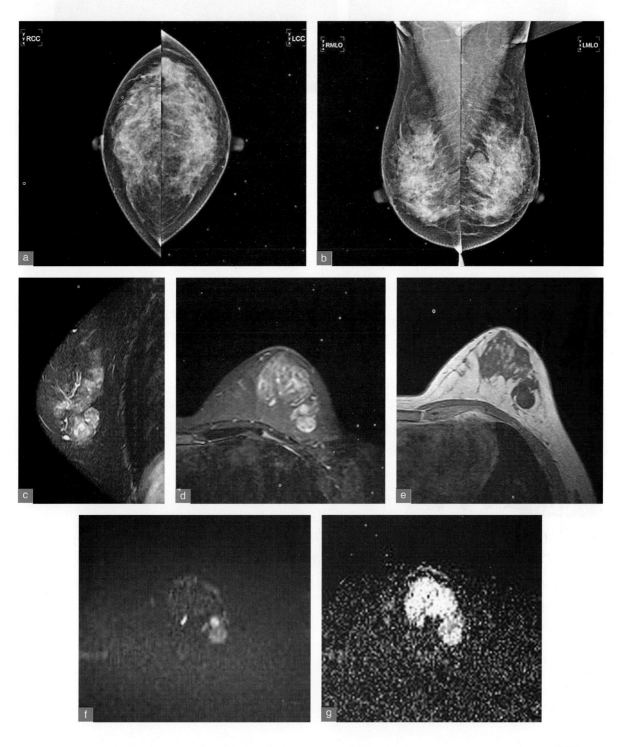

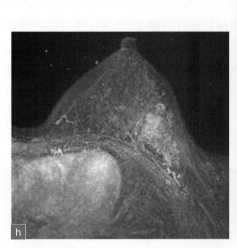
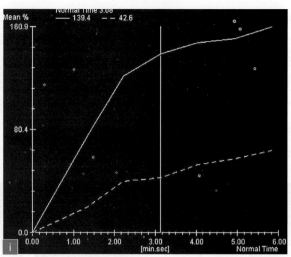

图 6-41-1　乳腺影像检查

a. X 线 CC 位；b. X 线 MLO 位；c. 矢状位去脂 T_2WI 图像；d. 横轴位去脂 T_2WI 图像；e. 横轴位 T_1WI 图像；f. DWI 图像；g. ADC 图像（1.026 单位）；h. MIP 图像；i. 病灶 TIC 曲线

◆▶ **手术和病理结果**

手术切除，切面灰白色，质韧，呈结节状。

病理：导管周围间质肉瘤（低级别）。

◆▶ **诊断要点与鉴别诊断**

1. 诊断要点　超声为实性肿块。MRI 提示病灶部分边界不清，增强扫描内部不均匀强化，形态不规则，有低信号分隔，TIC 曲线呈 I 型，但形态学有恶性可能，与叶状肿瘤和不典型纤维腺瘤鉴别困难，最终依赖病理诊断。

2. 鉴别诊断　本病例需与以下几种疾病进行鉴别诊断。

（1）叶状肿瘤：鉴别诊断困难，多有短期增大病史，增强扫描有囊变坏死。

（2）乳腺纤维腺瘤：好发年轻妇女，肿物变化不大，无触痛，与周围组织分界清，易被推动，增强扫描有低信号分隔，本例鉴别困难，需活检病理诊断。

专家点评 ● ● ● ●

　　该病例的难点在于与叶状肿瘤及不典型纤维腺瘤的鉴别诊断。叶状肿瘤多短期内迅速增大，中心多伴有坏死，深分叶明显。纤维腺瘤多表现为小分叶，卵圆形，边界清楚，随时间的延长内部逐渐均匀强化，该病例随表现为 I 型曲线，但内部始终不均匀强化，且部分边界不清楚。本例鉴别诊断困难，诊断依赖病理。

（案例提供：军事医学科学院附属医院　周　娟）

（点评专家：军事医学科学院附属医院　李功杰）

案例 42 ●●●

◆ 病例介绍

女性,26岁。患者1年余前自觉右乳肿胀疼痛,行超声及MRI检查未见明显占位病变,考虑炎症可能大,服用抗生素外敷后自诉有好转。9个月后患者妊娠4个月时右乳再次肿胀疼痛,右乳晕下方触及青紫色皮下结节。饮食、二便正常,睡眠良好。

专科检查:右乳下方触及巨大肿块,乳房质地硬,张力大;右乳晕下方紫红色结节,高出皮面,直径约5cm,左乳未见异常。两侧锁骨区及腋下未及肿大淋巴结。

◆ 影像学检查

乳腺MRI:扫描设备为1.5T乳腺专用磁共振,造影剂为轧双胺注射液,剂量0.2mmol/kg,速率2ml/s。平扫序列为脂肪抑制T_2WI和T_1WI,层厚3mm,层间距1mm。平扫后90秒行增强扫描,增强扫描序列为脂肪抑制加水抑制T_1WI,层厚1.2mm,无间距扫描。注入对比剂后无间隔采集4个时相,每个时相扫描时间为180秒。

超声:可见右乳腺组织不均质增厚,内部弥漫性团块状回声,部分融合,部分呈包裹性,加压探头探及浮动液体,未见明显血流信号(图6-42-1b)。右腋下见肿大淋巴结。MRI扫描可见右乳巨大的软组织实性肿块,病灶边界不清,T_2WI呈明显高信号,T_1WI信号混杂:见等信号背景下多发斑片状及类结节状的高信号,提示内部可能有出血。增强扫描示病灶早期明显不均匀强化,延迟期持续强化,且强化范围逐渐扩大并呈向心性填充。乳晕区皮肤轻度增厚伴强化。未见胸肌受累,未见腋下及内乳区淋巴结肿大(图6-42-1c~g)。

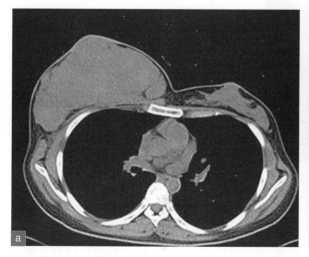

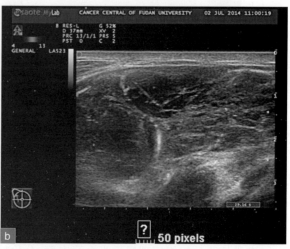

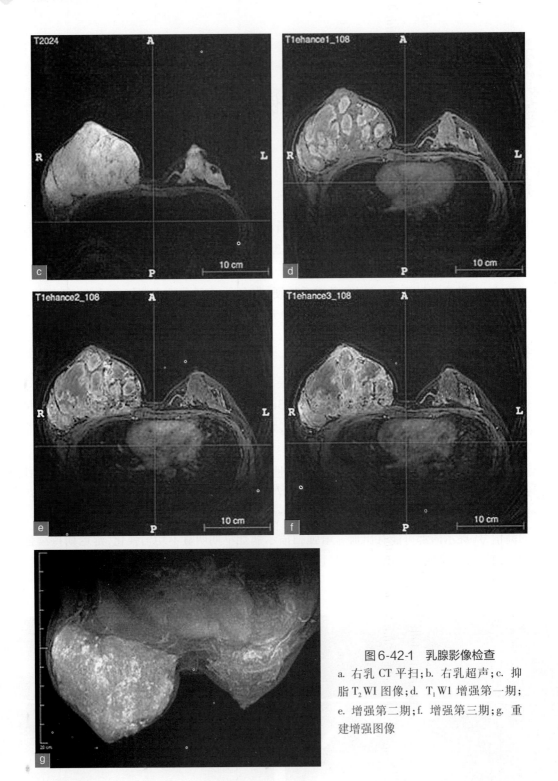

图6-42-1 乳腺影像检查
a. 右乳 CT 平扫;b. 右乳超声;c. 抑
脂 T_2WI 图像;d. T_1W1 增强第一期;
e. 增强第二期;f. 增强第三期;g. 重
建增强图像

◆ **手术和病理结果**

病理所见:术前穿刺右乳肿块穿刺涂片见炎性细胞、纤维脂肪细胞,未见恶性证据。

右乳切除后组织病理提示为血管肉瘤,分化较好,肿块大小 16cm×10cm×9cm,肿瘤广泛累及各个象限,乳头真皮内、皮肤及标本基底切缘均见肿瘤累及,标本四周切缘及另送基底切缘未见肿瘤累及。

病理诊断:右乳腺血管肉瘤。

◆◆ 诊断要点与鉴别诊断

1. 诊断要点　本病例的特点为年轻女性患者,病灶巨大且只有一处,表现为右乳边缘光滑的类圆形致密肿块影,内部结构混杂,超声提示内部有稠厚囊性结构,平扫 CT 显示无明显钙化。MRI 显示为富血供巨大右乳肿块,右腋下淋巴结肿大。尽管患者年轻,但根据病程及影像学表现本病例术前还是考虑为恶性病变,且可能为间叶来源的恶性肿瘤,但是具体定性较困难,如开阔诊断思维,并具有较丰富的临床经验,会将临床体征中的乳晕区紫红色结节、高于皮肤表面结合 MRI 增强扫描的肿瘤血供丰富、内部有出血改变结合起来考虑,考虑肿瘤来源于血管瘤或血管肉瘤的可能性。

2. 鉴别诊断　本病例需与以下几种疾病进行鉴别诊断。

(1)血管瘤:血管瘤直径一般都小于 2cm,边界清楚,增强后多均匀强化,病理上血管瘤内皮细胞无异型,由分散的血管腔隙组成,少见血管吻合。血管瘤常围绕导管和小叶生长,而血管肉瘤则侵入小叶。

(2)其他软组织肉瘤:淋巴瘤,Kaposi 肉瘤。

(3)炎性乳癌:炎性乳癌也常发生于妊娠期年轻女性,病变多边界模糊,伴有脓肿时可呈环状强化,多数病例伴有乳晕皮肤增厚、乳头凹陷、韧带增粗等间接征象,临床可有发热、乳房局部明显红肿、热、痛表现。

专家点评　● ● ●

　　本病例肿块较大,影像学检查发现病灶较为容易,但超声检查倾向于右乳腺炎性病变伴囊肿可能(BI-RADS 4A),钼靶检查因为患者年轻且肿块巨大不适合。因此 MRI 检查非常重要且必要,有助于判断病变的性质。本病例基本征象为乳腺巨大肿块,边缘清晰,内部结构混杂,增强扫描显示病变早期明显不均匀强化,强化范围随时间逐渐扩大并呈向心性填充。乳晕区皮肤增厚。

(案例提供:复旦大学附属肿瘤医院　吴　斌)

(点评专家:复旦大学附属肿瘤医院　顾雅佳)

● ● ● 第八节　神经内分泌癌 ● ● ●

06章案例43

案例 43　● ● ●

◆◆ 病例介绍

　　女性,54 岁。发现左乳肿物 1 周余。左乳外上象限可以触及一直径约 1cm 肿物,质韧,边界欠清,活动度差。无痛,不伴乳头溢液。双侧腋窝及双锁骨上区淋巴结均未触及肿大。患者发病以来,精神、食欲可,睡眠佳,大小便正常,无明显消瘦。

◆》**影像学检查**

乳腺 X 线摄影:采用钼铑双靶数字乳腺 X 线机,全数字化平板探测器 19.2cm×23cm,像素 1920×2300。行常规乳腺头尾位(CC)和内外斜位(MLO)摄影。应用自动参数选择技术根据乳腺厚度、密度自动确定阳极靶面(钼或铑)、滤波片、电压(kV)和电流量(mAs)。

左乳外上象限高密度肿块影,边缘呈星芒状,其内可见无定形钙化灶分布。皮肤未见明显增厚,乳头位置正常(图6-43-1)。

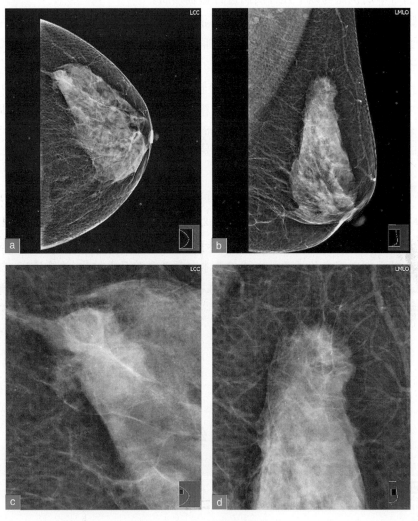

图6-43-1 乳腺 X 线摄影
a. CC 位;b. MLO 位;c. CC 位局部放大图;d. MLO 位局部放大图

乳腺 MRI 检查:应用 3.0T MRI 扫描仪,8 通道乳腺专用线控阵线圈,患者取俯卧位,双乳自然悬垂于线圈内。行双侧乳腺轴位 TSE-T_1WI、轴位及矢状位 TSE-T_2WI SPAIR、轴位 DWI、轴位动态增强扫描(DCE-MRI)以及轴位 FFE-T_1WI SPAIR 高分辨率扫描。DWI 采用 SE-EPI 序列,TR 8830 毫秒、TE57 毫秒、NSA1、矩阵 136×79、b = 0,1000;DCE-MRI 采用快速梯度回波(THRIVE)序列,TR 3.9 毫秒、TE 1.84 毫秒、FA 10、NSA1、矩阵 172×170、层厚 2.5mm、层间距 0mm、FOV 340mm×340mm。对比剂用钆

双胺,采用高压注射器经肘静脉团注,剂量 0.1mmol/kg,流率 2.0ml/s,总共 40 时相,单期 10.8 秒,DCE-MRI 扫描结束后,补充 1.0mm×1.0mm×1.0mm 的高分辨各向同性体素扫描。

左乳外上象限肿块型病灶,形态不规则,增强扫描呈不均匀强化,TIC 类型呈平台型,ADC 值约为 $0.31×10^{-3}mm^2/s(b=1000)$,肿物邻近尚可见多个小的病灶,沿导管走行呈线样分布(图 6-43-2)。

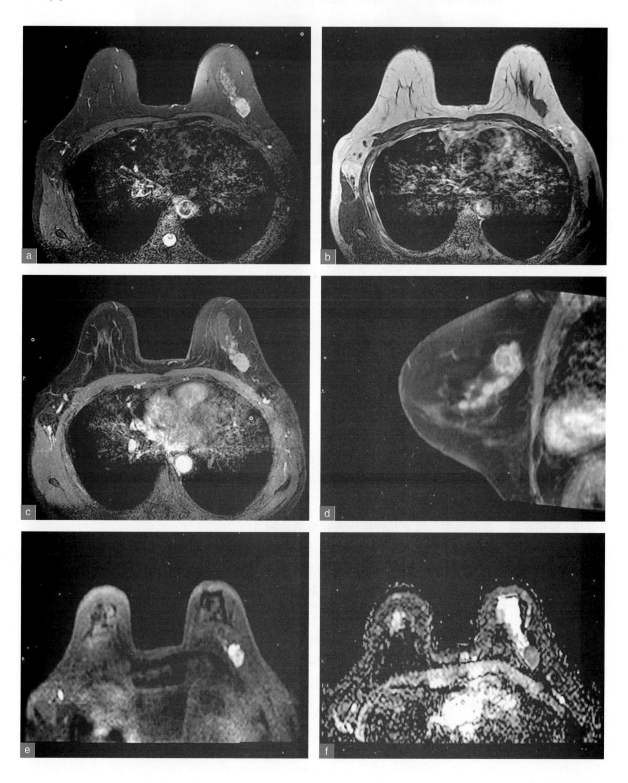

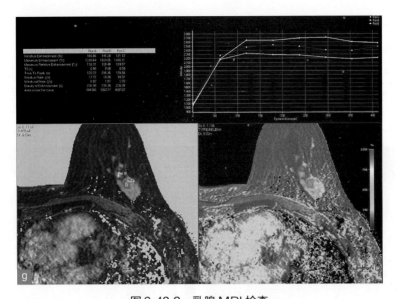

图6-43-2 乳腺MRI检查

a. T₂WI；b. T₁WI；c. DCE-MRI轴位；d. DCE-MRI矢状位；e. DWI；f. ADC；g. TIC

◆▶ **手术和病理结果**

左乳：结合免疫组化结果：ER（90%+++），PR（70%+++），HER-2（0），CK5/6（-），E-cadherin（+），Ki67（约70%+），P120（细胞膜+），CGA（+），Syn（+），符合低分化神经内分泌癌，肿物大小3cm×2cm×1.5cm，脉管内可见癌栓，未见明确神经受侵。送检"肿物旁卫星灶"：增生的纤维组织内见癌组织浸润。

◆▶ **诊断要点与鉴别诊断**

1. 诊断要点 本病例特点为临床上54岁中年女性，以无意中发现左乳肿物来就诊，质韧，边界欠清，活动度差。乳腺X线摄影表现为高密度肿块，边缘可见毛刺，提示恶性可能，乳腺MRI表现为椭圆形肿块，边缘欠光整，增强扫描呈不均匀强化，TIC类型呈平台型，肿物邻近尚可见多个小的病灶，并且沿导管走行呈线样分布，结合钼靶及MRI特征，基本可以确定本例为恶性病变，BI-RADS分级5级。

2. 鉴别诊断 本病例需与以下几种疾病进行鉴别诊断。

（1）浸润性导管癌：浸润性导管癌在影像学上形态变化多样，在X线上可表现为钙化、肿块、肿块伴钙化、结构扭曲或结构扭曲伴钙化等。由于肿瘤呈浸润性生长，或是生长速度不一致，表现为肿块者的乳腺癌边缘常出现浸润、毛刺或小分叶等恶性征象，而乳腺神经内分泌癌因有假包膜而与乳腺实质分界清楚，这与浸润性导管癌的浸润性生长特性不同，可用于鉴别诊断。

（2）浸润性小叶癌：浸润性小叶癌由于癌细胞较小，细胞间黏附力差，多在纤维间质中散在或呈单行线状分布，故在早期阶段常不损害解剖结构或引起间质反应，无明显肿块出现，结构扭曲是浸润性小叶癌的一个常见征象，微小钙化少见。由于浸润性小叶癌瘤组织多呈浸润性生长，因此常表现为多灶性。乳腺神经内分泌癌与乳腺浸润性小叶癌的影像学表现存在一定重叠，免疫组化可助鉴别。

专家点评 ● ● ● ●

　　乳腺神经内分泌癌较罕见,具有与胃肠道和肺神经内分泌肿瘤类似的形态学特征。所有肿瘤均不同程度地表达神经内分泌标记。血清学可检测到血液中神经内分泌标记物(例如嗜铬素 A)。临床表现上与其他肿瘤相比,没有显著或特征性表现,因激素分泌而致的临床综合征罕有发生。

　　病灶的 MRI 表现主要与病灶的病理学特征密切相关,文献报道 MRI 表现主要为单发病灶、均匀肿块样强化、流出型曲线。因神经内分泌癌的肿瘤细胞多形成腺泡状及实性的细胞巢结构,似有包膜与周围组织分界,所以肿瘤结构多较密实,少见液化坏死。因有假包膜形成,肿瘤多与乳腺实质分界清楚。因为肿瘤细胞 50% 以上表达神经内分泌标记,故肿瘤实性成分多在早期强化明显,强化峰值多出现于动态增强第 1 期,时间-信号曲线多呈流出型。

　　由于伴神经内分泌特征的原发性乳腺癌罕见,在做出确切诊断前应当除外转移性高分化神经内分泌肿瘤(类癌)和低分化神经内分泌癌/小细胞癌。

(案例提供:山西省肿瘤医院　张俊杰)
(点评专家:山西省肿瘤医院　杨晓棠)

案例44 ● ● ● ●

◆▶ 病例介绍

　　女性,54 岁。右乳溢液 9 个月,伴疼痛 2 个月,体检发现右乳肿物 1 个月。

　　专科检查:右乳肿物,位于 9 点钟方向距乳头约 2cm,大小约 1.5cm×1.0cm,质软,边界清楚,活动度欠佳,轻压痛,无皮肤粘连。双侧腋窝及锁骨上淋巴结未及肿大。

　　实验室检查:WBC 5.26×10^9/L;CA15-3 14.64U/ml(正常值:0~25.00U/ml);CA125 11.73U/ml(正常值:0~35.00U/ml);甲胎蛋白 2.17ng/ml(正常值:0~7.00ng/ml);癌胚抗原 1.75ng/ml(正常值:0~4.7ng/ml)。

◆▶ 影像学检查

　　乳腺 MRI 检查:检查设备为 3.0T,患者取俯卧位,双侧乳房自然下垂。先行乳腺平扫,轴位 T$_1$WI,TR 4.5 毫秒,TE 2.1 毫秒,扫描层厚 3mm、层间距 1.5mm,矩阵 384×320,FOV 35cm×35cm;轴位 T$_2$WI(Ax T2 FSE-IDEAL ASSET),TR 3773 毫秒,TE 81.5 毫秒,扫描层厚 6mm、层间距 7.5mm,矩阵 320×256,FOV 35cm×35cm;矢状位 T$_2$WI(Sag fs T2FSE),TR 2500 毫秒,TE 86.3 毫秒,扫描层厚 4mm、层间距 5mm,矩阵 288×224,FOV 22cm×22cm;DWI(Ax STIR-DWI 1000 Shim),b=1000s/mm^2,TR 3118 毫秒,TE 75.9 毫秒,扫描层厚 4mm、层间距 5mm,矩阵 128×128,FOV 35cm×35cm。再行乳腺动态增强扫描,动态扫描持续时间 1.6 秒,获得时间 52 秒,对比剂为 Gd-DTPA(0.1mmol/kg 体质量),采用高压

注射器经手背浅静脉以 3.0ml/s 流率团注,并跟注 20ml 的生理盐水。注药的同时开始灌注成像采集,后立即采集 T_1WI 增强图像,采用 VIBRANT 序列,TR 4.5 毫秒,TE 2.1 毫秒,扫描层厚 3mm、层间距 1.5mm,矩阵 384×320,FOV 35cm×35cm。

右乳外下象限病灶,边界欠清晰,形态为条片状,似沿乳管方向走行,其内可见扩张的乳腺导管,T_1WI 为等信号,T_2WI 为高信号;DWI 上信号明显增高,ADC 值为 $0.100×10^{-3}mm^2/s$,ADC 值较低;增强扫描病灶明显强化,TIC 曲线为平台型(图 6-44-1)。

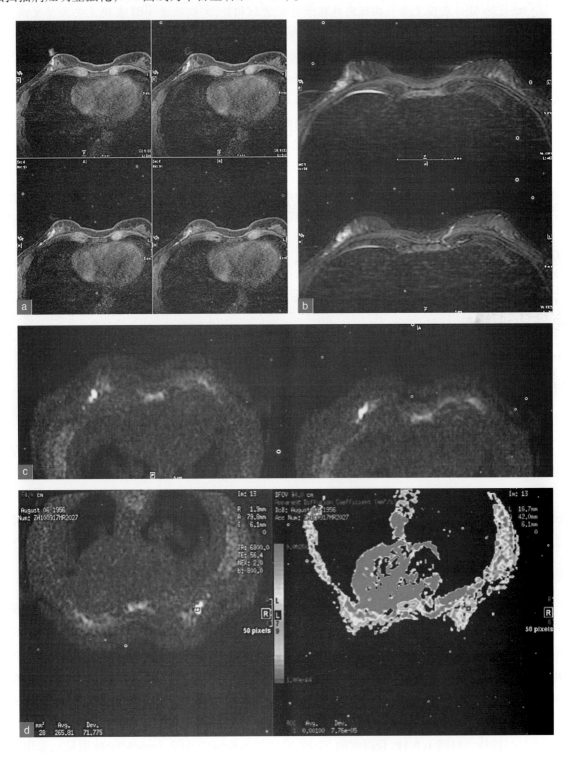

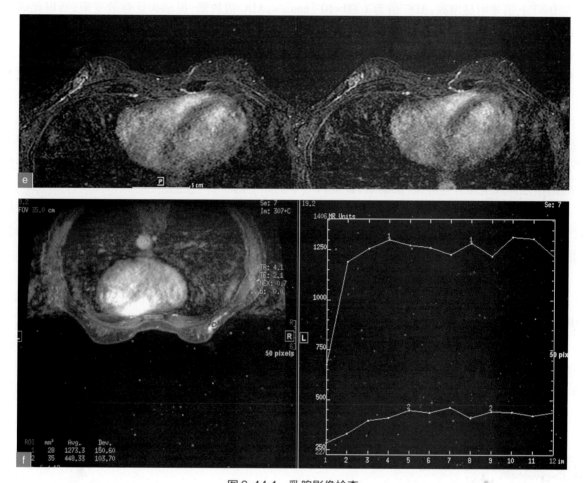

图 6-44-1 乳腺影像检查

a. Ax T_1WI 抑脂相；b. Ax T_2WI 抑脂相；c. DWI 图像；d. ADC 图像；e. T_1WI 增强图像；f. 病灶
TIC 曲线

◆▶ 手术和病理结果

（右乳）多个导管扩张，可见肿瘤细胞呈实性片状生长，细胞有异型，部分细胞胞浆内可见黏液空泡，间质中见血管成分。免疫组化染色结果：ER（90%++），PR（小于25%++），cerbB-2（+），SyN（+），CgA（个别细胞+），E-cadherin（+），P53（个别细胞+）、P63（个别细胞+）、Top-2（20%+）、CK5/6及34βE12（部分导管周围+），Ki-67（20%+），Calponin（-）。结合免疫组化结果，符合导管内神经内分泌癌（也称实体型乳头状癌）。

◆▶ 诊断要点与鉴别诊断

1. 诊断要点 乳腺导管内神经内分泌癌（E-DCIS）为少见的低度恶性的乳腺肿瘤，属于导管内癌（导管原位癌 DCIS）的一种亚型，好发于老年女性，文献中报道平均发病年龄70岁，较少发生于60岁以下，本例为54岁女性，发病年龄略不符。该病变的重要临床表现是乳头溢液，本病例符合，说明该病变可能为导管来源，并位于导管内，MRI 图像上病变条片状形态，并沿导管走行的段性分布特点亦符合导管内病变的特征。病灶在 T_1WI 为等信号，T_2WI 为高信号，其内可见扩张的乳腺导管，导管内 T_1WI 呈高信号，T_2WI 呈更高信号，推测其内可能含出血或蛋白成分，更说明了病变位于导管内。病灶在DWI上信号明显增高,ADC值为$1.00\times10^{-3}mm^2/s$,ADC值较低,提示病灶弥散受限,所以此病灶不能除外恶性病变的可能。本病例的强化曲线为平台型(Ⅱ型曲线),参考既往研究结果,此曲线类型为可疑恶性。导管内神经内分泌癌是一个相对恶性程度较低的导管内恶性肿瘤,较符合以上特点,但根据图像做出此诊断较困难,本病与其他导管内病变(如导管内乳头状瘤、导管原位癌等)影像表现上有一定的重叠,需做进一步鉴别。

2. 鉴别诊断 本病例需与以下几种疾病进行鉴别诊断。

(1)乳腺浸润性导管癌:病变多表现为乳腺内结节或肿块型病变,与本例病变的形态学表现不符,此外,浸润性乳腺癌的边缘可见毛刺或星芒状等恶性边缘征象,此病例也未见这些征象,乳腺浸润性癌的增强曲线呈速升速降型(廓清型,Ⅲ型),与本例亦不同。

(2)乳腺导管原位癌DCIS:MRI表现为非肿块样强化的病灶,通常呈导管样、分支样强化,或局限性强化、段样分布,与本例相似。但DCIS的增强曲线多为廓清型,本例为平台型,可以将其作为鉴别的依据。

(3)导管内乳头状瘤:形态多为小灶、卵圆形、边缘光滑、有相关导管扩张,结节肿块型的病灶呈长T_1、等或长T_2信号,伴邻近导管扩张,扩张导管在T_1WI呈线样高信号,与本例非常相似。MRI扫描早期呈明显强化,强化均匀,延迟期边缘强化明显,但其动态增强MR表现多种多样,无明显特征性,时间-信号强度曲线Ⅰ、Ⅱ、Ⅲ型均可出现,亦无明确特征性表现,所以本例病变无法除外导管内乳头状瘤的可能。查阅文献,导管内乳头状瘤在DWI上呈高信号,但ADC值相对较高,有报道约为$1.34\times10^{-3}mm^2/s$,本例ADC值较低,有一定的鉴别价值,但仅凭ADC值不能完全鉴别两者。

专家点评

乳腺导管内神经内分泌癌(E-DCIS)为少见的低度恶性的乳腺肿瘤,该病变的重要临床表现是乳头溢液,本病例符合,说明该病变可能为导管来源,并位于导管内,MR图像上病变条片状形态,并沿导管走行的段性分布特点亦符合导管内病变的特征,病灶在DWI上信号明显增高,不能除外恶性病变的可能。导管内神经内分泌癌是一个相对恶性程度较低的导管内恶性肿瘤,较符合以上特点,但根据图像做出此诊断较困难,本病与其他导管内病变影像表现上有一定的重叠,需做进一步鉴别。

(案例提供:北京大学人民医院 陈 皓)

(点评专家:北京大学人民医院 陈 皓)

第九节 大 汗 腺 癌

06章案例45

案例 45

◆▶ 病例介绍

女性,52 岁。发现左乳上方肿物 1 周。患者 1 周前无意中触及左乳上方肿物,大小约 3cm×4cm,无疼痛、乳头溢液等不适,为求进一步诊治来院就诊。既往无特殊病史。

专科检查:左乳内上象限可触及一肿物,直径约 3cm,质硬,边界不清,活动度稍差,左腋下未触及肿大淋巴结。

◆▶ 影像学检查

乳腺 MRI 检查:检查设备为 3.0T 磁共振和乳腺专用线圈扫描,患者取俯卧位,双乳自然下垂至线圈内,扫描范围包括双侧乳腺区及双侧腋窝区,扫描序列包括:①双乳轴位 T_1WI、T_2WI;②乳腺评估容积成像(volume imaging for breast assessment, VIBRANT) 动态增强扫描;③横断面扩散加权成像(DWI):b 值为 1000s/mm^2。图像后处理在 GE 后处理工作站上完成,绘制病灶的时间-信号强度曲线(time-signal intensity curve,TIC)。此患者的乳腺 MR 检查图像见图 6-45-1。

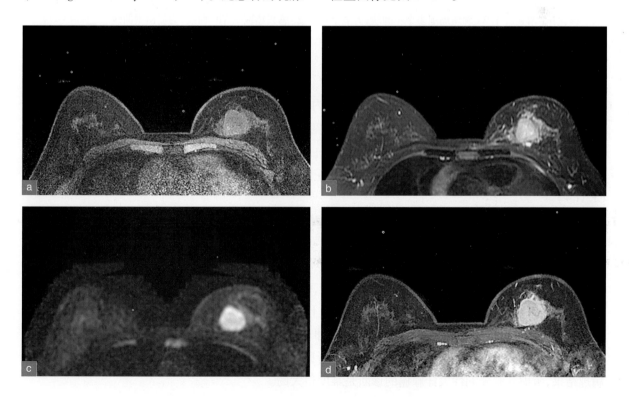

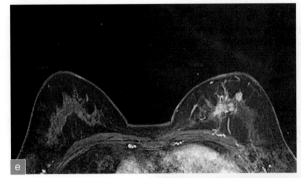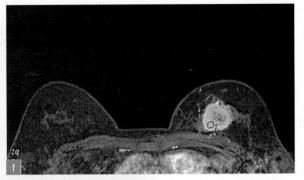

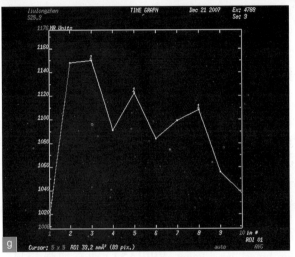

图6-45-1　乳腺MRI检查

a. 增强前平扫T$_1$WI示左乳内上象限一肿块,于T$_1$WI呈等信号;b. 该肿块于T$_2$WI呈稍高信号;c. 该肿块于DWI呈明显高信号;d. T$_1$WI该肿块略不规则,边缘见毛刺,大小约2.8cm×3.0cm,增强扫描后呈不均匀明显强化;e. 增强后T$_1$WI肿块周围多个小肿块,为卫星灶;f、g. 感兴趣区及TIC曲线,为流出型曲线

◆◆ **手术和病理结果**

病理所见:一侧乳腺改良根治标本,于乳腺内上象限距乳头5cm处见一结节样肿物,大小约2cm×2cm×1.5cm,切面灰白色、灰黄色,质中,可见出血及坏死,与周围乳腺组织界限不清,腋窝找到淋巴结35枚,直径0.3~1.5cm,大者切面灰白色,质硬,有融合。免疫组化结果:ER(-),PR(+),CerB-2(+/-),p53(+),EMA(+),BCL-2(-),GCDFP15(+),CK34BE12(++),S-100(+/-),CEA(+)。

病理诊断:(左)浸润性大汗腺癌,中分化,腋窝淋巴结可见转移癌(22/29)。

◆◆ **诊断要点与鉴别诊断**

1. 诊断要点　本病例的特点为中年女性患者,偶然发现乳腺肿块,无症状。专科查体肿块质硬,活动度较差。乳腺MRI动态增强扫描上见左乳内上象限肿块,形态不规则,边缘见毛刺,增强扫描后呈不均匀明显强化,TIC为流出型,肿块前下方延伸至乳头水平数个小肿块样强化,左侧腋下多个增强后明显强化的淋巴结。根据病史、查体及影像学所见,做出BI-RADS 5类的诊断并不困难。但具体到病理结果,考虑乳腺浸润性大汗腺癌的诊断是难度很大的。

2. 鉴别诊断　本病例恶性征象明显,故主要和其他病理类型的乳腺癌鉴别。

(1) 浸润性导管癌:女性乳腺癌中最多见的病理类型,好发于绝经期前后 40 ~ 60 岁的妇女,以外上象限多见。临床症状常表现为乳腺肿块,质硬,活动度差,常伴随乳头凹陷、乳头溢液。MRI 平扫典型表现为不规则形肿块影,边缘不光滑,常呈毛刺状,T_1WI 呈等或低信号,T_2WI 呈高信号,且多数信号不均匀,由于肿块内部存在坏死、出血区域,动态增强扫描多表现为不均匀强化,TIC 为流出型或平台型。如肿块周围可见结节状或斑片状强化影,提示可能伴有导管内原位癌。浸润性导管癌在 MRI 表现上与大汗腺癌难以鉴别,需要病理证实。

(2) 浸润性小叶癌:较为常见,在浸润性乳腺癌中占 5% ~ 15%,约 14% ~ 31% 为多灶。高发年龄为 51 ~ 61 岁。ILC 具有多灶性、双侧发生及多中心发生的特点。浸润性小叶癌由于癌细胞较小,细胞间黏附力差,多在纤维间质中散在分布,故在早期阶段常不损害解剖结构或引起间质反应,无明显肿块出现,乳腺 X 线表现为结构扭曲是浸润性小叶癌的一个常见征象,微小钙化少见。MRI 表现可分为三类:①不规则实性肿块;②多个结节;③仅有隔样强化。单发浸润性小叶癌在 MRI 表现上和非特殊型浸润性导管癌类似,难以区分。在多灶性乳腺癌中,浸润性小叶癌更为常见,MRI 上可表现为邻近的多个相连的结节状强化,呈链状。

(3) 黏液腺癌:少见,好发于中老年女性,占乳腺癌约 1% ~ 7%。MRI 多表现为边界清晰且呈小分叶状边缘的肿块影,T_2WI 上呈特征性的极高信号,与含大量的细胞外黏液有关,动态增强扫描 TIC 为流入型或平台型。根据肿瘤形态以及 T_2WI 高信号,不难和乳腺大腺癌、浸润性导管癌区分。

专家点评 ● ● ● ●

　　乳腺大汗腺癌是一种少见的特殊类型乳腺浸润性癌,占乳腺恶性肿瘤的 0.3% ~ 4.0%。2012 版 WHO 乳腺肿瘤组织学分类将其定义为具有大汗腺细胞学特征的任何类型的浸润性癌。乳腺大汗腺癌的发病平均年龄为 52 ~ 63.4 岁,年龄范围为 21 ~ 92 岁,较乳腺癌发病年龄高。乳腺大汗腺癌的临床表现、肿瘤好发部位、体格检查等方面与非大汗腺性乳腺癌没有明显的区别。免疫表型有一定的特点,大汗腺癌多属于 HER-2 过表达型或者三阴性型。影像学方面,乳腺大汗腺癌在乳腺 X 线上多表现为边缘模糊的肿块,其次为结构扭曲,部分病例伴微小钙化。乳腺大汗腺癌在 MRI 上多表现为边界清楚、明显强化的肿块,形状不规则,边缘多为毛刺状,TIC 为流出型,也可表现为斑片状强化,TIC 为平台型。BI-RADS 分类通常在 4 类以上,诊断恶性肿瘤较容易。但这些恶性征象并非乳腺大汗腺癌所特有,也见于非特殊类型浸润性癌。因此,具体病理类型的诊断仍需活检。

(案例提供:北京医院　徐筑津)

(点评专家:北京医院　姜　蕾)

06章案例46

案例 46 ● ● ●

◆▶ **病例介绍**

女性,57 岁。发现右乳肿物 1 年、左乳肿物 1 天。

专科检查:双侧乳房等大、对称,皮温正常,皮肤未见红肿或静脉曲张,未见橘皮样改变,双侧乳头未见凹陷、固定,无糜烂及溃疡,无乳头溢液。右乳 12 点乳头旁可扪及一肿物,大小 2.0cm×1.5cm,质硬,边界欠清,表面凹凸不平,活动度差,无压痛,左乳未扪及明显肿物,双腋下及锁骨上下未扪及肿大淋巴结。

个人史:已婚已育,有哺乳史,有高血压病史。

双乳彩超:右乳 1 点靠近乳头见一低回声肿块,约 2.0cm×1.1cm,不规则形,毛刺状,与周围组织分界不清,后方回声略衰减,BI-RADS 5 级;左乳 1 点距乳头 1cm 见一肿块,大小约 1.45cm×0.5cm,不规则形,与周围组织分界不清,BI-RADS 4 级。

◆▶ **影像学检查**

乳腺钼靶设备及方法:全视野数字化乳腺机,常规拍摄双乳内外斜位及首尾位。

乳腺 MRI 检查:1.5T MRI 扫描仪,乳腺专用 4 通道相控阵表面线圈,俯卧位双乳检查。常规序列包括双乳横断位 T_2WI-SPAIR 脂肪抑制序列(TR/TE=4265/80ms,SPAIR TR=266.59ms);T_2WI(TR/TE=3888/80ms),T_1WI(TR/TE=498/10ms),层厚均为 3mm;3D THRIVE(TR/TE=7.7/3.8ms,SPAIR TR=538.91ms),矢状位 BLISS 序列(TR/TE=7.3/3.6ms,SPAIR TR=483.16ms);DWI(b=0、1000s/mm²)。动态增强检查采用 3D THRIVE 序列,造影剂为钆喷酸葡胺注射液(Gd-DTPA),剂量 0.1mmol/kg,采用 NEMOTO 高压注射器,由肘静脉注入,速度 2.5ml/s,造影剂团注结束后静脉注入 10ml 生理盐水。首先扫描蒙片,造影剂注入同时开始连续 7 次动态增强扫描,时间分辨率为 53 秒。

X 线示右乳外上象限等密度的不规则形肿块,边缘清晰及星芒状改变,其内后方可见 1 枚粗糙钙化;左乳外上象限可见一个等密度的卵圆形肿块,大小约 8mm×5mm,边缘稍模糊,并见少量星芒状改变,其旁可见 1 枚点状钙化(图 6-46-1a~f)。MRI 示右乳头层面偏外上靠后见异常信号灶,以长 T_1 长 T_2 改变为主,增强扫描呈区域样强化,范围在乳头层面及以上,占据乳腺中上部,稍偏外侧,大小约 2cm×3cm×4.8cm,强化均匀,前方可见节段样强化,延伸至乳头下,乳头内凹,局部血供丰富。右侧乳后间隙清。左乳外上象限见局限性强化灶,边界清晰。双腋下未见肿大淋巴结(图 6-46-1g~j)。

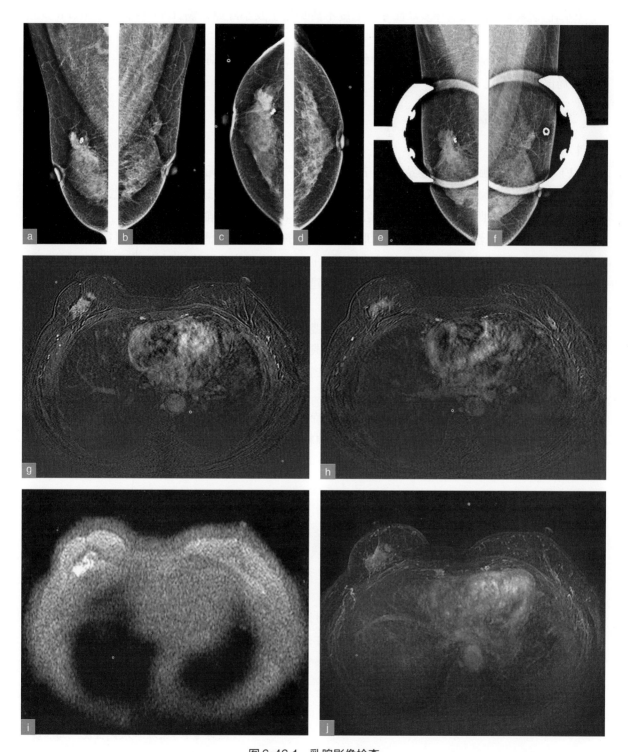

图6-46-1　乳腺影像检查

a. 右乳首尾位；b. 左乳首尾位；c. 右乳 X 线轴位；d. 左乳 X 线轴位；e. 右乳局部加压片；f. 左乳局部加压片；g. 动态增强扫描；h. 动态增强扫描减影图；i. DWI；j. 增强减影 MIP

◆▶ 手术和病理结果

（左乳）乳腺硬化性腺病伴多灶性导管上皮不典型增生及小叶原位癌，LN0/14，IHC：ER、PR 少量细胞（+）、CerbB2（+）、Ki-67（约 8% +）。

（右乳）乳腺大汗腺性导管原位癌，中级别，LN0/15，IHC：ER 个别细胞（+）、PR（-）、CerbB2（+）、Ki-67（局部约 3% +）。

◆▶ 诊断要点与鉴别诊断

1. 诊断要点

（1）右乳肿物，触诊质硬，边界欠清，表面凹凸不平，活动度差，无压痛，超声提示不规则形，毛刺状，与周围组织分界不清，后方回声略衰减，钼靶上呈不规则形肿块，边缘星芒状改变，MRI 上提示区域性异常强化并乳头凹陷改变，这些都是乳腺癌的典型表现，诊断明确。

（2）左乳触诊阴性，超声发现不规则形肿块，与周围组织分界不清，提示有恶性可能；钼靶上边缘稍模糊，并见少量星芒状改变，可疑恶性，建议活检；MRI 上表现为非肿块样强化，边界清晰，建议随访或活检。综合上述影像学表现，应考虑恶性可能，建议活检，临床局麻下行左乳肿物真空负压旋切活检术。

2. 鉴别诊断　本病例需与以下几种疾病进行鉴别诊断。

（1）乳腺纤维腺瘤：肿块圆形或扁圆形，单发或多发，质中，表面光滑或结节状，分界清楚，活动度好，临床上病史长，可发现多年，随访无变化。影像学上为边界平滑、清楚的肿块，MRI 上为强化肿块，典型退化型纤维腺瘤可见爆米花样钙化。

（2）乳腺增生症：周期性疼痛为该病的主要特征，可在一侧或双侧，当月经来潮后充血、水肿消失，疼痛减轻甚至消失。乳腺增生的肿块可以呈颗粒状，结节状或片状，大小不一，质韧而不硬，增厚区与周围乳腺组织分界不清。

> **专家点评** ● ● ●
>
> 右侧：对于乳腺导管原位癌，当超声和 X 线均提示肿块，并显示恶性肿块征象时，需要切检明确有无浸润癌，直接关系到下一步的治疗方案；左侧：WHO 2017 病理新分类，将乳腺小叶原位癌从恶性肿瘤中移出，归入乳腺良性病变内（放在"乳腺不典型增生"条目内）。小叶原位癌手术的范围有赖于影像对病变范围的判断。在临床工作中，经常遇到患者 MRI 额外检出对侧的乳腺病变，这些病变超声和 X 线可能有异常，也可能没有异常，需要放射科医师全面评估。

（案例提供：南方医科大学深圳医院　杜　牧）

（点评专家：深圳市人民医院　马　捷）

06章案例47

案例 47 • • •

◆ 病例介绍

女性,70 岁。发现右乳肿块 1 年。

专科检查:于右乳头后方,可及一肿物,约5cm×5cm 大小,质硬,活动度差,边界欠清,无压痛。右乳表面皮肤呈橘皮样变,红肿,皮温稍高。双侧腋下及锁骨上下未触及肿大淋巴结。

个人史:月经初潮年龄 14 岁,已绝经。

实验室检查:无异常。

◆ 影像学检查

乳腺超声:双乳中央区腺体厚度:左侧 7mm,右侧 11mm,腺体层结构欠清晰,腺体回声分布不均匀,强弱不等。右乳皮肤软组织水肿。右侧乳头后方可及一大小约 22mm×20mm 的低回声结节,距皮 15mm,边界不规整,内回声不均匀。CDFI:内未见明显血流信号。右腋下可及多个淋巴结回声,较大者约 20mm×11mm,皮髓质分界清,纵横比<2,CDFI:内可见点状血流信号。左侧腋下及双侧锁骨上未见明显肿大淋巴结。

乳腺 MRI 检查:MRI 检查设备为 3.0T MRI 扫描仪,患者俯卧于专用的 8 通道乳腺线圈上,双侧乳房自然悬垂于线圈洞穴内。TR 3.9 毫秒,TE 1.7 毫秒,层厚 1.3mm,扫描层数 128。对比剂采用钆喷替酸葡甲胺(Gd-DTPA)0.2mmol/kg,速度 2.0ml/s,于 10 秒内快速推注,继而快速推注 20ml 生理盐水冲管。DWI 序列,b 值 0,800。

右乳头后方低回声结节,边界不规整,内回声不均匀。CDFI:内未见明显血流信号;右乳皮肤及软组织水肿、增厚。右腋下多发肿大淋巴结(图 6-47-1a)。MRI 示右乳腺体内团片状及小结节状异常信号影,边界不清,压脂 T_2 呈高信号,DWI 扩散受限不明显,并右乳皮肤水肿、增厚,DCE-MRI 可见病变明显均匀强化;时间-信号强度曲线呈平台型(图 6-47-1b~h)。

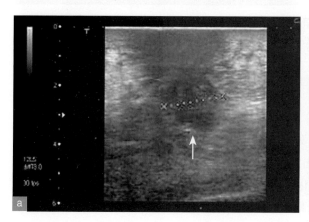

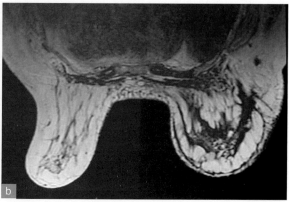

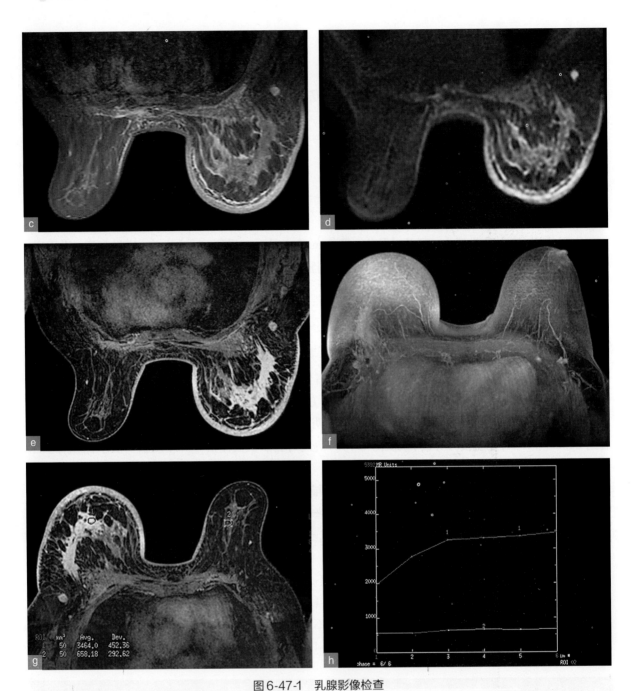

图 6-47-1　乳腺影像检查

a. 超声图像；b. 轴位 T₂ 脂肪成像；c. 轴位 T₂ 水成像；d. DWI 图像，b=800；e. 轴位 T₁WI 增强图像；f. MIP 图像；g. TIC 曲线兴趣区勾画图像；h. 病灶 TIC 曲线

◆▶ **手术和病理结果**

　　穿刺手术所见：取右乳外下象限距乳头约 2cm 处为穿刺点，将活检针由此穿刺进入，在 B 超引导下将活检针伸至肿物外侧边界处，扣动扳机，穿刺出组织，见穿刺组织质脆，色白。

　　病理诊断：（右乳）浸润性大汗腺癌。免疫组化结果：GCDFP-15（+），AR（+），P63（-），Calponin（肌上皮-），ER（+<1%），PR（+<1%），Her-2（2+），Ki-67（30%+）。

◆▶ **诊断要点与鉴别诊断**

1. 诊断要点 本病例的特点为老年女性,发现肿块 1 年。超声检查示右乳头后方低回声结节,边界不规整,内回声不均匀。CDFI:内未见明显血流信号;右乳皮肤及软组织水肿、增厚。右腋下多发肿大淋巴结。MR 表现为团片状明显均匀强化,且伴有乳房皮肤水肿、增厚,具有此征象的病变可以是乳腺炎、炎性乳癌,也可以是浸润性乳腺癌。本病变动态增强曲线呈平台型,很难将这几种病变鉴别开,最终诊断仍需结合组织病理学。

2. 鉴别诊断 本病例需与以下几种疾病进行鉴别诊断。

(1) 乳腺炎症:多见于年轻女性,临床上一般有红肿热痛等炎症表现,脓肿形成时触诊有波动感,病变范围一般较大。增强 MRI 多表现为多发环状强化灶,伴有皮肤增厚、腋窝淋巴结肿大。一般根据临床病史较易诊断。

(2) 乳腺浸润性导管癌:可发生于任何年龄,影像学上病灶常表现出恶性肿瘤征象,且部分患者有较多的伴随症状,如皮肤增厚、乳头下陷、腋下淋巴结肿大、远处部位转移等征象。影像学上很难将二者鉴别开来。

专家点评 ● ● ●

　　该病例的难点在于与炎性乳癌、非特殊类型浸润性乳腺癌及淋巴瘤相鉴别。本病例影像学上表现为乳腺内非肿块样病变,边界不清,MRI 呈明显强化,伴同侧乳房皮肤水肿、增厚,同侧腋窝淋巴结肿大;这种表现在炎性乳癌、非特殊类型浸润性乳腺癌及淋巴瘤均可出现,最终诊断需进一步结合临床病理学。

　　乳腺大汗腺癌是一种少见的乳腺特殊类型浸润性癌,在影像学上多表现为恶性肿瘤征象,无特征性表现,与非特殊类型乳腺癌不易区分,定性诊断仍需病理学检查。

(案例提供:河南省人民医院　谭红娜)

(点评专家:河南省人民医院　谭红娜)

06章案例48

案例 48 ● ● ●

◆▶ **病例介绍**

女性,59 岁。6 年前体检 B 超提示"左乳肿块",无疼痛,无乳头溢乳溢液,6 年来未复查。

专科检查:双乳对称,乳房皮肤无红肿,局部未见"酒窝征"和"橘皮征"。左乳外上象限可及约 1.2cm×0.7cm 大小肿块,质偏硬,边界不清,与皮肤无粘连,无压痛,乳头正常无凹陷,挤压乳头无液体流出,左腋窝淋巴结未及肿大。右乳各象限未及明显肿块,右乳头无溢液和凹陷,右腋下未及肿大淋巴结。

既往史:右面肌痉挛。

◆▶ **影像学检查**

乳腺超声:双乳腺组织厚薄不均,实质回声强弱不均,左侧乳腺在1点钟位置距乳头3.0cm可见一个低回声肿块,大小约1.0cm×0.7cm,形态不规则,边缘不光整,边界不清,后方回声衰减,CDFI可见点状血流信号。双乳腺导管未见明显扩张。双侧腋下未见明显肿大淋巴结(图6-48-1a、b)。

乳腺钼靶X线检查:两侧乳腺呈多量腺体型,两侧腺体分布对称。左乳外上象限见斑片状稍高密度影,边界不清,两侧乳头影对称无凹陷,两侧皮肤未见明显增厚。双侧腋下见小淋巴结(图6-48-1c、d)。

乳腺MRI扫描:MRI检查设备为3.0 EXCITE超导磁共振,8通道专用相控阵表面线圈。患者俯卧位,双侧乳房自然下垂。先行双侧乳腺矢状位 T_2WI(加脂肪抑制)平扫 FSE FS T_2WI:TR/TE=4650/85毫秒,层厚4mm,层间距1.0mm,矩阵320×224、NEX=4、FOV=20cm×20cm。后行横轴位 VIBRANT 多时相增强 MRIDCE DTPA 0.1mmol/kg 以2.0ml/s静脉团注前扫描1次,静脉团注后开始连续无间隔扫描8次,TR 6.1毫秒、TE 2.9毫秒、TI 13毫秒、FOV=36cm×36cm,扫描块厚度52层,矩阵350×350,NEX 0.8。DWI序列,b值0,800。

影像所见:左乳外上象限混杂长 T_1 稍长 T_2 信号结节,约12mm×6mm×10mm,DWI呈高信号,增强扫描曲线呈平台型,双侧腋窝未见明显肿大淋巴结(图6-48-1e~l)。

左侧乳腺在1点钟位置距乳头3.0cm可见一个低回声肿块,大小约1.0cm×0.7cm,形态不规则,边缘不光整,边界不清,后方回声衰减(图6-48-1a)。CDFI可见点状血流信号(图6-48-1b)。左乳外上象限见斑片状稍高密度影,边界不清(图6-48-1c、d)。MRI T_1WI 及 T_2WI 脂肪抑制像显示左乳外上象限长 T_1 长 T_2 模糊条片状信号(图6-48-1e、f)。矢状位 T_2WI 脂肪抑制显示结节边缘多发毛刺(图6-48-1g)。动态增强早期中期和晚期显示病灶呈持续强化,周围回流血管显示(图6-48-1h、i、g)。DWI显示病灶弥散受限(图6-48-1k)。TIC曲线呈平台型(图6-48-1l)。

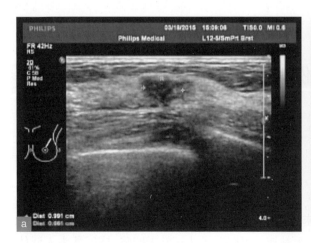
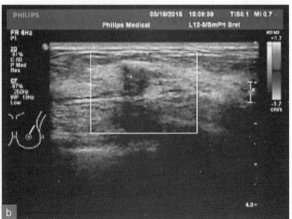

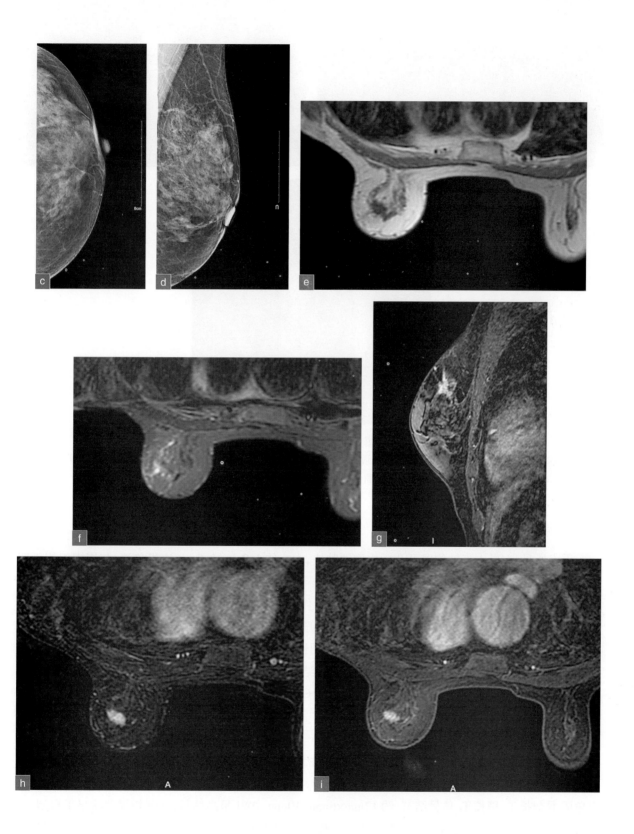

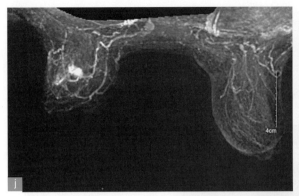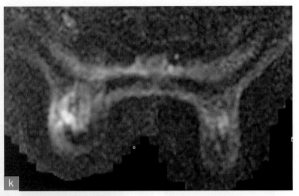

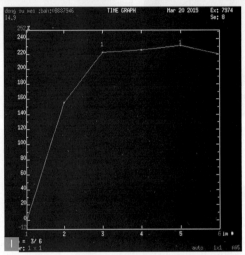

图 6-48-1　乳腺影像检查

a. 乳腺超声图像；b. 多普勒血流图；c、d. 乳腺钼靶 X 线；e、f. MRI T_1WI 及 T_2WI 脂肪抑制像；g. 矢状位 T_2WI 脂肪抑制像；h、i、g. 动态增强；k. DWI；l. TIC曲线

◆◆ **手术和病理结果**

手术所见：左乳 1 点钟位置可及一枚质硬肿块，大小约 1.2cm×1.0cm，边界欠清，与周围组织无明显粘连。腋窝淋巴结未及明显肿大。

病理：（左乳腺）乳腺癌单纯乳腺切除术标本：伴大汗腺分化的浸润性癌（大小 1×0.5cm，WHO Ⅱ级），伴大汗腺导管内癌（60%，中级别核，实体型/筛状型），未见明确神经侵犯，脉管内未见明确瘤栓，乳头及基底切缘均阴性。（左前哨淋巴结1）0/2 阳性，（左前哨淋巴结2）0/2 阳性，（左前哨淋巴结3）0/1 阳性，（左前哨淋巴结4）0/2 阳性。免疫组化结果：ER−，PR−，c-erbB-2（BC）浸润性癌 2+，Ki-67 10%，CK5/6 导管内癌周围+，P63 导管内癌周围+，CD10+，D2-40 淋巴管未见瘤栓。

◆◆ **诊断要点与鉴别诊断**

1. **诊断要点**　左乳外上象限见斑片状稍高密度影，边界不清，超声表现为低回声肿块，大小约 1.0cm×0.7cm，形态不规则，边缘不光整，边界不清，后方回声衰减，CDFI 可见点状血流信号。左乳外上象限混杂长 T_1 稍长 T_2 信号结节，约 12mm×6mm×10mm，DWI 呈高信号，增强扫描曲线呈平台型，双侧腋窝未见明显肿大淋巴结。支持恶性肿瘤诊断，患者年龄偏大，无发热病史，应考虑三阴性乳腺癌、大汗腺癌可能。

2. 鉴别诊断　本病例需与以下几种疾病进行鉴别诊断。

（1）导管内乳头状瘤：乳腺导管内乳头状瘤是指发生在导管上皮的良性肿瘤，其发病率仅次于乳腺纤维腺瘤和乳腺癌，常见于产后妇女，以 40～50 岁者居多，临床上常表现为乳头溢液、乳腺肿块。MR 上伴导管扩张、导管样强化、或沿着导管分布的结节状强化，伴有微小钙化少见。

（2）浸润性导管癌：占所有乳腺癌的 65%～80%，临床检查乳房多可扪及肿块。多呈软组织肿块，可伴或不伴有钙化，肿块边界多不规则或不清晰，密度较高，也可呈不规则边界的星状影，皮肤可以增厚，乳头有内陷。动态增强 MRI 检查常表现为快速明显强化和快速廓清的"快进快出"恶性病变曲线类型，DWI 上弥散明显受限，这种征象可用于鉴别。

（3）浆细胞性乳腺炎：浆细胞性乳腺炎发病部位有特征性，多位于乳晕后方，主要侵犯大导管，其组织病理学特征是受累导管高度扩张，导管周围可见大量炎细胞浸润。多数患者有哺乳困难及乳头溢液病史。MRI 多表现乳晕下大导管扩张，T_1WI 增强前可见导管高信号征，增强后导管壁呈轻度渐进性强化。

专家点评 ● ● ●

　　乳腺大汗腺癌是一种少见的乳腺癌类型，2012 版 WHO 乳腺肿瘤组织学分类将其定义为具有大汗腺细胞学特征的任何类型的浸润性癌，并将其改为"伴大汗腺分化的癌"这一术语。ER、PR 阳性表达率低，AR 阳性表达率高，HER-2 过表达的概率约 50%。发病平均年龄较高，多为绝经后期女性。常为单侧发病，可为多中心、多灶病变，也有双侧发病病例报道；转移方式与非乳腺大汗腺癌相似。其预后目前尚无定论，有研究认为预后较其他导管浸润性癌相似，也有研究认为其预后却好于非乳腺大汗腺癌。乳腺大汗腺癌的影像学表现与非乳腺大汗腺癌无明显差异。X 线上多表现为边缘模糊的肿块，其次为结构扭曲，部分病例可伴有微小钙化。部分无异常发现。MRI 上可表现为边界清楚、明显强化的肿块，TIC 增强曲线为流出型；也可表现为斑片状强化，TIC 增强曲线为平台型。肿块边缘多为毛刺状及不规则，与其他类型 TNBC 不同。ADC 值较低，腋窝淋巴结转移发生率较低，表现为恶性肿瘤征象。乳腺超声检查发现肿块内部双线样管壁结构回声，考虑可能为乳腺腺管阻塞时，应高度怀疑大汗腺癌。

（案例提供：浙江大学医学院附属第二医院　钱　微）

（点评专家：浙江大学医学院附属第二医院　王丽华）

●●● 第十节　黑色素瘤 ●●●

案例 49 ● ● ●

◆▶ **病例介绍**

　　女性，37 岁。发现右乳肿块 5 个月。

专科检查:右乳外下象限可扪及一大小约 3cm×3cm 大小肿块,质韧,与周围组织分界欠清,活动度可,无明显触痛,局部皮肤无红肿、破溃,无乳头溢液。

个人史:月经初潮 14 岁,无痛经史。

既往史:4 年前因"左腹壁黑色素瘤"行"黑色素瘤切除术";2 年前因"黑色素瘤术后复发"再次手术。

◆▶ 影像学检查

FFDM:右乳外侧象限圆形肿块影,境界模糊,未见晕征,边缘无毛刺征象,大小约 1.65cm×1.2cm。右腋部无明显肿大淋巴结(图 6-49-1a、b)。

乳腺 MRI 平扫及增强:肿块 T_1WI 呈高信号,T_2WI 及压脂呈等略低信号,境界清,边缘部分光整。增强扫描呈中度强化,强化较均匀。时间-信号曲线呈平台型(图 6-49-1c ~ f)。

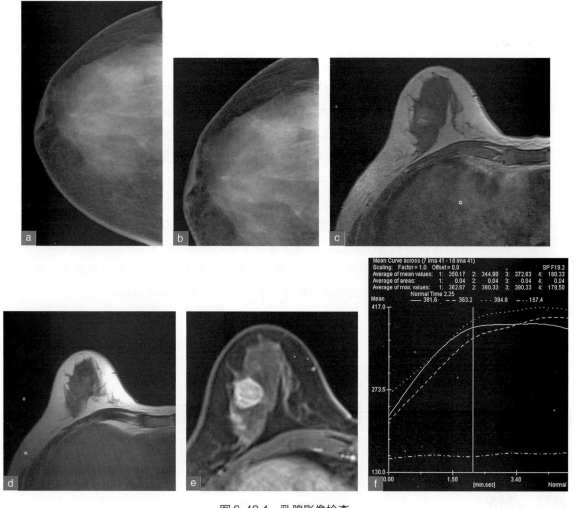

图 6-49-1　乳腺影像检查
a. 右乳 CC 位;b. 病灶局部放大相;c. T_1WI 图像;d. T_2WI 图像;e. T_1WI 增强图像;f. 病灶 TIC 曲线

◆▶ 手术和病理结果

右乳腺转移性黑色素瘤。病理所见:乳腺组织切面见一结节,最大径 2cm,边界清,切面灰褐色、质中。镜下可见瘤组织呈片巢状、梁索状和小团状排列,可见肿瘤性坏死和黑色素分泌。

◆▶ **诊断要点与鉴别诊断**

1. **诊断要点**　FFDM 可见右乳外下肿块影,境界模糊,边缘无毛刺,肿块内无微小钙化,该患者既往有黑色素瘤手术及复发病史,MRI 上 T_1WI 呈高信号,T_2WI 及压脂呈略低信号,这是黑色素瘤的特征表现,增强肿块均匀强化,肿块类圆形,符合转移性肿瘤的表现。

2. **鉴别诊断**　本病例需与以下几种疾病进行鉴别诊断。

(1) 原发性乳腺癌:乳腺髓样癌、黏液癌、乳头状癌及囊性乳腺癌均可表现为边界相对清晰的肿块影,其 X 线表现与转移性乳腺肿瘤表现类似,鉴别有时较困难,虽然乳腺转移性肿瘤有一定的临床特征,如肿块常位于乳腺表浅部位、境界多清晰、常呈多结节状等,但常难以作出确切诊断。当具有原发肿瘤病史的患者发现乳腺结节或肿块时,转移性肿瘤是需要考虑的鉴别诊断。

(2) 纤维腺瘤:乳腺转移性肿瘤多表现为境界相对清晰的肿块影,有时与纤维腺瘤难鉴别。纤维腺瘤密度中等,边缘多有透亮晕征,多见于年轻女性,而转移性肿瘤的肿块尽管光整,但多没有晕征可见,提示肿块生长活跃,多发或多灶常见,有原发肿瘤病史可帮助鉴别。

(3) 粒细胞肉瘤:粒细胞肉瘤为髓外孤立的肿瘤,由不成熟的粒细胞样的细胞组成,是急性粒细胞白血病的少见表现,又称绿色瘤。粒细胞肉瘤的发生率为 3%~8%,可发生于身体的任何部位,乳腺可原发或与白血病同时发生,原发罕见。影像学表现无特异性,X 线表现为境界清晰或不规则的单发或多发肿块,不伴有钙化,可累及一侧或双侧乳腺,MRI 增强呈明显强化。患者白血病的病史可提供诊断线索。

专家点评

　　该病例最终诊断为"右乳黑色素瘤",回顾该患者病史与影像学检查,该患者既往有黑色素瘤及复发病史,影像表现肿块境界相对清楚,无毛刺及钙化,增强均匀强化,均提示生长活跃良性肿瘤或境界相对清晰的一类恶性肿瘤,包括转移性肿瘤,乳腺转移性肿瘤常表现为无钙化的边界相对较清的肿块,无毛刺,容易误诊为良性肿块。该例患者有黑色素瘤手术及复发病史,且肿块于 MRI 上表现为 T_1WI 高信号,T_2WI 及压脂低信号,可明确诊断转移性黑色素瘤。

(病例提供:东南大学附属中大医院放射科　叶媛媛)
(点评专家:东南大学附属中大医院放射科　刘万花)

第十一节　白血病乳腺浸润

06章案例50

案例 50

◆▶ **病例介绍**

女性,35 岁。发现右乳肿物 3 天。

专科检查:右乳10点方向距乳头5cm处可触及一肿物,大小约3cm×3cm,质地韧,边界不清,活动度欠佳,无明显压痛,无皮肤粘连。右侧腋窝淋巴结肿大,直径约1cm×1cm,质地硬,边界清楚,活动度好。

既往史:确诊急性淋巴细胞白血病2年余,异基因造血干细胞移植术后1年,8个月前出现移植物抗宿主病(广泛型,已控制)。

实验室检查:WBC $6.48×10^9$/L;CA153 11.41U/ml(正常值:0~25.00U/ml);CA125 23.78U/ml(正常值:0~35.00U/ml);甲胎蛋白3.87ng/ml(正常值:0~7.00ng/ml);癌胚抗原0.598ng/ml(正常值:0~4.7ng/ml)。

◆▶ 影像学检查

乳腺MRI检查:检查设备为3.0T,患者取俯卧位,双侧乳房自然下垂。先行乳腺平扫,轴位 T_1WI,TR 4.5毫秒,TE 2.1毫秒,扫描层厚3mm、层间距1.5mm,矩阵384×320,FOV 35cm×35cm;轴位 T_2WI(Ax T2 FSE-IDEAL ASSET),TR 3773毫秒,TE 81.5毫秒,扫描层厚6mm、层间距7.5mm,矩阵320×256,FOV 35cm×35cm;矢状位 T_2WI(Sag fs T2FSE),TR 2500毫秒,TE 86.3毫秒,扫描层厚4mm、层间距5mm,矩阵288×224,FOV 22cm×22cm;DWI(Ax STIR-DWI 1000 Shim),b=1000s/mm²,TR 3118毫秒,TE 75.9毫秒,扫描层厚4mm、层间距5mm,矩阵128×128,FOV 35cm×35cm。再行乳腺动态增强扫描,动态扫描持续时间1.6秒,获得时间52秒,对比剂为Gd-DTPA(0.1mmol/kg体质量),采用高压注射器经手背浅静脉以3.0ml/s流率团注,并跟注20ml的生理盐水。注药的同时开始灌注成像采集,后立即采集 T_1WI 增强图像,采用VI-BRANT序列,TR 4.5毫秒,TE 2.1,扫描层厚3mm、层间距1.5mm,矩阵384×320,FOV 35cm×35cm。

右侧乳腺外上象限及乳头后方中央区病变呈弥散、非肿块型,边界欠清晰,与乳腺组织相比, T_1WI 及 T_2WI 均为稍高信号,病变内信号较均匀;DWI序列为高信号,ADC值明显减低;增强扫描可见病灶的强化均匀一致,未见坏死液化;TIC曲线可以归为渐升-平台型(图6-50-1)。

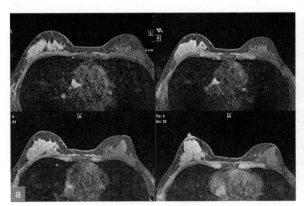
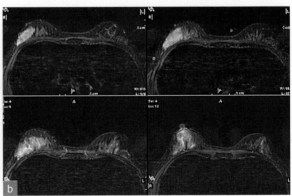

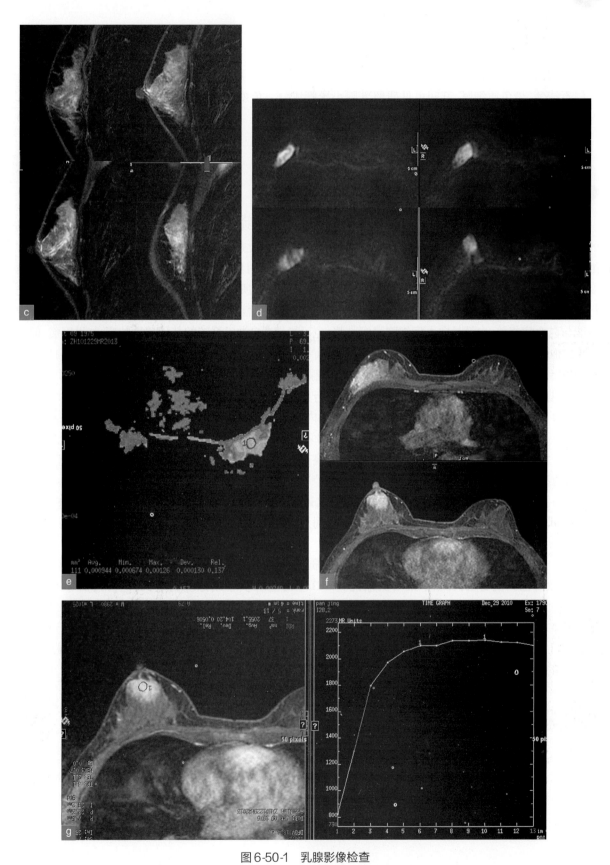

图 6-50-1　乳腺影像检查

a. Ax T_1WI 抑脂相；b. Ax T_2WI 抑脂相；c. Sag T_2WI 抑脂相；d. DWI 图像；e. ADC 图像；f. T_1WI 增强图像；g. 病灶 TIC 曲线

◆◇ **穿刺病理结果**

穿刺活检病理所见:(右乳)小块乳腺组织中可见灶片状浸润的淋巴样细胞,细胞小至中等大小,核仁不清楚,染色质细腻,其间可见残留乳腺小导管成分。免疫组化染色结果:CD20(+),CD79a(+),PAX-5(+),CD3(−),CD45R0(−),TdT(+),CD43(+),CD5(−),CD117(−),CK(导管上皮+)、MPO(−),Ki067(50%+)。符合 B 淋巴瘤母细胞淋巴瘤/白血病。

临床诊断:结合病史考虑左侧乳腺白血病。

◆◇ **诊断要点与鉴别诊断**

1. 诊断要点 本例为年轻女性的右乳病变,乳腺 MRI 表现为右乳弥漫生长的异常信号,乳腺组织的基本形态尚保持,其内隐约可以见到残留的导管影像,考虑此病变可能为沿乳腺间质弥漫浸润生长的细胞类型;此外病变信号较均匀一致,DWI 信号增高,ADC 值明显减低,且增强后呈渐进性强化,考虑病变的组成细胞可能较均匀一致,细胞成分较多,间质成分较少,所以导致其弥散明显受限,造影剂缓慢进行性进入的结果。综合以上 MRI 特点,最重要的是结合患者急性淋巴细胞白血病的病史,推测右乳肿物可能与白血病相关,也就是白血病细胞浸润乳腺,也可能是来自淋巴系统的其他恶性肿瘤,如淋巴瘤。但是乳腺白血病与淋巴瘤在影像上较难鉴别。乳腺白血病罕见,影像表现缺乏特异性征象,但是对于有白血病病史的患者,发现多发或单发乳腺病变,尤其是双侧乳腺多发弥漫生长的病变,应首先考虑乳腺浸润的可能。

2. 鉴别诊断 本病例需与以下几种疾病进行鉴别。

(1) 乳腺浸润性导管癌:病变多表现为乳腺内结节或肿块型病变,MRI 的 T_2WI 图像上,病变信号往往低于乳腺信号,与本例病变的 T_2WI 高信号不同,此外浸润性乳腺癌的边缘可见毛刺或星芒状等恶性边缘征象,乳腺癌的 ADC 值虽然较低,但高于白血病/淋巴瘤的 ADC 值,增强曲线呈速升速降型(廓清型)。

(2) 髓样癌:与乳腺白血病/淋巴瘤有相似之处,但髓样癌 T_2WI 大部分呈明显高信号,而白血病/淋巴瘤 T_2WI 大部分呈稍高信号,另外前者有浸润及小分叶的边缘征象,ADC 值减低,但亦高于白血病/淋巴瘤的 ADC 值。

(3) 炎性乳癌:病理上可见癌细胞沿乳腺间质弥漫浸润,造成乳腺实质广泛密实,皮下淋巴管受浸润导致淋巴回流受阻,乳腺小梁增粗紊乱。MRI 上可呈肿块型或弥漫型生长,但其内信号不均,强化明显,增强曲线基本同浸润性乳腺癌。

(4) 浆液性乳腺炎:病变多发生于乳晕后方及周围,可表现为肿块样或弥漫性病变,由于炎性渗出,DWI 信号亦增高,ADC 值减低,但 ADC 值高于浸润性乳癌,更高于淋巴瘤/白血病;增强后有不同程度的强化,脓肿形成时可见周边强化,中央无强化,强化曲线为渐升型或平台型。

专家点评 ● ● ● ●

本例为年轻女性的乳腺弥漫性的病变,乳腺组织的基本形态尚保持,推测此病变可能有沿乳腺间质浸润生长的特征,病变信号较均匀一致,DWI 信号明显增高,增强后呈渐进性强化,考虑病变细胞成分较多,再结合患者急性淋巴细胞白血病的病史,首先考虑乳腺浸润的可能。本病诊断上需与乳腺弥漫浸润的病变相鉴别,如乳腺的淋巴瘤、髓样癌、炎性乳癌等。

(案例提供:北京大学人民医院 陈 皓)

(点评专家:北京大学人民医院 陈 皓)

第十二节　化生性乳腺癌

案例51

◆ **病例介绍**

女性,50 岁。发热 2 天,发现左乳肿块 1 天。

专科检查:于左乳 3 点位置,距乳头 2cm 处可及一肿物,约 10cm×8.8cm 大小,质韧,活动度差,边界欠清,无压痛,有约 3cm×2cm 大小突出皮肤。左侧腋下可见 1 枚肿大淋巴结。

个人史:月经初潮年龄 14 岁。

实验室检查:无异常。

◆ **影像学检查**

乳腺超声:双乳皮肤及皮下脂肪层未见明显异常。双乳中央区腺体厚度:左侧 9mm,右侧 8.5mm,腺体层结构欠清晰,腺体回声不均匀,强弱不等,中央区导管未见扩张。左乳腺体 3 点钟方位可及一大小约 43mm×29mm 低回声结节,紧邻皮肤,距乳头 44mm,边界不清,形态不规则,内可见钙化,内回声不均匀。CDFI:内可见稍丰富血流信号。双乳腺体后间隙未见明显异常。左侧腋下可及一大小约 17mm×13mm,类圆形淋巴结回声,皮质增多,髓质减少,皮髓质分界不清,皮质回声减低,纵横比<2,CDFI:内可见少量血流信号。

乳腺 MRI 检查:MRI 检查设备为 3.0T MRI 扫描仪,患者俯卧于专用的 8 通道乳腺线圈上,双侧乳房自然悬垂于线圈洞穴内。扫描序列为 WATER:Ax T2 FSE-IDEAL ASSET;FAR:Ax T2 FSE-IDEAL ASSET,VIBRANT 3D_1+5,TR 3.9 毫秒,TE 1.7 毫秒,层厚 1.3mm,扫描层数 128。对比剂采用钆喷替酸葡甲胺(Gd-DTPA)0.2mmol/kg,速度 2.0ml/s,于 10 秒内快速推注,继而快速推注 20ml 生理盐水冲管。DWI 序列,b 值 0,800。

左乳低回声肿块,边界不清,形态不规则,内可见钙化,内回声不均匀。CDFI:内可见丰富血流信号;左侧腋下可及一大小约 17mm×13mm,类圆形淋巴结回声,皮髓质分界不清,皮质回声减低,纵横比<2,CDFI:内可见少量血流信号(图 6-51-1a)。MRI 示左乳外上象限类圆形肿块,边界毛糙,局部凸向皮肤之外,病灶内可见片状囊变影,DCE-MRI 可见病变明显不均匀强化;时间-信号强度曲线呈流出型(图 6-51-1b~h)。

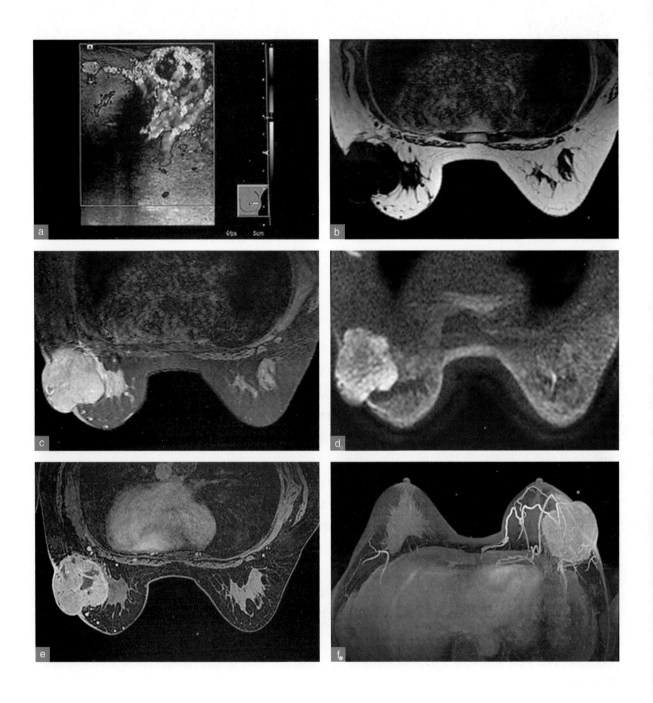

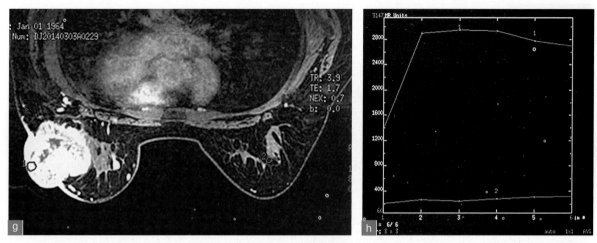

图6-51-1 乳腺影像检查

a. 超声图像；b. 轴位 T_2 脂肪成像；c. 轴位 T_2 水成像；d. DWI 图像，b＝800；e. 轴位 T_1WI 增强图像；f. MIP 图像；g. TIC 曲线兴趣区勾画图像；h. 病灶 TIC 曲线

◆◆ **手术和病理结果**

手术所见：取左乳肿物 7 点钟方向放射状切口，长约 2cm，切开皮肤及皮下组织，游离腺体，探及肿物，切取大小约 1cm×0.4cm 组织，组织质脆。

病理诊断：（左乳）化生性癌（鳞状细胞癌）。镜下可见癌组织呈巢分布，局部坏死，可见细胞内角化珠形成。免疫组化结果：CK5/6（＋），P63（＋），p40（＋），CK8/18（－），ER（＜5% 弱＋），PR（－），TOP Ⅱ（5% ~10%＋），P120（＋），P53（30%＋），PS-2（－），Ki-67（40%＋），Her-2（0）。

◆◆ **诊断要点与鉴别诊断**

1. 诊断要点 本病例的特点为发生在老年女性乳房的较大肿块。超声检查示左乳低回声肿块，边界不清，形态不规则，内可见钙化，内回声不均匀。CDFI：内可见丰富血流信号；左侧腋下可及一肿大淋巴结。MRI 示左乳外上象限类圆形肿块，边界毛糙，局部凸向皮肤之外，病灶内可见片状囊变影，DCE-MRI 可见病变明显不均匀强化；时间-信号强度曲线呈流出型。鉴于上述征象，乳腺恶性肿瘤不难诊断，但确切病理类型较难判断，需要进一步结合组织病理学检查。

2. 鉴别诊断 本病例需与以下几种疾病进行鉴别诊断。

（1）乳腺纤维腺瘤：多见于 35 岁以下年轻女性；肿瘤一般较小，直径多在 1 ~3cm，直径超过 5cm 的纤维腺瘤少见。乳腺纤维腺瘤在影像学上密度/信号比较均匀，部分可有粗大钙化，超声检查病灶内常无明显血流信号；增强 MRI 检查病灶内部出现相对弱强化的低信号分隔是其特征性表现。

（2）黏液癌：临床上以绝经后妇女多见；本病较一般乳腺癌病程长，瘤体生长缓慢且体积大，多呈膨胀性生长，边界清晰。X 线黏液腺癌可表现为良性肿瘤，可出现粗大钙化影；而在 MRI 检查中 T_2WI 病变呈明显高信号具有特征性，增强后黏液轻微强化或不强化。

（3）乳腺浸润性导管癌：可发生于任何年龄，影像学上病灶常表现出恶性肿瘤征象，且部分患者有较多的伴随症状，如皮肤增厚、乳头下陷、腋下淋巴结肿大、远处部位转移等征象。化生性乳腺癌与一般类型浸润性乳腺癌很难区分。

专家点评 ● ● ●

　　该病例根据超声及MRI表现不难诊断乳腺癌,但确定具体的病理类型较困难。乳腺化生性癌是一种十分罕见、进展迅速且预后较差的乳腺癌类型。本病以老年女性多见,临床症状及体征均不典型。X线图像上多表现为边界清晰的椭圆形高密度肿块;声像图多数表现为界限清楚的、不规则形状的较大的混合回声肿块;MRI多表现为边界清楚的椭圆形肿块,T_2WI高信号及增强后呈环形强化。本组病例中影像学表现与浸润性乳腺癌较类似,最终诊断需结合组织病理学检查。

（案例提供：河南省人民医院　谭红娜）

（点评专家：河南省人民医院　谭红娜）

● ● ● 第十三节　炎型乳癌 ● ● ●

案例52 ● ● ●

◆◆ **病例介绍**

　　女性,48岁。3个月前外伤后发现左乳肿物。

　　专科检查:左乳肿物占据整个乳房,大小约5cm×5cm,质硬、界限不清,较固定,乳头内陷,皮肤发红,左侧腋下触及直径1cm大小质硬淋巴结。

　　实验室检查:WBC $8.9×10^9$/L。

◆◆ **影像学检查**

　　乳腺MRI检查:MRI检查设备为3.0T磁共振设备,8通道乳腺专用线圈。患者采取俯卧位,使双乳自然垂于线圈洞穴的中央。平扫层厚5mm,层间隔1.5mm,FOV 30cm×30cm,快速自旋回波 T_1WI和STIR序列,动态增强扫描采用VIBRANT序列。

　　MRI平扫左乳正常结构消失,可见弥漫性肿块,呈等 T_1 稍低 T_2 信号,信号均匀,皮肤及乳晕增厚,乳头内陷,脂肪层及胸壁前方可见水肿信号,皮下脂肪层内可见索条影;增强扫描早期快速强化,延迟期为平台型及流出型曲线,乳头外侧乳晕处可见小环形强化,MIP图像提示乳房内血管增多、增粗(图6-52-1)。

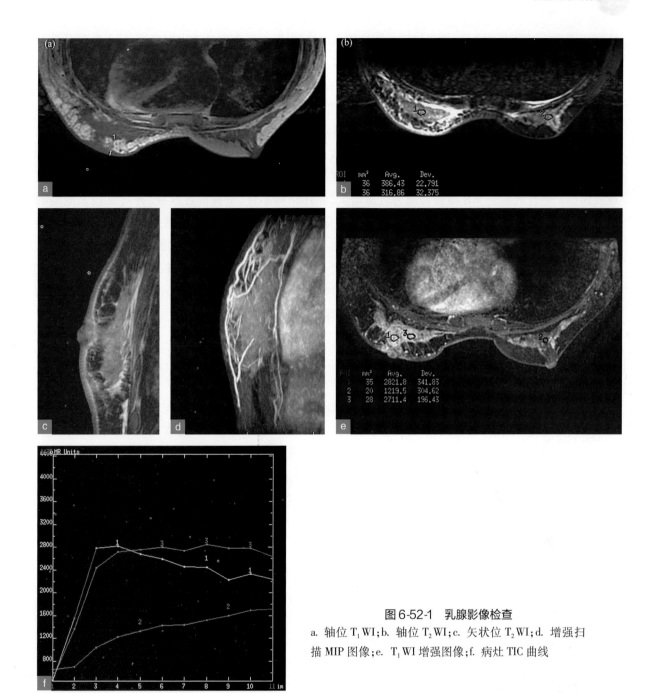

图 6-52-1　乳腺影像检查
a. 轴位 T_1WI；b. 轴位 T_2WI；c. 矢状位 T_2WI；d. 增强扫描 MIP 图像；e. T_1WI 增强图像；f. 病灶 TIC 曲线

◆▶ **手术和病理结果**

　　左乳病灶粗针穿刺活检，病理所见：癌细胞核大、浓染，条索状及管状排列，浸润性生长，炎细胞浸润，淋巴管内可见癌栓形成。免疫组化结果：ER(+++)、PR(++)、C-erbB-2(-)、BRCA1(+)。

　　病理诊断：右乳浸润性导管癌。

◆▶ **诊断要点与鉴别诊断**

　　1. 诊断要点　本病例的特点为中年女性患者，外伤后发现左乳肿物并快速增大。MR 检查可见弥漫性肿块，呈等 T_1 稍低 T_2 信号，信号均匀，皮肤及乳晕增厚，乳头内陷，脂肪层及胸壁前方可见水肿信号,皮下脂肪层内可见索条影;增强扫描早期快速强化,延迟期为平台型及流出型曲线,乳头外侧乳晕处可见小环形强化,3D-MIP 图像提示乳房内血管增多、增粗,诊断为左乳恶性占位病变 BI-RADS 5 类。患者外伤后出现局部炎症症状,之后才注意到肿块的存在,如果不认真分析 MRI 图像特征,极易导致误诊为乳房的炎症改变。如果进一步思考发病过程,会发现疾病进展迅速,符合炎性乳癌的临床特点。

2. 鉴别诊断　本例疾病主要与乳腺炎症相鉴别。

乳腺炎是女性常见的乳腺炎症性病变,常常发生在哺乳期,而非哺乳期乳腺炎常与外伤、营养异常及遗传、免疫因素相关。急性乳腺炎的临床症状及影像表现都与炎性乳癌相似,有时会出现鉴别困难或误诊。急性乳腺炎 MR 检查表现为乳房增大,腺体结构不良,呈弥漫性改变,并可见较大范围的水肿改变,增强扫描明显强化,增强早期 1 分钟强化率可以大于 100%(有文献报道为 55%),流出型或平台型曲线,均与炎性乳癌重叠,造成诊断困难。但是胸肌前方及肌肉间水肿在炎性乳癌更常见,而皮肤、乳晕及弥漫性水肿在二者之间没有明显差别;此外,与正常腺体相比较,在 MRI 的 T_2WI 上,恶性病变常常表现为低于正常腺体的信号。动态增强扫描流出型曲线在炎性乳癌更为常见。即便如此,二者之间的鉴别诊断有时还会出现困难,此时穿刺活检是十分必要的。

专家点评 ● ● ●

　　炎性乳腺癌是比较少见的乳腺原发恶性肿瘤,常伴有早期转移并预后不良,临床上以乳腺病变边界不清、快速增大、触痛、皮肤增厚伴皮温增加、水肿及橘皮征为常见症状,与急性乳腺炎表现极其相似,在影像所见也存在鉴别困难的情况。本病例在初诊时就被"外伤"的病史所误导,但是经过细致的阅片及病变信号特征分析,发现了其与乳腺炎症的不同之处,胸肌前方及肌肉间水肿在炎性乳癌更常见,在 MR 的 T_2WI 上,恶性病变常常表现为低于正常腺体的信号。当二者之间的鉴别诊断出现困难时,穿刺活检是十分必要的。

(案例提供:中国医科大学附属第一医院　王　欣)

(点评专家:中国医科大学附属第一医院　王　欣)

06章案例53

案例 53 ● ● ●

◆ 病例介绍

　　女性,48 岁。右乳肿物 2 月余。患者于入院前 2 月余无意中扪及右乳内有一肿物,约红枣大小,无痛,不伴乳头溢液,未予重视及诊治,后肿物迅速增大至约成人拳头大小,为求进一步诊治入院。

　　专科检查:右乳肿胀,皮肤发红,呈橘皮样改变,表面温度升高,触诊右乳整体质硬,未触及明确肿块;左乳未见明显异常;双侧腋下未触及明显肿大淋巴结。

　　实验室检查:WBC $4.12×10^9$/L;丙氨酸氨基转移酶 148U/L(正常值:7~45U/L)。

◆▶ **影像学检查**

　　MG 检查：MG 检查设备采用 2000D 钼铑双靶数字乳腺 X 线机，全数字化平板探测器 19.2cm×23cm，像素 1920×2300。行常规乳腺头尾位（CC）和内外斜位（MLO）摄影。应用自动参数选择技术根据乳腺厚度、密度自动确定阳极靶面（钼或铑）、滤波片、电压（kV）和电流量（mAs）。患者采用站立位，扫描方向为轴位和斜位。

　　乳腺 MRI 检查：MRI 检查设备为 1.5T EXCITE HD 超导磁共振，8 通道专用相控阵表面线圈。患者俯卧位，双侧乳房自然下垂。先行双侧乳腺矢状位 T_2WI（加脂肪抑制）平扫 FSE FS T_2WI：TR/TE = 4650/85ms、层厚 4mm、层间距 1.0mm、矩阵 320×224、NEX = 4、FOV = 20cm×20cm。后行横轴位 VIBRANT 多时相增强 MRIDCE DTPA 0.1mmol/kg 以 2.0ml/s 静脉团注前扫描 1 次，静脉团注后开始连续无间隔扫描 8 次，TR 6.1 毫秒、TE 2.9 毫秒、TI 13 毫秒、FOV = 36cm×36cm，扫描块厚度 52 层，矩阵 350×350，NEX 0.8。DWI 序列，b 值 0,800。

　　右乳腺体致密，结构紊乱，未见明显肿块显示，乳头内陷，皮肤增厚（图 6-53-1a～d）。MRI 显示右乳体积增大，皮下可见大片长 T_1 长 T_2 水肿信号影，增强扫描未见明确肿块显示，右乳腺体整体呈非肿块样强化，TIC 呈速升平台型，MIP 图显示大量供血动脉（图 6-53-1e～j）。

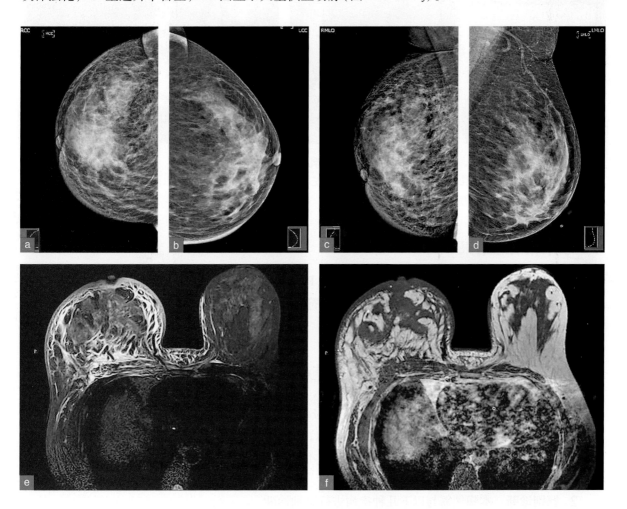

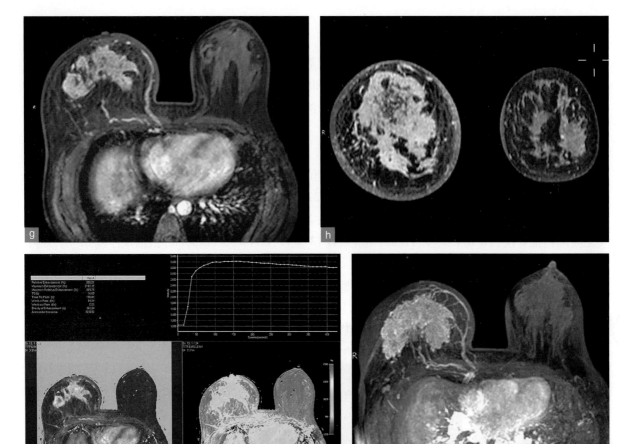

图6-53-1 乳腺影像检查

a. 右乳 CC 位;b. 左乳 CC 位;c. 右乳 MLO 位;d. 左乳 MLO 位;e. T_2WI;f. T_1WI;g. T_1WI 轴位增强图像;h. T_1WI 冠状位增强图像;i. TIC;j. MIP 图像

◆ **手术和病理结果**

右乳:浸润性癌,结合免疫组化结果:ER(−),PR(−),HER-2(3+),CK5/6(−),E-cadherin(+),Ki67(约 20%+),P120(膜+),EGFR(+),p53(+),符合浸润性导管癌。

◆ **诊断要点与鉴别诊断**

1. **诊断要点** 本病例特点为 48 岁中年女性,无意中扪及右乳肿物且肿物生长较迅速,不伴有全身其他症状。MG 显示乳腺增大,密度增高,未见明确肿块,皮下脂肪层混浊。MR 可见患乳增大,皮肤增厚,皮下脂肪层混浊,乳腺内部结构紊乱,呈较弥漫长 T_1 长 T_2 信号,增强扫描呈非肿块样强化,MIP 显示大量迂曲增粗的供血动脉,同侧腋窝肿大淋巴结。结合病史,该患者为中年女性,皮肤发红,呈橘皮样改变,皮温升高,但不伴全身症状,且病情进展迅速,不能除外炎性乳癌可能。

2. **鉴别诊断** 本病例需与以下几种疾病进行鉴别诊断。

(1)乳腺炎:本病例与乳腺炎影像学表现较为相似。T_1 表现为片状低信号,T_2 为高信号,边界不清,增强为轻-中度延迟强化,常伴有同侧淋巴结增大。但急性乳腺炎好发于产后哺乳女性,尤其初产妇,临床症状如发热、发红、触痛等较为常见,实验室检查白细胞计数升高。而慢性乳腺炎多局限,皮肤增厚较局限且轻微。

（2）乳腺淋巴瘤:乳腺淋巴瘤多位于外上象限,生长迅速,有弹性,活动度好,与皮肤无粘连,乳头无内陷,皮肤无橘皮样改变。结节和肿块型可见肿块多边缘清楚,缺乏毛刺、细小簇状钙化、漏斗征和皮肤凹陷等典型征象。致密浸润型表现为大片状密度增高影伴皮肤增厚,此时与乳腺炎或炎性乳癌较难鉴别。

专家点评 ● ● ● ●

　　炎症型乳腺癌是一种少见却极具侵袭性的乳腺癌,有特定的临床和(或)病理学标准。临床上出现炎症症状是由于存在大量真皮内淋巴管癌栓。炎性症状表现为乳腺迅速增大和被覆皮肤的改变(红、肿或"橘皮样"皮肤),通常无可扪及的肿块。乳腺通常弥漫变硬,累及1/3以上的乳腺。患侧腋窝通常可扪及质硬的淋巴结。在乳腺癌分期中炎症型乳腺癌属于 T_4 期。

　　诊断性病理学特征是乳腺被覆皮肤内存在大量淋巴管癌栓。在小的钻取活检标本中,不一定能看到癌栓,因此,缺乏真皮内淋巴管侵犯并不能除外炎症型乳腺癌的诊断。炎症型乳腺癌的免疫表型反映了这种肿瘤的侵袭性特点:通常不表达激素受体(50%以上的病例),HER2过表达(约40%),其次是EGFR,P53和黏蛋白MUC1高表达414,1487。E-cadherin过表达是炎症型乳腺癌的特征,保持了肿瘤形成癌栓的黏附性。

　　炎性乳腺癌X线常表现为乳腺肿大,密度增高,皮下脂肪层混浊,悬韧带增粗、增密。MRI上可见患乳皮下脂肪层混浊,乳腺内部结构紊乱,呈较弥漫长 T_1 长 T_2 信号影,DWI上呈大片状高信号,增强扫描可见大片明显不均匀强化。

（案例提供:山西省肿瘤医院　边泽宇）

（点评专家:山西省肿瘤医院　杨晓棠）

● ● ● 第十四节　腺样囊性癌 ● ● ●

06章案例54

案例54 ● ● ●

◆▶ **病例介绍**

　　女性,46岁。4年前发现右乳肿块,无乳头溢液、右乳红肿热痛等不适,当时未就诊。1年前感右乳隐痛不适,近1个月隐痛不适加重,来医院进一步诊治。既往无乳腺癌家族病史。

　　专科检查:右乳中央区可及7cm×7cm肿块,质地中等,边界不清,无明显压痛,与表皮粘连,表皮无红肿。双侧腋下及锁骨上未及肿大淋巴结。

◆❖ 影像学检查

乳腺 X 线摄影:检查设备为全数字化乳腺机,双乳采用 CC 位、MLO 位摄片。

乳腺 B 超:检查设备为彩色多普勒超声诊断仪,采用浅表探头 5～12MHz。

乳腺 MRI 检查:MRI 检查设备为 1.5T EXCITE HD 超导磁共振,8 通道专用相控阵表面线圈。患者俯卧位,双侧乳房自然下垂。先行双侧乳腺矢状位 T_2WI(加脂肪抑制)平扫 FSE FS T_2WI:TR/TE = 4650/85ms,层厚 4mm、层间距 1.0mm、矩阵 320×224、NEX = 4、FOV 20cm×20cm。后行横轴位 VIBRANT 多时相增强 MRIDCE DTPA 0.1mmol/kg 以 2.0ml/s 静脉团注前扫描 1 次,静脉团注后开始连续无间隔扫描 8 次,TR 6.1 毫秒、TE 2.9 毫秒、TI 13 毫秒、FOV=36cm×36cm,扫描块厚度52层,矩阵350×350,NEX 0.8。

此患者的乳腺 X 线摄影、超声及 MR 检查图像见图 6-54-1。

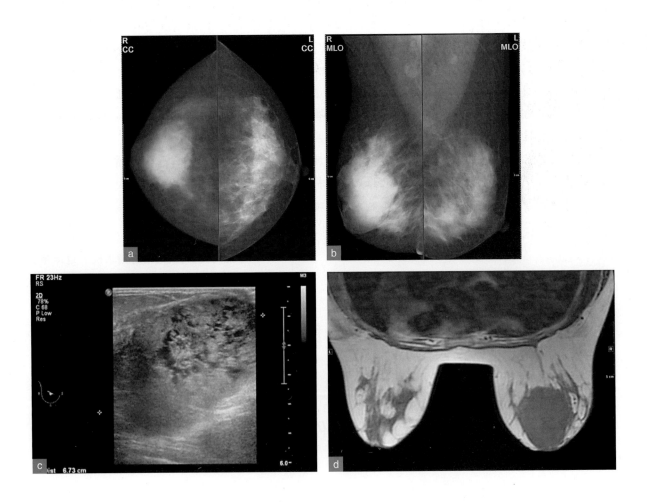

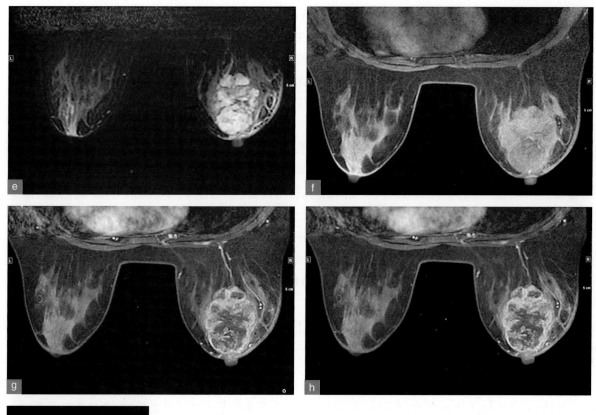

图6-54-1 乳腺影像检查

a. 双侧乳腺 X 线摄影 CC 位；b. 双侧乳腺 X 线摄影 MLO 位；c. 超声图像；d. T_1WI图像；e. 抑脂 T_2WI 图像；f. 增强前 T_1WI 图像；g. 抑脂增强第一期图像；h. 抑脂增强第三期图；i. 重建矢状位增强图像

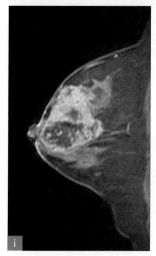

◆◆ 手术和病理结果

空心针穿刺（右乳）上皮性肿瘤，建议切取/切除、活检+术中冷冻切片检查，以明确性质。石蜡（右乳）腺样囊性癌，肿瘤大小 5.5cm×5cm×5cm，未见肯定的脉管内癌栓及神经侵犯，腋窝淋巴结 17 枚，均未见癌转移（0/17）。免疫组化：ER（－），PR（－），Her2/Neu（－），CK5/6 灶（＋），CK14（＋），CAM5.2 灶（＋），E-cad（＋），EGFR（＋），Ki-67（＋）10%。

◆◆ 诊断要点与鉴别诊断

1. 诊断要点　本病例特点为中年女性，病灶较大，且发现乳腺肿块病程较长，临床上除可扪及肿块外，无明显乳头溢液，红肿热痛、腋窝肿大淋巴结等乳腺相关症状。影像学上，病灶定位明确，为右乳中央区肿块;形态呈不规则分叶状,且超声和 MR 均提示肿块呈多囊样的改变。MRI 增强提示病灶血供较丰富,并且病变在 MRI 上具有一定的特征性,T_2WI 为高信号,增强呈边缘向中心的花环样强化,病灶中心强化很晚。综合诊断要点,该病例术前考虑恶性病变,BI-RADS 4C。如具有较丰富的临床经验,开阔诊断思路,从患者病灶大、病程长,且无淋巴结转移的特征分析,应想到可能为特殊或罕见类型乳腺癌,再结合 T_2WI 高信号及 MRI 增强特征,可想到腺样囊性癌的诊断。但由于乳腺腺样囊性癌较少见,该病例的诊断难度是很大的。

2. 鉴别诊断 本病例需与以下几种疾病进行鉴别诊断。

(1)分叶状肿瘤:多见于年轻女性,以分叶状和多结节融合为主要形态学表现,文献报道分叶状肿瘤在 MRI 具有一些特征性表现:T_1WI 呈高信号,提示出血,T_2WI 呈不均匀高信号,囊壁不规则提示坏死。

(2)黏液腺癌:临床上多见于>50 岁,多呈分叶状形态,乳腺 X 线上可类似良性肿瘤,MRI 上 T_2WI 呈高亮信号且不均匀,增强呈持续性强化、边缘强化为主,DWI 呈明显高信号,ADC 不减低。

(3)浸润性导管癌:临床多见于>50 岁,T_2WI 多呈低信号,少数肿瘤因含坏死成分可表现为 T_2WI 稍高信号,肿块较大时淋巴结转移较多见。

专家点评

乳腺腺样囊性癌(adenoid cystic carcinoma of breast,ACCB)是一种罕见的乳腺恶性肿瘤,WHO 分类归于上皮性肿瘤,具有低度潜能。临床上常表现为无痛性单发肿块,多位于乳晕周围,邻近大导管,却少有乳头溢液。

乳腺 ACC 在病理上与唾液腺 ACC 相似,肉眼观可见微囊形态,组织学上分为筛孔型(经典)、管状-小梁型和实体型。其中以筛孔型最具特征性也最常见,筛状结构又分为富含胶原样物的假性腺腔和含中性黏液的真性腺腔。但不同于唾液腺 ACC,乳腺 ACC 预后通常较好,且邻近结构侵犯(乳头、皮肤、胸大肌)少见,肿瘤切除后原位复发少见,淋巴结及远处转移少见。这也是正确诊断乳腺 ACC 的意义所在,故目前主张对乳腺 ACC 进行单纯切除术或肿块切除辅以放射治疗,而不主张进行腋下淋巴结清扫术。

乳腺 ACC 的影像学文献报道较少,回顾本例乳腺腺样囊性癌的影像学表现,主要特征包括分叶状形态伴微囊样改变,T_2WI 高信号以及 MRI 增强边缘向中心的花环样强化。这三个影像特征与 ACC 的病理特点可一一对应。首先,ACC 病理上经典的筛状结构可在影像上表现为微囊样改变。再者,组织学上 ACC 的筛状结构,无论是假性腺腔还是真性腺腔,内部都富含分泌黏液,因此 T_2WI 通常表现为高亮信号,不同于一般乳腺癌的 T_2WI 低信号,这是 ACC 影像的特征表现之一。第三,由于肿瘤富含基质成分,中心强化通常较晚,加之微囊样形态,典型的 ACC 在 MR 增强上可表现为边缘向中心的花环样强化。但由于乳腺 ACC 发生率较低,对其影像学诊断仍需不断积累临床经验,才能提高对该类罕少见疾病的诊断水平。

(案例提供:复旦大学附属肿瘤医院　尤　超)

(点评专家:复旦大学附属肿瘤医院　彭卫军　顾雅佳)

第十五节　同时性双侧乳腺癌

案例 55

◆ 病例介绍

女性,46 岁。发现双乳肿物 3 月余,无乳头凹陷、溢液,无皮肤橘皮样改变。

乳腺超声:右乳 11 点钟乳头边缘旁 4cm 处腺体内可见一低回声区,大小约 2.7cm×1.8cm×2.5cm,边界尚清,CDFI 示可见血流信号。左乳未见明确肿块。

实验室检查:WBC $5.5×10^9$/L,甲胎蛋白 2.36ng/ml(正常值 0~20),癌胚抗原 1.89ng/ml(正常值 0~6.5);CA199<0.8U/ml(正常值 0~35)CA153 13.8U/ml(正常值 0~31.3);CA125 10.9U/ml(正常值 0~35)。

◆ 影像学检查

乳腺 MRI 检查:MRI 检查设备为 1.5T 磁共振,8 通道专用相控阵表面线圈。患者采用俯卧位,双侧乳房自然下垂。先行横轴位 T_2WI(加脂肪抑制)平扫 FSE FS T_2WI:TR/TE=2900/60ms,层厚 4mm、层间距 1.0mm、矩阵 640×640;横轴位 T_1WI 3D non fat sat:TR/TE=4650/85ms,层厚 1.1mm、层间距 0mm,TR/TE=8.7/4.7ms,矩阵 896×89;双侧乳腺矢状位 T_2WI(加脂肪抑制)平扫 FSE FS T_2WI:TR/TE=3800/85ms,矩阵 512×512;后行横轴位 VIBE 多时相增强 GD-DTPA 0.1mmol/kg 以 2.0ml/s 静脉团注前扫描 1 次,静脉团注后开始连续无间隔扫描 6 次,TR 4.53 毫秒、TE 1.66 毫秒,矩阵 384×384。DWI 序列,b 值 0,800。

左乳典型恶性钙化灶,钼靶高度提示 5 类病变,磁共振表现为非肿块病变;右乳卵圆形肿块,边界清楚,有分叶,内部不均匀强化,弥散受限,曲线廓清(图 6-55-1)。

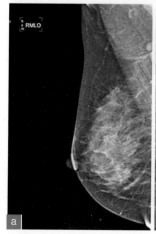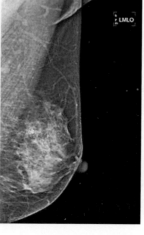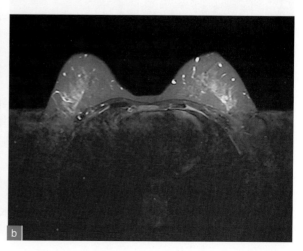

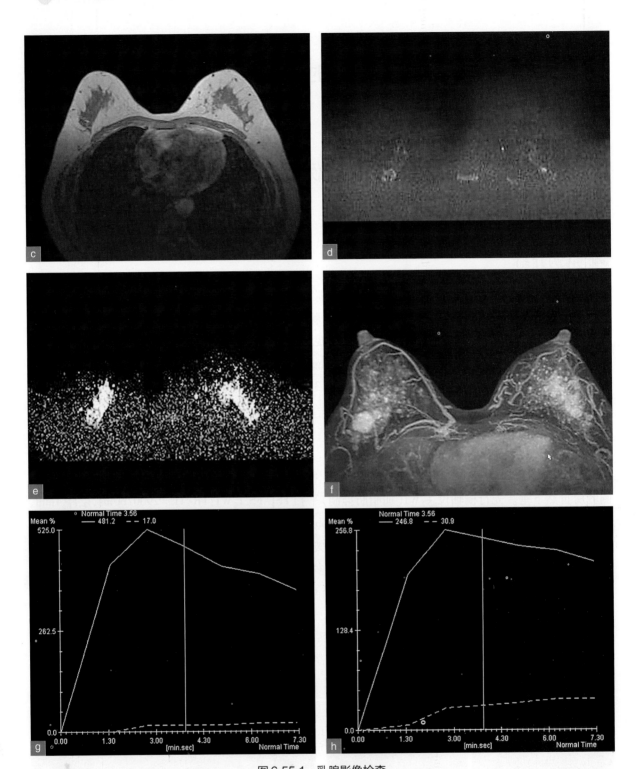

图 6-55-1　乳腺影像检查

a. 二维 X 线定位图；b. 去脂 T_2WI 图像；c. T_1WI 图像；d. DWI 图像；e. ADC 图像（0.83 单位）；f. MIP 图像；g. 病灶 TIC 曲线（右侧）；h. 病灶 TIC 曲线（左侧）

◆▶ **手术和病理结果**

1. 左乳浸润性导管癌，免疫组化结果显示：CK（+），ER（3+，>75%），PR（1+，3%），Her-2（2+），Ki-67（index 约35%）。

2.（右乳）浸润性小叶癌。免疫组化结果显示：CK(+)，ER(3+，>75%)，PR(1+，25%)，Her-2(1+)，Ki-67(index 约5% ~10%)，E-cad(-)，P120(浆+)。

◆▶ 诊断要点与鉴别诊断

1. 诊断要点　左乳典型恶性钙化灶，钼靶高度提示 5 类病变；右乳卵圆形肿块，边界清楚，有分叶，内部不均匀强化，弥散受限，曲线廓清。

2. 鉴别诊断　本病例需与以下几种疾病进行鉴别诊断。

（1）乳腺纤维腺瘤：肿块圆形或扁圆形，单发或多发，质中，表面光滑或结节状。

（2）叶状肿瘤：钼靶呈高密度，多有短期迅速增大病史，增强扫描多有囊变坏死。

专家点评　●　●　●　●

　　该病例为双侧同时发病，左乳典型的高度可疑恶性钙化，与磁共振增强对照可诊断乳腺癌；右乳触诊阴性，磁共振显示Ⅲ型曲线的肿块，ADC 值明显减低，具有恶性肿瘤特点，但病灶边缘相对光滑，需要与不典型的良性肿瘤鉴别。

（案例提供：军事医学科学院附属医院　周　娟）

（点评专家：军事医学科学院附属医院　李功杰）

第七章

其他乳腺病变

第一节　男性乳腺癌

案例 1 • • •

◆ **病例介绍**

男性,80 岁。发现右乳肿块 1 月余。

专科检查:双乳不对称,右乳较左乳大,右乳中央区可触及一约 2.0cm×1.0cm 的肿块,质硬,边界不清,活动度差,左乳未及明显肿块。双侧腋窝未触及肿大淋巴结。

实验室检查:阴性。

既往史:无特殊。

◆ **影像学检查**

X 线检查采用全视野数字乳腺机。患者常规行双乳 CC 位、MLO 位摄片。MRI 检查采用 1.5T 超导型磁共振扫描仪,患者采取俯卧位头先进,身体及双肩放平,双侧乳房自然悬垂于专用乳腺相控阵表面线圈内。扫描序列包括:①平扫 T_1WI 横断位:采用快速小角度激发三维动态成像序列(fast low angle shot 3D,FLASH 3D)扫描,主要参数 TR 8.6 毫秒,TE 4.7 毫秒。②平扫 T_2WI 脂肪抑制横断位及矢状位:横断位采用短翻转时间反转恢复序列(short TI inversion recovery,STIR)扫描。主要参数 TR 5600 毫秒,TE 56 毫秒。矢状位采用快速自旋回波(fast spin echo,FSE)扫描。主要参数 TR 3400 毫秒,TE 65 毫秒。③扩散加权成像(DWI):采用单次激发自旋回波平面序列(single shot echo planar imaging,SS-EPI),DWI 主要参数:TR 4800 毫秒、TE 81 毫秒,b 值为 $0s/mm^2$、$800s/mm^2$,层厚 4.0mm,层间距 2mm,激励次数 3,视野 340mm×172.72mm。④动态增强扫描(DCE-MRI):采用 FLASH 3D 技术,其主要参数同平扫 T_1WI。DCE-MRI 共进行包括蒙片在内的 8 次重复扫描,每次扫描时间 60 秒。除蒙片与第一期增强扫描(即第二次重复扫描)间隔 24 秒为注药时间外,其余第 3~8 次扫描为连续无间隔。对比剂选用钆喷酸葡胺注射液(每支 15ml),使用高压注射器经手背静脉团注,剂量 0.2mmol/kg,速率为 2.5ml/s,对比剂注射于蒙片扫描结束后立即开始,完毕后以相同流速注射 30ml 生理盐水冲管。

乳腺 X 线右乳中央区卵圆形肿块,边缘毛糙,密度增高且不均匀,未见钙化(图 7-1-1a)。MRI 病灶 T_1WI 呈稍低信号,T_2WI 呈不均匀等及稍高信号,DWI 呈不均匀高信号,ADC 图呈不均匀低信号,ADC 值最低处约 $0.79×10^{-3}mm^2/s$。动态增强扫描示动态增强早期边缘明显强化,进而对比剂逐渐向心性填充,最后对比剂廓清。时间-信号强度曲线呈快速流入-廓清型(图 7-1-1 b~e)。

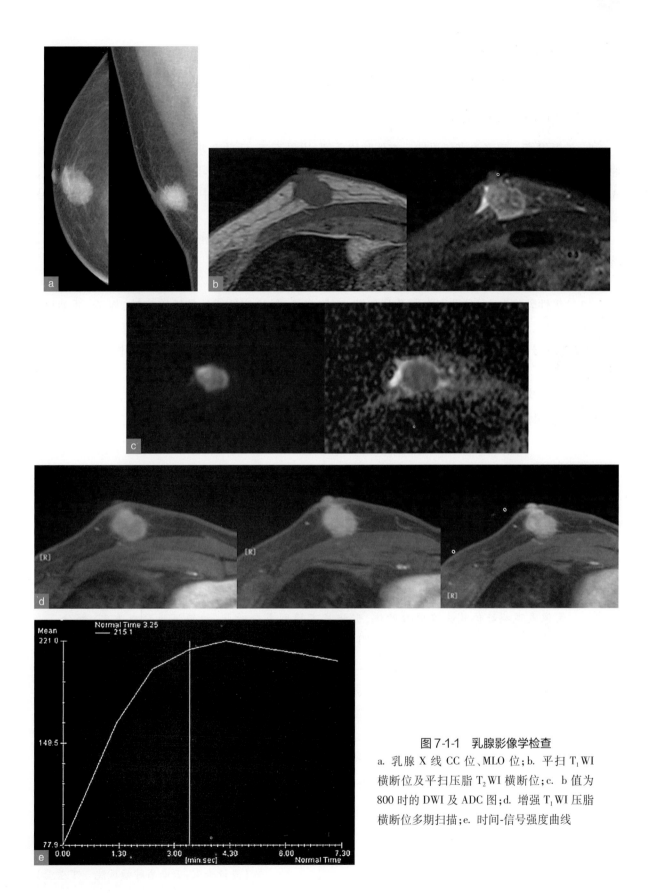

图 7-1-1　乳腺影像学检查
a. 乳腺 X 线 CC 位、MLO 位；b. 平扫 T₁WI
横断位及平扫压脂 T₂WI 横断位；c. b 值为
800 时的 DWI 及 ADC 图；d. 增强 T₁WI 压脂
横断位多期扫描；e. 时间-信号强度曲线

◆▶ **手术和病理结果**

病理诊断:浸润性导管癌。免疫组化:ER(90%+),PR(80%+),Cer-B2(2+),Ki67(40%+)。

◆▶ **诊断要点与鉴别诊断**

1. 诊断要点　患者为老年男性。查体肿块质硬,边界不清,活动度差。影像表现病灶边界模糊,密度或者信号不均,MRI 表现为 T_1WI 呈稍低信号,T_2WI 呈等及稍高信号。DWI 呈不均匀增高信号,ADC 值减低,增强后病灶早期边缘强化明显,动态增强扫描逐渐向病灶中心填充,动态增强时间-信号强度曲线呈快速流入-廓清型。具有典型乳腺癌征象。

本病易误诊为男性乳腺发育,但男性乳腺发育病灶没有占位效应,密度及信号与正常腺体类似,无恶性钙化,ADC 值不低,MRI 动态增强扫描呈缓慢流入-持续上升型。

2. 鉴别诊断　本病例需与以下几种疾病进行鉴别诊断。

(1)男性乳腺发育:多见青春期及壮年期,双侧多见,触诊病灶质地较乳腺癌软,界清,活动可,多位于乳晕后,影像学表现病灶呈片絮影,没有占位效应。表现为结节者,边界清楚,乳头、乳晕正常,密度及信号与正常腺体类似,无恶性钙化,ADC 值不低,MRI 动态增强扫描呈缓慢流入-持续上升型。

(2)乳腺炎:少见,病史短,急性者有红、肿、热、痛等临床症状,抗感染治疗后好转,影像表现为病变腺体致密、模糊,乳腺小梁及乳内血管影增多、增粗,皮肤增厚,皮下脂肪层浑浊。

专家点评 ● ● ●

　　男性乳腺癌是指发生于男性的乳腺癌。发病率在 0.5% 以下。大多数为浸润性导管癌(85%),其次导管内癌或乳头状癌,小叶癌罕见。病因不明,与家族性、雌/雄激素比例失调、男性乳腺发育、环境因素等有关。年龄通常大于 60 岁,单侧常见。临床触诊多表现为质硬、活动差、无痛性肿块、乳头内陷。雌激素受体及孕激素受体阳性率高。预后较女性差。

　　影像表现病灶偏乳头偏中心肿块,形状呈不规则或分叶状,边缘不清楚或毛刺,部分界清,可合并钙化,侵犯周围组织。T_1WI 不均匀等或低信号,T_2WI 不均匀低/等信号,其内可见囊变、坏死。DWI 呈不均匀高信号,ADC 值减低。增强早期明显不均匀强化或环形强化。部分肿块周围在 T_2WI 可见清晰的低信号包膜,但在增强后包膜变得不清晰或消失。时间-信号强度曲线常呈快速流入-平台型、快速流入-廓清型。乳头受累并强化,皮肤增厚粘连。

　　本病主要与男性乳腺发育及乳腺炎鉴别。男性乳腺发育主要与结节型鉴别,但男性乳腺发育通常双侧发病,且不会出现皮肤粘连、乳头内陷等恶性征象。乳腺炎临床病史典型者易于鉴别,不典型者往往依赖病理确诊。

(案例提供:云南省肿瘤医院　吴建萍)

(点评专家:云南省肿瘤医院　丁莹莹)

案例2 • • •

◆ 病例介绍

男性,39岁。发现右乳皮肤发红 6⁺ 月,局部皮肤溃烂 10 天。

专科检查:右乳头无内陷、无溢液,乳房表面皮肤红肿、溃烂。对侧乳房未扪及异常。双侧腋下及锁骨上下窝未扪及肿大淋巴结。

实验室检查:WBC $6.12×10^9/L$,正常值:$(4~10)×10^9/L$。

◆ 影像学检查

乳腺 MRI 检查:MRI 检查设备为 3.0T MRI 扫描仪及体部 32 通道表面线圈。患者取仰卧位,双手上举,平静呼吸。扫描参数:横断位 T_1WI 压脂序列,TR 3.9 毫秒,TE 1.8 毫秒,层厚 4.0mm,间隔 0.5mm,FOV 34cm×34cm;横断位 T_2WI STIR 压脂序列,TR 6800 毫秒,TE 102 毫秒,层厚 3.0mm,间隔 0.5mm,NEX 2,FOV 34cm×34cm;矢状位 T_2WI FSE 压脂序列,TR 5000 毫秒,TE 102 毫秒,层厚 3mm,间隔 0.5mm,NEX 2,FOV 22cm×22cm。经肘静脉团注造影剂后运用 LAVA 序列加脂肪抑制行 T_1WI 动态增强扫描。对比剂采用钆喷酸葡胺注射液(GD-DTPA),用量为 0.1mmol/kg,注射速度为 2.5ml/s,注射完毕后用 20ml 等渗生理盐水静脉冲洗。扫描参数:TR 4.5 毫秒,TE 2.1 毫秒,层厚 4.0mm,间隔 1.0mm,Filp 12°,Matrix 384×256,FOV 34cm×34cm。

图像显示右乳晕区局部皮肤缺损,可见一盘状溃疡形成,溃疡下方见异常信号肿块影,T_1WI 呈等信号,T_2WI 呈等高混杂信号,增强扫描可见明显强化,与邻近胸大肌分界欠清(图 7-2-1)。

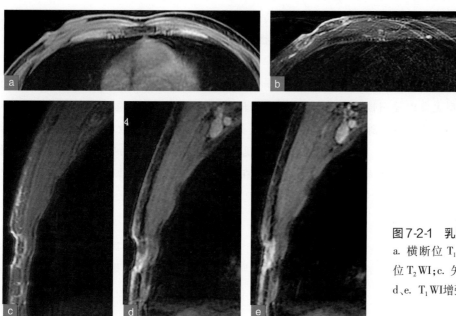

图 7-2-1 乳腺 MRI 检查
a. 横断位 T_1WI;b. 横断位 T_2WI;c. 矢状位 T_2WI;d、e. T_1WI 增强扫描

◆▶ **手术和病理结果**

（右乳）浸润性导管癌（WHO Ⅱ级）。

◆▶ **诊断要点与鉴别诊断**

1. 诊断要点 本病例为中年男性，病史较长，初起无明显症状，近期出现局部皮肤溃烂，MR 主要表现为右乳晕区肿块及局部皮肤溃疡。

2. 鉴别诊断 本病例需与以下几种疾病进行鉴别诊断。

（1）浆细胞性乳腺炎：浆细胞性乳腺炎又名乳腺导管扩张症，是一种较少见的炎症样特殊类型乳腺病变。病因尚不明确，目前认为主要原因是局部导管或导管开口处的狭窄、阻塞而导致分泌物潴留引发此病。男性罕见。临床上表现为乳房肿块、乳头溢液、脓肿、窦道或瘘管，占乳房良性病变的 4%～5%，极易误诊。根据 MRI 表现特点将其分为炎症型、脓肿型和混合型三型。其中炎症型病灶主要局限在乳腺区，少数累及单个象限和乳后间隙；病灶多呈小斑片状或小结节样，T_1WI 呈等低信号，T_2WI 呈等、高信号，增强后强化明显，需与本例鉴别。但浆细胞性乳腺炎结节病灶边缘模糊，可伴条索影，与本例不同。脓肿型以多发脓肿为主，病变范围广泛，常累及乳后间隙和胸前筋膜，MRI 表现为三种或混杂的环状或囊状空洞样病灶，与本例极易鉴别。

（2）乳腺结核：乳腺结核为乳腺组织的慢性特异性感染，好发于 20～40 岁女性，男性罕见。临床表现不典型，多无全身结核中毒症状，主要表现为乳腺单侧单个无痛性、质硬、边界不清肿块，随着病灶的进展、反复或迁移，局部可出现红肿、波动感、寒性脓肿，甚至破溃流脓，破口经久不愈形成慢性窦道或愈合后瘢痕形成。影像学表现缺乏特异性，如发现乳腺肿块与增厚的皮肤之间有窦道形成，则高度怀疑乳腺结核。

专家点评 ● ● ●

　　该病例最终病理诊断为"右乳浸润性导管癌（WHO Ⅱ级）"。回顾本例临床与影像学表现，还是具备提示男性乳腺癌的诊断要点，如病灶位于乳晕区，可见明显强化肿块，局部皮肤溃烂等。男性乳腺疾病虽然少见，但大多数女性乳腺疾病在男性也可发生，故不能排除乳腺结核及浆液性乳腺炎可能。

　　男性乳腺癌（male breast cancer）是一种少见的特殊类型的乳腺癌，约占乳腺癌总数的 1%。病理类型主要以浸润性导管癌为主，细胞分化差，呈浸润性生长，恶性程度高，而癌周淋巴结细胞反应弱，男性乳腺腺体组织少，癌细胞更易侵犯深层组织，导致扩散和转移，故预后较女性乳腺癌差。首发症状以乳晕区无痛性、质硬、肿块最常见，可伴乳头溢液。影像学表现与女性乳腺癌类似，约 80% 的男性乳腺癌患者可在乳腺钼靶 X 线摄片上发现微小钙化，且比例明显要比女性乳腺癌患者高。

（案例提供：川北医学院附属医院　周海鹰）

（点评专家：川北医学院附属医院　周海鹰）

07章案例03

案例 3 • • •

◆ 病例介绍

男性,64 岁。左乳肿物 2 年,明显增长 2 个月。患者无意间发现左乳肿物 2 年,指甲盖大小,质硬,近两个月有明显增长,有鸡蛋黄大小,偶有触痛,劳累时左乳有胀痛后自行缓解。患者自述 2 年前挤压后左乳头有血性液体渗出,后偶有淡黄色浆液性液体渗出,未经系统诊治。

专科检查:双乳对称,于左乳内上内象限触及一肿物,大小约 4.0cm×3.5cm 肿物,质硬,界限不清,活动较差。双腋下未触及肿大淋巴结。

◆ 影像学检查

乳腺三维彩超:左乳 10 点左右沿导管走行距乳头 1.28cm 处可见低回声,范围约为 3.42cm×1.87cm×3.73cm,融合状,分叶状,不典型毛刺状,周边可见高回声晕,其内及边缘可见点条状血流,测及动脉频谱,RI:0.80。

乳腺 MRI 检查:MR 检查设备为 3.0T 磁共振设备,乳腺专用线圈。患者采取俯卧位,平扫层厚 4mm,层间隔 1.5mm,FOV 30×30cm,快速自旋回波 T_1WI 和 STIR 序列,DWI 序列。动态增强扫描采用 3D-FLASH 压脂 T_1WI 序列。对比剂采用钆喷酸葡胺注射液(Gd-DTPA),剂量 0.1mmol/kg,以 2ml/s 的速度注入。增强前扫描一次,注入对比剂后连续扫描 8 次。

MRI 平扫见左乳内象限偏外侧一结节影,大小约 1.2cm×1.5cm,增强扫描可见边缘强化及分隔强化,时间-信号曲线为平台型;DWI 弥散受限改变,ADC 值约为 0.000 831;其内侧另见类圆形囊性病灶,大小约 2.0cm×2.2cm,下壁不均匀增厚,增强扫描以环状强化为主,下壁增厚处可见强化;时间-信号曲线为平台型及下降型。上述两个病灶紧密相连,分界不清(图 7-3-1)。

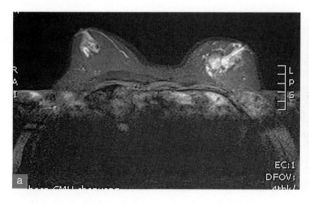
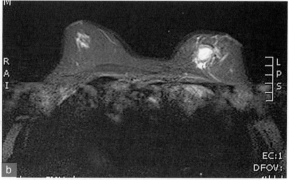

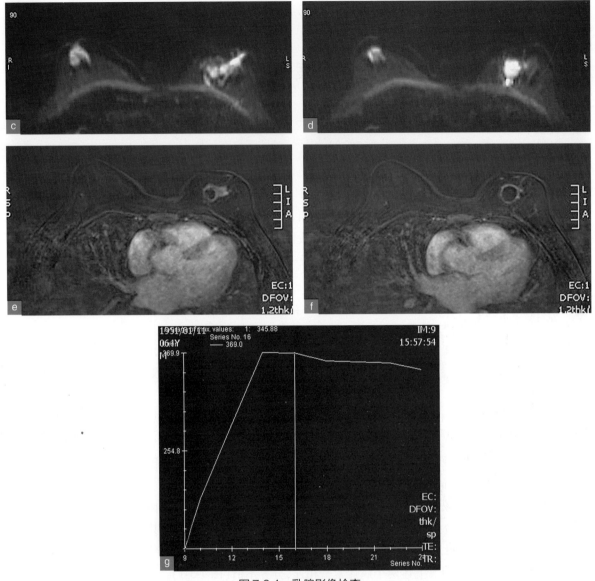

图 7-3-1　乳腺影像检查

a、b. T₂WI 平扫图像；c、d. DWT 图像；e、f. T₁WI 增强图像；g. 病灶 TIC 曲线

◆▶ **手术和病理结果**

术中见左乳内上象限肿物两枚，大者大小 2.3cm×2.0cm×2.0cm，剖面呈褐色，质脆，界清，标记为 A，周围小者大小 1.5cm×1.2cm×1.2cm，剖面色灰白，部分质硬，有沙砾感，部分质脆，标记为 B。术中冷冻病理示 AB 左乳肿物，导管内乳头状癌伴导管原位癌，局部倾向浸润。完整切除乳房、乳头乳晕复合体及胸大肌筋膜，清除 I 、II 水平淋巴结，并清除周围脂肪组织及淋巴组织。镜下可见癌细胞呈团巢状、条索状密集排列，浸润生长，核大深染，异型性可见，局部可见癌细胞呈乳头状排列。免疫组化结果：CK（+），CK5/6（-），CK8/18（+），ER（浸润性导管癌约 80%+，包裹性乳头状癌约 50%+），PR（浸润性导管癌约 75%+，包裹性乳头状癌约 40%+），c-er-B2（浸润性导管癌约 0%+，包裹性乳头状癌约 0%+），E-cadherin（+），P63（-），SMA（-），Ki-67（浸润性导管癌约 20%+，包裹性乳头状癌约 20%+），Syn（-）。

病理结果:浸润性导管癌伴包裹性乳头状癌。

◆▶ 诊断要点与鉴别诊断

1. 诊断要点 本例特点为男性患者,MRI 提示左乳两个影像学表现不同的肿块,单独分析两处肿块,偏外侧肿块呈结节状实性肿块,DWI 明显受限改变,增强扫描明显结节状强化;偏内侧肿块呈囊状,囊壁厚薄不均,增强扫描呈环状强化,时间-信号曲线为平台型及下降型。男性乳腺肿瘤发生率较低,但尽管如此,根据弥散及强化方式,尤其是偏外侧病灶,符合常见乳腺恶性肿瘤表现;难点在偏内侧肿块,呈囊状,结合弥散及强化特点,导管内乳头状瘤、黏液癌都可以有此表现;包裹性乳头状癌单发者较少见,其常见的现象是与导管原位癌或其他类型浸润性癌并存。

2. 鉴别诊断 本病例需与以下几种疾病进行鉴别诊断。

(1)导管内乳头状瘤(癌):位于乳头后方大导管内的乳头状瘤,多为单发结节伴有导管囊状扩张,此时与包裹性乳头状癌较难鉴别;导管内乳头状瘤多伴有乳头溢液,病程较包被性乳头状癌短,病灶较包裹性乳头状癌小。导管内乳头状癌的最常见 MRI 征象同样为囊实混合性肿块,单靠 MRI 检查无法与包裹性乳头状癌区分,确诊往往只能依靠病理及免疫组化结果。

(2)黏液癌:单纯型黏液癌可表现为以囊性信号为主的肿块,T_2WI 图像以明显的高信号为其特点,原因是其中混有大量黏液成分。但其增强扫描时间-信号强度曲线多为上升型,这与包裹性乳头状癌不同。

(3)乳腺囊肿合并感染或脂肪坏死:MRI 增强扫描都可以表现为环状强化或环状强化伴结节状强化,与包裹性乳头状癌相似;MRI 增强扫描后时间-信号曲线多为上升型,可以与之鉴别。此外患者可能出现炎性病变的临床体征。

专家点评 ● ● ●

男性乳腺癌较为少见,男性乳腺囊内乳头状癌更为罕见。包裹性乳头状癌又称为包被性乳头状癌、囊内乳头状癌或囊内癌的非特殊类型。乳腺包裹性乳头状癌的发病率较低,约占所有乳腺癌的2%左右。常见于年龄较大的女性,平均年龄为65岁(34~92岁)。乳腺浸润性导管癌是女性乳腺癌中最多见的病理类型,约占所有乳腺癌的65%~80%,本病好发于绝经期前后40~60岁的妇女。本病例患者为男性,男性乳腺疾病较为少见,在同一侧乳房上发生两种影像学表现完全不同肿块更为少见。患者左乳偏外侧肿块为实性结节,边缘模糊,DWI 扫描明显弥散受限改变,ADC 值较低,增强扫描明显强化,时间-信号曲线为平台型及下降型,这些典型的影像表现符合浸润性癌的表现;但偏内侧的肿块以囊性成分为主,增强扫描为环状强化,诊断有一定困难,在乳腺恶性病变中,黏液癌、导管内乳头状癌、包裹性乳头状癌可有此表现;在乳腺良性病变中,囊肿合并感染、脂肪坏死都不能排除诊断。结合外侧实性结节,本例综合考虑为左乳多发性恶性肿瘤。

(案例提供:中国医科大学附属第一医院　唐耀洲)

(点评专家:中国医科大学附属第一医院　黎　庶)

第二节　乳腺美容术后

07章案例04

案例 4

◆▶ **病例介绍**

女性,47 岁。乳房假体植入术后 22 年,右侧乳房疼痛 2 周。

专科检查:无特殊。

◆▶ **影像学检查**

FFDM:假体为境界清晰的半圆形高密度影,密度均匀,边缘光滑锐利,左侧假体边缘可见局限性膨出(图 7-4-1a ~ d)。

乳腺 MRI 平扫及增强:假体 T_1WI、T_2WI 呈等信号,压脂呈不均匀高信号,双侧假体内可见多发条带状异常信号,与外包膜平行,假体内可见散在结节状水样信号影。增强扫描右侧假体边缘可见环形明显强化,其厚度大于 1mm(图 7-4-1e、f)。

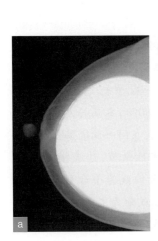
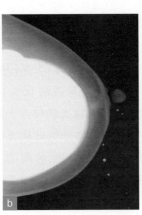
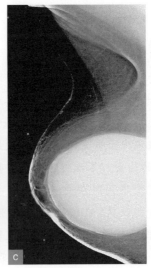
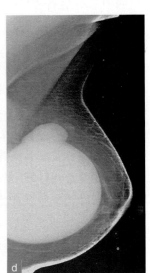

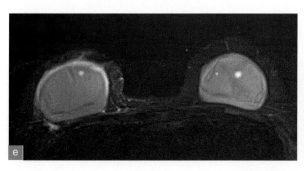
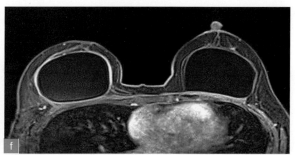

图7-4-1　乳腺影像检查
a. 右乳 CC 位；b. 左乳 CC 位；c. 右乳 MLO 位；d. 左乳 MLO 位；e. 压脂图像；f. 增强图像

◆◆ 手术和病理结果

（双乳）：双乳假体包膜内破裂伴右乳假体外包膜炎性反应。镜下：右侧乳房假体包膜：增生的纤维结缔组织伴胶原化、钙化，局部炎细胞浸润，组织细胞反应；左侧乳房假体包膜：增生的纤维结缔组织伴胶原化，局部少许炎细胞浸润，组织细胞反应。

◆◆ 诊断要点与鉴别诊断

1. **诊断要点**　本病例的特点为 FFDM 排除假体包膜外破裂、包膜钙化等异常，但 FFDM 阴性不能排除包膜内破裂，MRI 平扫检查清晰显示双乳假体包膜内破裂的各种征象，而 MRI 增强显示右乳假体包膜增厚、强化明显，提示包膜炎性反应可能。

2. **鉴别诊断**　本病例需与以下几种假体相关病变进行鉴别诊断。

（1）假体内皱褶：在许多完整的硅胶假体内部，可见到低信号的放射状皱褶，并延伸到假体的外周，这是由于弹性橡胶壳的折叠所致。放射状皱褶比包膜内破裂的线状影要粗，因为它们是由两个相邻的硅化橡胶壳产生，数目较多，可为较短的直线（简单皱褶）或较长的弧线状（复杂皱褶），并且在多个连续平面上均可看到，且仅有一端与外包膜锐角相连。

（2）假体外破裂：FFDM 对诊断假体包膜外破裂特异性非常高，表现为乳腺实质、腋窝淋巴结或胸大肌内可见硅胶颗粒，假体缩小或变形，此为乳腺假体包膜外破裂的可靠征象。有时仅在腋部淋巴结内可见微量硅胶颗粒，但假体完整，这是由于假体渗漏所致，而非真正意义上的破裂。MRI 脂肪抑制序列对少许假体外溢更为敏感，MRI 多平面成像能准确定位泄露的硅胶颗粒的位置，有助于手术方案的制订。包膜外破裂常伴有包膜内破裂。

专家点评 ● ● ● ●

　　该病例最终诊断为"双乳假体包膜内破裂伴右乳假体外包膜炎性反应"。难点在于如何与假体内皱褶鉴别，回顾本例临床、FFDM 及 MR 表现，FFDM 显示假体位于乳腺后胸大肌前，表现为境界清晰的类圆形高密度影，密度均匀，边缘光滑锐利，首先排除假体外破裂或渗漏可能，MRI 平扫发现"包膜下线""舌征"等内破裂征象，与放射状皱褶不同，假体内线样低信号更细长，有两个末端与外包膜相连。

（案例提供：东南大学附属中大医院　王　瑞）

（点评专家：东南大学附属中大医院　刘万花）

07章案例05

案例5 · · ·

◆▶ **病例介绍**

女性,57 岁。双侧乳房义乳置入术后复查。

专科查体:双侧乳房不对称。

◆▶ **影像学检查**

乳腺 MRI 检查:检查设备为 1.5T 磁共振和乳腺专用线圈扫描,患者取俯卧位,双乳自然下垂至线圈内,扫描范围包括双侧乳腺区及双侧腋窝区,扫描序列包括:①双乳轴位 T_1WI 平扫,脂肪抑制 T_1WI、T_2WI,矢状位 T_2WI;②乳腺 eTHRIVE 动态增强扫描;③横断面扩散加权成像(DWI)。图像后处理在后处理工作站上完成,绘制病灶的时间-信号强度曲线(time-signal intensity curve,TIC)。

此患者的乳腺 MR 检查图像见图 7-5-1。

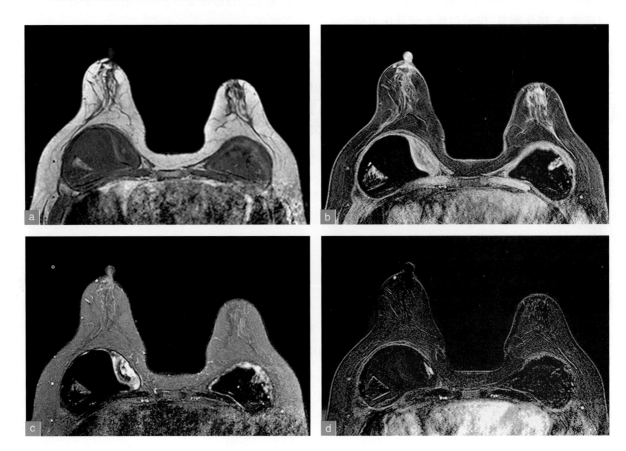

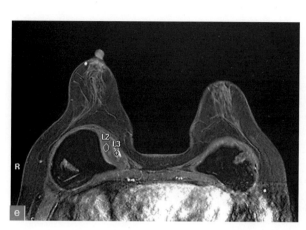
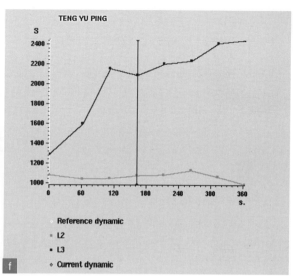

图7-5-1　乳腺 MRI 检查

a. 增强前 T_1WI 平扫；b. 增强前 T_1WI 脂肪抑制平扫；c. T_2WI；d. T_1WI 增强扫描；e、f. 感兴趣区位置及增强时间-信号强度曲线

◆▶ 手术和病理结果

双侧乳房义乳取出术后,病理见双侧义乳破裂,肉芽组织增生。

◆▶ 诊断要点与鉴别诊断

诊断要点　本病例可见双侧义乳位于胸肌后方,义乳内容物于脂肪抑制 T_1WI 上呈低信号,在 T_2WI 上呈更低信号,在常见的几种义乳类型中,大致符合硅胶义乳的信号。双侧义乳的内膜不光整,见多处向内呈梭形及不规则形凸起,并在囊内见到"条丝征",提示存在义乳内膜破裂。虽然双侧义乳外缘轮廓大致完整,未见明确内容物渗出,但增强扫描见到右侧义乳内份相邻组织条片样强化,提示局部外膜破裂伴相邻组织反应增生改变可能。

专家点评　● ● ● ●

MRI 有较高的软组织分辨率、多角度成像、多种成像序列,是目前评价义乳完整性的最佳方法。放射医生应掌握义乳的常见类型、义乳的植入位置、义乳的正常和异常表现。

（案例提供:北京医院　徐筑津）

（点评专家:北京医院　姜　蕾）